# 自閉症スペクトラムの臨床

大人と子どもへの精神分析的アプローチ

ケイト・バロウズ 編　平井正三, 世良洋 監訳

Autism in Childhood
and Autistic Features in Adults

岩崎学術出版社

*Autism in Childhood and Autistic Features in Adults: A Psychoanalytic Perspective*
*edited by Kate Barrows*
*Copyright © Kate Barrows 2008*
*First published by H. Karnac (Books) Ltd.*
*Represented by Cathy Miller Foreign Rights Agency, London, England.*
*Japanese translation rights arranged with Cathy Miller Foreign Rights Agency*
*through Japan UNI Agency, Inc., Tokyo.*

# 目　次

謝　辞　　　　　　　　　　　　　　　　　　　　　　　　　　　v
編者・著者紹介　　　　　　　　　　　　　　　　　　　　　　vii

序　章　　　　　　　　　　　　　　　　　　　　　　　　　　　1
　　　　ケイト・バロウズ

## 第Ⅰ部　子どもの自閉症

第 1 章　自閉症への精神医学的アプローチとその精神分析的展望との関係　　22
　　　　デヴィッド・シンプソン

第 2 章　心因性自閉症の生成における重要な要素　　　　　　38
　　　　フランセス・タスティン

第 3 章　波長を見つけ出すこと
　　　　──自閉症を持つ子どもとコミュニケートする道具　　65
　　　　アン・アルヴァレズ

第 4 章　自閉症状を呈したある少女の分析　　　　　　　　　83
　　　　ヴェレダ・チェッチ

第 5 章　「遊び」療法──自閉症と心的外傷に取り組むこと　　98
　　　　ポール・バロウズ

第 6 章　心的スペースの創出，「赤ん坊たちの巣窟」空想，
　　　　エディプス・コンプレックスの出現　　　　　　　　123
　　　　ディディエ・ウゼル

第 7 章　人間の家族の中に加わること　　　　　　　　　　150
　　　　マリア・ロウド

## 第Ⅱ部　大人の自閉的特徴

第8章　神経症患者における自閉的現象　　　　　　　　　　　　　　*176*
　　　　H. シドニー・クライン

第9章　安全のリズム　　　　　　　　　　　　　　　　　　　　　*189*
　　　　フランセス・タスティン

第10章　自閉対象——神経症患者と境界例患者の転移や逆転移における
　　　　自己愛との関係性　　　　　　　　　　　　　　　　　　　*206*
　　　　マリオ・J・ゴンベロフ，カルメン・C・ノエミ，
　　　　リリアナ・プアルアン・デ・ゴンベロフ

第11章　経験の自閉-隣接的側面を分析的に扱うこと　　　　　　　　*224*
　　　　トーマス・オグデン

第12章　成人患者における自閉的策略という生存機能について　　　*243*
　　　　ジュディス・ミトラーニ

第13章　幽霊を寄せ付けないこと——自閉的退避とその親喪失との関係　*260*
　　　　ケイト・バロウズ

第14章　架け橋を見つけること
　　　　——自閉的特徴を持つ成人2症例との精神分析　　　　　　　*278*
　　　　キャロライン・ポルメア


解題——子どもの自閉症への精神分析的アプローチ　　　　　　　　*303*
　　　平井　正三

解題——成人の自閉的側面　　　　　　　　　　　　　　　　　　　*312*
　　　世良　洋

あとがき　　　　　　　　　　　　　　　　　　　　　　　　　　　*330*

索　引　　　　　　　　　　　　　　　　　　　　　　　　　　　　*332*

# 謝　辞

　私はマリア・ロウドに感謝を述べたい。彼女は無尽蔵の寛大さをもって，本書に出てくる子どもの自閉症に関わる問題について話し合う機会を提供してくれた。彼女と数えきれないほどの興味深く有益な話し合いができたことで，本書自体の質が向上したのと同時に，私にとってこの企画がますます楽しいものとなったし，この領域の理解が増すこととなった。ポール・バロウズにも心からの感謝を述べたい。彼は忍耐強く，確実なサポートをし，私が執筆した部分で比類なき編集技術を発揮してくれた。私はフランセス・タスティンとシドニー・クラインにも感謝している。彼女たちから私は多くを学んだし，彼女たちの貢献は子どもや成人の自閉症との仕事の領域での今後の発展の基盤となるものであった。最後にはなったが，本書のすべての執筆者，そして彼らの患者さんたちに多大なる感謝を述べたいと思う。

## 編者・著者紹介

**アン・アルヴァレズ** Anne Alvarez (PhD, MACP) は，カナダとアメリカで臨床心理士として訓練を受けた後で，イギリスにて児童青年心理療法士として訓練を行っている。タヴィストック・クリニックの名誉コンサルタント児童青年心理療法士であった（現在は退官しているが，タヴィストック・クリニックの自閉症サービスの共同責任者であった）。著書には，『こころの再生を求めて (Live Company: Psychotherapy with autistic, Borderline, Deprived and Abused Children)』（岩崎学術出版社），またスーザン・リード (Susan Reid) と共同編集した『自閉症とパーソナリティ (Autism and Personality: Findings from the Tavistock Autism Workshop)』（創元社）を出版している。彼女の貢献を讃えて，ジュディス・エドワーズ (Judith Edwards) の編集により"Being Alive: Building on the work of Anne Alvarez"が2002年に出版された。2005年11月，サンフランシスコ精神分析協会の客員教授として招聘された。

**ケイト・バロウズ** Kate Barrows は，イギリス精神分析協会の訓練分析家で，ブリストルにて個人開業での実践を行っている。彼女はタヴィストック・クリニックで訓練を受けた児童心理療法士でもあり，最近ではクリニックの子ども・家族部門のメンバーとして「心理療法と芸術の架け橋の創設」に関する仕事を行っている。彼女はイギリスと海外で執筆や講演を行っている。彼女の自閉症への関心は本書に示されている通りだが，彼女は文学と精神分析との関連について何本かの論文を書いている。彼女の論文は，"Envy" (Icon Books) に所収されている。

**ポール・バロウズ** Paul Barrows は，ブリストルのNHS（国営医療サービス）においてコンサルタント児童青年心理療法士として働いている。彼は「自閉対象としての物語の使用」という論文でフランセス・タスティン記念賞と研究費を獲得した。彼は"Journal of Child Psychotherapy"の元編集委員である。

ヴェレダ・チェッチ Velleda Cecchi（MD）は，精神科医で，児童青年分析家である。アルゼンチンの精神分析協会に1987年に作られた Angel Garma Institute の講師であり，音楽と精神分析についての研究グループを共同主催している。1998年から子どもと青年の精神病の研究とケアのための他職種チームを共同主催している。彼女は子どもの自閉症について何本かの論文の著者である。最近の著作では，"Los Otros Creen que no Estoy.Autismo y Otras Psicosis Infantiles（私が存在してないと他の人は考える：自閉症と他の子どもの精神病）"が2005年に出版された（Lumen，ブエノスアイレス）。彼女は"Argentina: Psicoanalisis: Represion Politica（アルゼンチン：精神分析：政治的抑圧）"（Kargieman，ブエノスアイレス，1986），"Clinica psicoanalitica de ninos y adolescents（児童青年精神分析）"（Lumen，ブエノスアイレス，1998）の共同編者である。

マリオ・ゴンベロフ Mario Gomberoff（MD）は，チリ大学医学部の精神科上級教授である。彼はチリ精神医学修士であり，Andres Beello 大学の心理学科（学位は精神分析の修士と博士）大学院課程の学科長である。彼はチリの精神分析協会前会長であり，精神分析インスティテュートの訓練分析家である。

リリアナ・プアルアン・デ・ゴンベロフ Liliana Pualuan de Gomberoff は，チリの精神分析協会の精神分析インスティテュートの訓練分析家である。彼女は Andres Beello 大学の精神分析の大学院課程における教授でもある。それに加えて，彼女はチリ大学文学部のヒスパニック系アメリカ及びチリ文学修士号を有している。彼女はチリ・カトリック大学の乳児青年臨床心理学の前教授である。

ディディエ・ウゼル Didier Houzel（PhD：医学，パリ，1972年）は，カーン大学（バス-ノルマンディー，フランス）の児童青年精神科教授であった。彼はフランス精神分析協会の正会員で，ヨーロッパ精神分析的心理療法連盟会員でもある。彼は自閉症と精神病の子どもの精神分析治療に特に関心がある。その領域について，ロンドンでドナルド・メルツァー（Donald Meltzer）とフランセス・タスティン（Frances Tustin）に訓練を受けている。彼は乳児観察の訓練も受けている。Esther Bick の乳児観察法を，3歳以下のとても小さな子

ども，特に自閉的特徴を持つ乳児の治療に応用している。

**H. シドニー・クライン** H. Sydney Klein（1918-2005）は，王立精神科大学の創設特別会員である。彼は1953年にイギリス精神分析協会の精神分析家資格が与えられ，1957年には児童分析家として，その後に訓練分析家として認められている。イギリスの精神分析インスティテュートにおいては，ロンドン・クリニックの子ども部門長も含め，数多くの役職を担った。彼はフランセス・タスティンが Belgrave 病院で初めて担当した自閉症を持つ子どもの患者のスーパービジョンをしており，彼女は自閉症の子どもとの仕事に特化していくスタートとなる有益な経験だったと記述している。クラインは NHS で長年働いており，精神分析が国中の子どもと成人が利用できるようになるべきだという強い信念を持っていた。

**ジュディス・ミトラーニ** Judith Mitrani（PhD）は，ロサンゼルスで訓練を受けた精神分析家である。彼女はカルフォルニア精神分析センターの上級講師の一人であり，ロサンゼルスの精神分析協会とインスティテュートの客員講師，さらに南カルフォルニアの精神分析インスティテュートの講師でもある。彼女は成人と子どもを対象に個人開業の実践を行っている。専門家として成長していく際にフランセス・タスティンの仕事の影響を深く受けた。彼女はフランセス・タスティン記念協会を設立し，カンファレンスを運営し，自閉症への精神分析的研究の発展を推進している。

**カルメン・ノエミ・カレジャス** Carmen Noemi Callejas は，チリ大学の医学部で勉強し，その後 Guillermo Altamarino 博士の指導を受けて，Calvo Mackenna 病院で児童精神科を専門とした。彼女は成人の精神医学も学び，チリの精神分析インスティテュートで訓練分析家になった。

**トーマス・オグデン** Thomas H. Ogden は，精神病先端研究センターの指導者で，北カルフォルニアの精神分析インスティテュートにてスーパーバイザーと個人分析家である。国際精神分析協会会員でもある。彼は7冊の著書を出版していて，最近のものでは"This Art of Psychoanalysis: Dreaming Undreamt Dreams and Interrupted Cries"，『夢見の拓くところ――こころの境界領域での語らい（Conversations at the Frontier of Dreaming）』（岩崎

学術出版社），『もの想いと解釈——人間的な何かを感じとること（Reverie and Interpretation: Sensing Something Human）』（岩崎学術出版社），『「あいだ」の空間——精神分析の第三主体（Subjects of Analysis）』（新評論）がある。彼は2004年に国際精神分析学誌の年間最優秀論文賞を受賞した。

**キャロライン・ポルメア** Caroline Polmear は，イギリス精神分析協会の訓練分析家である。彼女は北ロンドンで個人開業での実践を行っている。彼女は精神分析インスティテュートの精神分析訓練の組織化において中心的な役割を担っている。

**マリア・ロウド**（Maria Rhode）は，タヴィストック・クリニック／東ロンドン大学の児童心理療法の教授である。"Psychotic States in Children"（Duckworth, 1997），"The Many Faces of Asperger's Syndrome"（Karnac: Tavistock Clinic Book Series），『自閉症の精神病への展開——精神分析アプローチの再見（Invisible Boundaries: Psychosis and Autism in Children and Adolescents）』（明石書店）を共同編集している。タヴィストック・クリニックの自閉症サービスの共同責任者である。

**デヴィッド・シンプソン** David Simpson は，タヴィストック・クリニックのコンサルタント児童青年精神科医で，イギリス精神分析協会会員である。タヴィストック・クリニックの「学習障害と重複障害のためのサービス」の共同責任者であり，タヴィストック・クリニックの自閉症サービスの共同責任者である。また，彼は精神分析家として個人開業での実践を行っている。

**フランセス・タスティン** Frances Tustin（1913-93）は，タヴィストック・クリニックにて子どもの心理療法士として訓練を受け，1953年に資格を得た。彼女は1978年までNHSで働きながら，個人開業での実践を行っている。特に自閉症を持つ子どもを専門としていた。彼女は自閉症に関する4冊の本と多くの論文を書いている。イギリスだけでなく海外でも講演をして，教鞭を執った。彼女は1984年にイギリス精神分析協会の名誉会員となり，1986年には子どもの心理療法協会の名誉会員となった。

# 序 章

ケイト・バロウズ

　本論文集は，今日子どもの自閉症と大人の患者にみられる自閉的特徴の精神分析的理解に中心的な役割を果たしている論文を集めたものである。本書に収めたこれらの論文にはこの領域における古典といえるものがある一方，より最近の理解や技法を取り扱っているものもある。本書はまたより広い範囲にわたる精神分析的着想や見解を包括している。不毛な無思考の心の状態を中核とするにもかかわらず，逆説的に豊かなこの領域を本書は包括しようと試みたが，多くの重要な興味深い論文を収めることはできなかった。ここでは，本書に収めることのできなかった論文に触れ，読者により広い視野を提示し，読者の関心を引く着想をさらに追究していくことができるようにしたい。

　レオ・カナー（Kanner, 1943）が，自閉症の子どもについて記述し，自閉症という状態に注意を喚起して以来，自閉症に対する関心は非常に高まっていったが，その理論的アプローチは，多岐にわたってきている。たとえば，精神医学，神経科学，実験心理学，精神分析などをまず挙げることができるだろう。本書の第1章でデヴィッド・シンプソンは，それらのいくつかについて論じている。今日，自閉症は，ウィングとグールド（Wing & Gould, 1979）が記述した「三つ組の障害」から成り立っているという理解が一般的である。すなわち，社会的相互作用の障害，想像力や象徴性に満ちた関心が欠如した反復的な活動そして言語発達の障害である。

　自閉症への多くの異なったアプローチは，ときに互いを認めず，対立し，競合しているようにみえる。しかしながら，この20年ほど，子どもの心理療法士や精神分析者たちは，病因や臨床像が大変多様で謎に満ちている，このような病態が持つさまざまな側面を包摂するために，多様なアプローチを統合して考えていくようになってきた。たとえば，タヴィストックで訓練を受けた心理療法士のフランセス・タスティン（Tustin, 1994a）は，発達心理学者のスターン

(Stern, 1983, 1985) やトレヴァーセン (Trevarthen, 1979) の研究に照らし合わせて，どのようにして「正常な一次的自閉状態」という自分自身の考えを放棄するに至ったか述べている。これらの発達心理学者たちは，母親との原初的な融合状態という発達段階は存在せず，むしろ乳児は生まれた時から母親を自分とは異なる人として関わっていくことを示していたのである。自閉的不安や防衛は，このような生来的な能力が発達することを妨げ，無効にしていると考えられるかもしれない。

　この数十年の間に，本人や家族を苦しめ治療や教育や世話という点で多大な困難を課す自閉症スペクトラム障害への関心が急速に増大してきた。スーザン・リード (Alvarez & Reid, 1999, pp.13-32) は，自閉症の子どもと暮らすことの大変さや，それが家族全体に及ぼす途方もない影響について述べている。しかしながら，自閉症への関心がますます大きくなっているのは，自閉症の子どもたちが不思議な魅力を持っていることにも起因している。このような子どもたちすべてが魅力的とは言えないが，人を惹きつける力のある子どもたちがいることも確かであり，非現実的でかつ謎めいているという特徴的な仕方で魅惑的であるかもしれない。このような子どもたちは，眠れる森の美女に喩えられることもあり，潜在的な力が閉じ込められているという印象を与えるが，そのような期待はしばしばとてつもない失望や絶望に見舞われる。このような子どもたちは彼らの潜在能力を解き放つことが可能なのではないかという希望を持たせるが，そのような希望は待ちぼうけを食らわされ，達成不能であると判明するかもしれない。こうしたことにより，このような子どもとかかわる大人たちは，潜在的可能性が実現されないことに計り知れない失望と悲嘆を抱かせられるかもしれない。タスティンは，自閉症の子どもたちは彼らを援助しようとする者の心を打ち砕くかもしれないと述べている。どのような役割で行うにしろ，自閉症の子どもを援助するには，勇気と強さが必要なのである。

　自閉症への関心が広がるにつれ，自閉的防衛を用いる人が多く存在すること，そして比較的機能状態の良い神経症の大人の治療においてもパーソナリティの中に自閉症水準の問題があり，それに取り組まなければ治療による本当の改善は起こらないかもしれないことが認識されるようになってきた。大人の分析における治療上の行き詰まりは，自閉症的機能状態の存在が認識されていないことによるかもしれないのである（本書の第8章のクラインの論文参照）。小児自閉症の精神分析的理解を深めていくにつれ，私たちは人間の心の原始的水準をもっと理解するようになった。本書では，自閉症の子どもたちに関する各章

だけではなく，神経症の大人の治療に関する各章において，自閉的防衛の背後にあるかもしれない身体的・精神的破局の恐怖のことが書かれている。

今日まで小児自閉症に関しては数多くの書籍や論文が書かれている。しかしながら，大人の患者の自閉的側面について書かれたものはほとんどない。重度の自閉症の大人は，施設で暮らしている可能性が高いので，精神分析を受けることはなく，本書においても取り上げられていない。自閉状態が永続することを阻止するという意味で，子ども時代の早期介入の問題は極めて重要である。とはいえ，小児自閉症の理解は，不安に対処するために自閉的防衛を用いる大人の患者の治療に大いに役立つ部分があることも確かである。

　本書では，このような問題を持つ，さまざまな大人の患者について書かれている。上手に話ができ社会的に成功しているものの，カプセル化された自閉的領域を持っており，コミュニケーションがうまくいかず，自分自身の生の感情に触れることができず，人と生き生きとした触れ合いを持てないかもしれない。シドニー・クラインとマリオ・ゴンベロフらは，このような患者たちについて論じている。キャロライン・ポルメアは，際立った自閉特徴を持ちながら，高い知能を用いて，専門家として負担の大きい仕事をこなすことができている2人の患者について書いている。このような患者とは別に，通常の生活にあまり対処できない患者もいる。彼らは，極端に引きこもった生活をしており，仕事をしたり，人間関係を持つことができない。トーマス・オグデンとケイト・バロウズはこのような類の患者について論じる。一方，ジュディス・ミトラーニは，多様な患者について書いている。フランセス・タスティンは，もともと子どものときに治療にやって来たものの，大人になって戻ってきた若い女性について書いている。私は，1冊の本の中で子どもの治療と大人の治療がつながりあうことで，大人か子どもだけをみている治療者に資するところが大きいことを期待している。

　各章について詳述する前に，最近よく取りざたされている，アスペルガー症候群と自閉症との関係について簡単に述べておきたい。ハンス・アスペルガー（Asperger, 1944）は，ある特徴を持った一群の男の子たちについて記述した。彼らは，言語能力や認知能力は高いが，社会的関係の能力は貧弱であった。彼らはまた，科学や数学などの特定の分野には強い関心を持つようになったり，強迫的に情報を収集したりする傾向があった。彼らは，聴き手を情報で圧倒するような強迫的な仕方で話しをし，耳を傾けるのが困難であった。彼らは，不器用な傾向があった。アスペルガーは，彼らが，特に情緒的に触れ合う能力の

ない点で,自閉的特徴があるととらえた。アスペルガーの論文は,1981年にローナ・ウィングが紹介するまで,英国においてはほとんど知られていなかった。ウィングが取り上げて以来,アスペルガー症候群は,広く認められるようになり,多大の関心を集めるようになり,治療・教育上の資源がたくさん注ぎ込まれるようになった。タスティンは,アスペルガー症候群は自閉症と同じように分離性を破局的に経験することに由来するが,それは言葉を獲得した後の発達段階で起こっていると考えた(Tustin, 1994b, p.114)。ポルメアの患者たち(第14章)は,自閉的特徴を持っているとか,アスペルガー症候群であるとか記述されていたが,これら2つの概念は重なる点が大きいと思われる。しかしながら,『アスペルガー症候群』(Rhode & Klauber, 2004, pp.25-38)においてシンプソンが書いている章で論じられているように,このような見解は普遍的に支持されるわけではない。本書では自閉症とアスペルガー症候群の類似点と相違点を詳細に論じないので,関心のある読者は上述のシンプソンの論文を参照していただきたい。

　確かに,自閉症スペクトラム障害は早期に診断し治療するほど予後は良好である可能性が高い。ノルマンディのカーンでは,早期小児自閉症の事例を含む,母子関係の障害を治療するために,タヴィストック方式乳児観察を用いる取り組みを20年間続けている(Houzel, 1999)。小児科専門の看護師が,エスター・ビックという精神分析家が考案した乳児観察法の訓練を受け,リスクが高いと判断される家族を訪問し,家庭状況での親と乳児との間のやりとりを観察するのである。(このやり方の観察は今ではよく知られており,『国際乳児観察誌(International Journal of Infant Observation)』に多くの観察の応用例が掲載されている。)この観察は,週1回か2回行われる。それぞれの観察は観察後に記録が取られ,セミナー・グループで討議される。観察者の訪問が提供することは,「1時間にわたり,オープンで受容的な心の状態で,家族の誰かが言語的もしくは非言語的に表現することすべてに対して,細かく注意を向けることであり……治療者はときとして強烈な感情を経験し,身体的に反応することさえある。……治療者に掻き立てられた反応はしばしばとても深い意味があるので,それについて考えることは決定的に重要である」(Houzel, 1999, p.43)。月に1回児童心理療法士が家族を訪問し,乳児が2歳になると心理療法が提供される場合もある。このような経験を通じて,母親は,子どもとの関係で持つさまざまな不安を包容し,克服していくための手助けを得る。そして,子どもが成長していくのに役立つような類の,質の高い注意を子どもに向けることの

できる力を培っていくのである。早期自閉症の場合，乳児は自閉的引きこもりの状態から脱却し，その発達が進んでいくことが可能になるかもしれない。リスクの高い乳児の家庭状況における観察については，ロンドンのタヴィストック・クリニックで最近始められたところである。（自閉症になる乳児の早期の特徴や早期の介入についての研究に関しては Acquarone, 2007を参照。）

　自閉症の子どもの精神分析的治療の最初の記述は，メラニー・クラインの「自我発達における象徴形成の重要性」（1930）という論文である。彼女は，今日おそらく自閉症と考えられる症状を呈している4歳の男の子の分析について書いている。

> 現実に適応したり，まわりの人との情緒的関係を持つことはほとんどなかった。ディックというこの子どもには感情表現はなく，母親や乳母がいてもいなくても無関心であった。当初から彼はめったに不安を示さなかったし，仮に見せたとしても極めて微かなものであった。……彼はほとんど興味や関心を示さなかったし，遊びをすることはなく，まわりと関わることはなかった。大抵の場合，彼の発声は，無意味な仕方で組み合わせた音声にすぎなかったし，その音声を常に繰り返して口にしていた。……彼は痛い目にあっても，痛みには極度に鈍感であることが見て取れ，小さな子どもに通常見られるように慰めてもらったり，抱っこをしてもらいたがることはなかった。……彼はまた，私がまるで家具の一つであるかのように，私のまわりをぐるぐる走り回ったが，部屋の中にある物には全く関心を示さなかった。[pp.219-220]

分析を開始して6カ月の間にクラインは，ディックの状態をかなり改善させることができた。彼は，特に，発達の基盤となる，好奇心やコミュニケーションをしたいという願望を持つようになってきた。ディックは小児統合失調症の記述に完全にあてはまるわけではなかったので，クラインは，どのような診断したらよいのか戸惑った。

　タスティン（Tustin, 1983）が後にクラインのこの論文について論じているように，クラインは，カナーの小児自閉症という考えを時代に先駆けて記述していたのである。クラインの論文はまた，自我発達における象徴形成の重要性の理解という点で歴史的なものであった。彼女は，ディックの制止は，母親，すなわち母親の体とその中にあると空想されたものに対する自分自身の攻撃的な感情を恐れていたためであると示唆している。さらに彼女は，母親の体の中に何があるのかに関する無意識的空想が心理的情緒的発達の基礎となると論じ

た。そしてクラインによれば，母親とその体の中にあるものにダメージを与えるのではないかという恐れがあまりに強すぎると，母親をダメージから守り，子どもを復讐される恐れや耐えられない罪悪感から守るために情緒発達や知的発達の抑制が起こる。子どもが母親とその体の中にあるものに対する両価的感情をめぐる不安に反応して，母親との関係を表す新しい対象を求めることで母親へのダメージに関する不安を薄めるようにしていく中で，象徴形成が起こる。しかしながら，不安があまりにも大きいと子どもは象徴を形成することができない。代わりに，子どもにとって世界は，危険なものに変わってしまった母親の体と等価にみえ，近づくことさえ恐ろしいと感じられるものになり，世界そのものを避けるような状態になってしまうのである。ある種の自閉症の子どもにみられるこのような回避，そして不安表現の欠如には，彼らが対象に多大の不安を抱いていることが透けて見える。クラインは，このような状態に至る要因として，対象への気遣いが時期早尚に生じることや，後にウィニコット（Winnicott, 1965: pp.21-23）が「無慈悲さ（ruthlessness）」と呼び発達に決定的に重要であると述べることになるものを確立することが難しいことを挙げている。自閉症の子どもたちは，人に与えるダメージに対して早くからあまりに過敏であったために，逆説的に，他者をまるで家具のように扱い，自分自身何の痛みも感じないような状態に退避してしまっているのである。

　フランセス・タスティンのある青年期の患者が，このような状態を雄弁に表現する一編の詩（ポール・サイモンの歌）を見つけた。

>　僕は壁を作った
>　砦のように峻厳で強力な壁を
>　誰も乗り越えられない壁を
>　僕には友情なんていらない
>　友情は痛みを引き起こすからさ
>　友情は僕が軽蔑する笑いや愛
>　僕は岩
>　僕は島
>　そして岩には全く痛みはない
>　そして島は絶対泣かない

　クラインは，子どもの内的世界は通常，親との関係の情緒的性質を通じて築き上げられると述べている（たとえば Klein［1940: pp.345-352］を参照）。クラ

インによれば，乳児は，母親（あるいは母親の乳房）を理想化したものか迫害的なもののどちらかという極端な形で経験する。すなわち，赤ん坊のニーズを満足させる母親は理想的に良いものであると経験し，逆に不在の母親は迫害的で悪いものであると経験する。次第によりバランスの取れた母親の見方が生じてくる。乳児は自分の愛情や憎しみの感情という色眼鏡で母親を見ていること，つまり自分が腹を立てている母親が愛する母親でもあることに気づいていく。乳児は自分自身の両価的感情が果たす役割を認識し始める。

　ウィルフレッド・ビオンは，以上のような発達がどのようにして起こるかについての精神分析的理解を発展させていく重要な仕事を行った。彼によれば，乳児は耐えられない感情を母親にコミュニケートし，母親はそのような感情を「包容する（contain）」ことができる。すなわちそのような感情を受け入れ，消化し，修正し，乳児が耐えられる形で乳児に返すことのできるようにしていく（Bion, 1967, p.114）。この包容の考えは同じく，精神分析の設定にも適応される。精神分析においては，精神分析家もしくは児童心理療法士は，患者が投影してくる感情を受け入れ，それに耐え続け考えていくことで次第に患者が取り入れ考えることのできる形のコミュニケーションに変えていく。これは簡単な過程ではなく，十分な訓練が必要であるし，またそれを維持するには優れた同僚のサポートが必要である。治療者が自閉症と関わる際に，特に耐え難い影響を受けることが知られている。治療者は，患者から締め出されて孤立感を持つこと，そして治療者自身を無思考状態（mindlessness）へ，自閉状態へと引き込まれていくことと格闘しなければならない。

　本書の第2章でタスティンは，ジョンという自閉症の患者のことを書いている。ジョンは，3歳7カ月のときに週2回の心理療法を始めていたが，タスティンは，ジョンが5歳のときの（週5回の）心理療法の素材を論じている。ジョンは最初いくつかの言葉が理解できたが話すことはできなかった。彼は言葉を話すことができるようになり，心理療法のセッションでは，空想の中で自分とつながっている乳房を作り出していることが明らかになった。それはまるで乳首がいつも口の中にあるかのようであった。タスティンは，このような状況は乳首が自分の口の一部から分化されていないことに由来していると述べている。彼女は次のように付け加えている。「分化した自己を持つ私たちには，このような未分化な様式の心の働きに触れることは困難である。こうした状態では，対象は，感覚的官能的な観点から，大雑把で安易な表面的類似性を互いに持つという理由で一緒にされ，同じものであるかのように扱われる。」ジョン

は，口から「赤いボタン」を失い，自分と乳房はばらばらになってしまうかもしれないと感じていた。彼の心の中では，不在の乳房は「嫌な棘の一杯ついたブラックホール」になるか，バラバラになっていた。このような感情をジョンが表現し，治療者がそれを理解して初めて，「赤いボタン」は乳房の上に生えている」ことに気づくようになった。このことを悟ることを通じて，自分には「肩の上に頭がちゃんとついているし，頭は取れることはないんだ。肩の上に生えている」ことを理解するようにもなった。ジョンは以前よりはるかに自分の心を用いることができるようになった。3年の心理療法を通じて，彼は学校に通えるほどによくなり，大学に行き，そこでもやっていくことができた。

　このジョンとの心理療法の仕事を通じてタスティンは，子どもにとって母親は自分の体の一部であると感じられていることや母親との分離は身体的破局として経験されることを理解した。タスティンは，クラインと同じく，子どもは母親にダメージを与えるのではないかという恐れを抱いていることに気づいた。しかしそれ以上に彼女が重視したのは，母親に身体的につながっているという錯覚や無思考状態を作り出す自閉症的防衛は，子どもを，たとえば口の一部が引きちぎられてしまうのではないか，溶けてなくなってしまったり，消えてなくなってしまうのではないかという，身体的経験に基づいたより原始的な恐怖から子どもを保護してくれることであった。タスティンは，このような不安は主に耐えられない身体的感覚という形で経験され，子どもはそのような感覚を感じないように，硬い自閉対象や，柔らかい自閉形態（autistic shapes）そして他の保護といった，防衛的な感覚操作を用いることを示唆している。タスティンが硬い「自閉感覚対象」と呼んだもの（第2章参照）は，自閉症の子どもが自分と等価に見ている対象である。これは硬い玩具など実際の物である場合もあれば，不安をさえぎるために用いられる子どもの体の一部かもしれない。自分が硬いという身体感覚は，子どもの恐怖から身を守ってくれる。そして，そのような対象は，それらが持つ客観的な機能は問題にされず，それが引き起こす硬さの感覚のために用いられる。一方，「自閉感覚形態」（Tustin, 1986, Chapter 7）は体の表面で経験される柔らかい感覚である。この感覚は的確な対象と関連づけられておらず，それぞれの子ども特有の身体的感覚に留まり続ける。これによって認知発達は障害を受けるので，自閉症の子どもは知的障害があるように見えるかもしれない。他者と共有できる知覚は発達しない。たとえば，物を指差して関心を共有しようとする原叙述的指差しは，自閉症の子どもには見られないのである。

ドナルド・メルツァーと彼の同僚（Meltzer et al., 1975）は，自閉症の子どもの認知的発達と情緒発達がうまくいかないことの理由に関して若干異なった説明を行った。メルツァーらは，自分たちが研究した自閉症の子どもたちは自分自身の知覚装置を分解（dismantle）しているという結論に達した。すなわち，このような子どもたちは，視覚や触覚や聴覚や嗅覚が統合されて世界の現実的なイメージを形成しないようにそれらの諸感覚をばらばらにしておくのである。異なった感覚モダリティを纏め上げて統合し知覚的に発達していくこと，すなわち「共通感覚（常識）」を持つようになることは，互いにつながらない感覚印象や無思考状態に取って代わられる。「知覚装置の分解は，さまざまな感覚をその瞬間最も刺激的な対象に付着したままにしておくという受身的なやり方で起こる。このように感覚をばらばらにしておくことで，知覚装置としての自己は分解される。それはばらばらになってしまうという非常に受身的な形で行われるのである」（前掲書，p.12）。メルツァーによれば，自閉症の子どもたちは当初から強い感覚・官能性や独占欲を有しており，そのため乳児と母親もしくは乳児と乳房の統合は耐え難いものになる。このような子どもは，特に，母親が何らかの理由で傷つきやすい状態にある場合，自分の感情があまりに強烈なのでダメージを与えるのではないかと感じる。自閉症の子どもの特徴をこのように見る見解は，自閉症の子どもは大変感受性が強く，独占欲も強く，ダメージを与えることを恐れているというタスティンの見解と軌を一にしている。しかしながら，タスティンは，自閉症の子どもが分離や破滅に対する原始的な恐怖を身体的に経験しており，感覚性は自分をそれらの恐怖から身を守るために用いられていることを強調している。

　パリの精神科医で精神分析家のジュネヴィーヴ・アーグは，自閉症の子どもの身体的経験に関するタスティンとメルツァーの仕事を引き継ぎ展開させていった。彼女は乳児観察と自閉症の子どもとの臨床の仕事を通じて，赤ん坊が自分の体の統合性の感覚を具体的に獲得していくのは，養育者との身体的情緒的関係を通じてであるという結論に達した。彼女は，体のさまざまな接合部（首，腕，背中，足）のコントロールを次第に発達させていくことが自己感覚の発達にとって決定的に重要であると考える。このような発達がうまくいかないと，乳児は身体的情緒的な同一性の感覚を発達させないし，体と心がちゃんとつながっているように感じるようにならず，体がばらばらになり，無くなってしまうのではないかという恐れを持ち生きていくことになる（Haag, 2000）[訳注1]。

　タスティンは，心理療法において，自閉症の子どもの心に触れるには，精神

分析的技法をある程度修正しなければならないことを見出した。たとえば，彼女は，自閉症の子どもがその準備ができたと感じたら，彼らに反復的な遊びをし続けるのを止めさせたり，神経症の機能状態の子どもに対するよりもはっきりと，生き生きとした話し方をするように努めたりする必要があることに気づいた。この点で疑いなくタスティン自身の持つ簡単に屈しないパーソナリティが役立った。確かに，子どもを自閉症から救うことができる可能性を深く信じている力強い人間でなければ，こうした子どもとの心理療法に伴う，心を死に追いやり，意欲を失わせるような影響に抗い続けることはできない。タスティンはまた，自閉症の子どもの持つ自閉的恐怖を克服することを手助けするには，治療者が自分自身の恐怖にも耐えることができる必要があるということを率直に述べている。

　本書の他の執筆者たちも，技法の修正は自閉症の子どもの心に触れるのに役立つことを見出している。しかしながら，それは「なんでもあり」ということではない。それらの技法の修正は注意深く考え抜かれており，一貫性のある厳格な精神分析的設定の中で行われている。セッションの時間は決められており，それぞれの子どもは専用の玩具箱を持っている。とりわけ，治療者は，子どものコミュニケーションに注意を払い，子どもの振る舞いについて考え，セッションの中でどのような気持ちが伝えられているのかについて逆転移を通じて考えていく。このように，治療者が自分自身の心を包容と理解のための道具として活用するという点で大人の分析の設定と変わるところはない。しかし，ときに技法をかなり柔軟に想像力を用いて修正することも，自閉症の子どもの持つ習慣化した慢性的防衛という壁を越えるために役立つかもしれない。

　ヴェレダ・チェッチ（Velleda Cecchi）は，父親が目の前で暴力的に誘拐されたある幼い少女に歌を歌うことで次第に触れ合うことができたことを述べている。チェッチは，最初はひとつの音だけを歌い，次第に歌詞なしに曲を口ずさむようにし，そして意味のある歌詞を持つ歌を歌うようにしていく中でその少女との関係を築いていったのである。チェッチは，直観的にこのようなコミュニケーションの方法に思い至ったのであるが，後にこの少女の両親がアマチュアの音楽家であったことが祖母を通じてわかった。チェッチは，この幼い少女の心に触れることのできるモダリティでつながれるように合わせていったの

---

訳注1）アーグはビックの方法に乗っ取った乳児観察から，視線／注意の機能が，触覚，視覚，内耳，嗅覚的覆いの統合ばかりではなく，皮膚－自我の形成や，大きな垂直方向の関節や四肢関節の連結の体内化にも貢献していることを強調している。

である。チェッチは次のように述べている。「このように深い混乱を持つ子どもとの臨床においては，私たちは技法のガイドラインからの逸脱者のようにしばしば感じる。しかし実際は，その逸脱は，精神病の創造物という，あの奇妙な防衛的世界の中に入っていく試みに過ぎないのである。」

ポール・バロウズ（Paul Barrows）は，ある幼い男の子との遊びにおいて，攻撃性の要素を注意深く導入していった様子を述べている。その男の子は，発達早期に病気になったり，分離を経験したりすることで心的外傷を負っていた。より活力のある挑戦的な要素を繊細に遊びに導入していくことは，子どもは，自分自身の攻撃性に気づき，それを表現しても大丈夫だと感じるのに役立った。

アン・アルヴァレズ（Anne Alvarez）は，自閉症の患者に話しかけるやり方について論じている。彼女によれば，それは「母親語（motherese）」と「父親語（fatherese）」と記述できるものである。子どもに対してこれらの話し方を適宜用いていくことによって，治療関係は活性化しうるし，柔らかいものと確固としたものとが建設的に結びつきうることを子どもに示すことができるのである。しばしば柔らかさと硬さは，自閉症において感覚的経験が極端化するなかで，両立が不可能な分裂を引き起こしてしまうのであるが，こうしたやり方で治療者は2つの性質を統合するのを手助けしうるのである。

ディディエ・ウゼル（Didier Houzel）もまた，母性的要素と父性的要素を統合するという問題を指摘している。彼は，自閉症の子どもの心的世界は，母親の体を占拠していると感じている「赤ん坊の巣窟（nest of babies）」との激しい競合関係にあるというタスティンの着想を発展させている。ウゼルは，自閉症の子ども持つ極端な独占欲，そしてそこから派生する迫害不安を媒介し和らげるには，毅然としつつも理解もある父性的人物イメージの感覚が必要になることを強調している。

マリア・ロウド（Maria Rhode）は異なった視点で，自閉症の子どもが，現実または空想上の両親カップルや他の子どもたちとの関係で，自分の居場所を見つけることができると感じることの必要性について述べている。ロウドは，母親の眼差しとの関係が，乳児が母親の心の中に人間の家族がいるという感覚を発達させるために重要であると論じている。これは健常な発達の一部であり，通常当然のこととして受け取られているが，自閉症スペクトラムにいる多くの子どもたちには達成できていないことであると彼女は示唆している。私には，比較的機能状態の良い大人にも，このような問題が見られる場合があるように思われる。たとえば，第13章で私が取り上げる患者がその例である。彼女

は，2年間の分析を受けた後に初めて自分が人間の世界の一員に入ることができたと感じたと話したのである。

ときとして母親が克服できないでいる経験を持っているために，母親の心の中に人間の家族がいるという感覚が子どもに育ちにくい場合がある。しばしば近親者との死別や心的外傷がそのような経験であり，それらは母親の心の中に居座り続け，子どもが母親の心にアクセスするのをブロックしている（Fraiberg ら参照）。私は，自閉症の症状と引きこもりが両親の人生において克服されていない死別経験と関係しているように思われた若い女性との心理療法について書いている。この領域はまた，カーンの児童精神科医であり精神分析家である，ビアンカ・レケバリエ（Bianca Lechevalier, 2003）[訳注2]によって記述されている。レケバリエは，世代間伝達によって自閉症的機能状態の部分を持つ患者がいることを見出してきたと書いている。心理療法における大人の患者の夢や子どもの患者の遊びだけでなく，母子心理療法の仕事を通じて，レケバリエは，こうした自閉症の機能状態の領域があることを見つけ出していき，家族の心的外傷が患者の人生に及ぼしている麻痺させるような影響から患者が解き放たれるのを手助けすることができたのである。

自閉症状態は，子どもの器質的な脆弱性から生じる場合もあれば，家族の情緒的要因から生じる場合もあるだろうし，これら2つが何らかの形で組み合わさって生じる場合もあるだろう。このようにバランスのとれた視点で考えていくことが，児童期のどんな精神疾患についても，その適切な治療や援助を提供する際に必要であろう。児童期の臨床的理解は常に複雑で，決して完全に明確にならないことも多い。デヴィッド・シンプソンは，精神医学的アプローチに関する章（第1章）で，生来的要因と環境的要因のバランスについて論じており，個々の事例に即してこうしたバランスを注意深く考慮するべきであると述

---

訳注2）レケバリエはホロコーストの生存者の子孫との分析作業について述べ，これらの患者の中に自閉的包領が存在しているのではと考えている。この子孫たちは連想やファンタジーはとても豊かであり，意味の探索のために能動的に苦闘することと相俟って聡明な知性を伴っていた。時として，外傷をこうむった親たちの歴史と結びつく具象的な腹痛が生じていると思われた。彼らの破壊性に行動化され繰り返された偽りの同一化（pseudoidentification）は，転置（Kestenberg, 1982），具象化（Kogan, 1993），吸血鬼同一化（Wilgowicz, 1991），放射能同一化（Gampel, 1993）等のようにさまざまに記述されてきた。レケバリエは誕生早期に遡る抑うつ的な両親の一方あるいは両方に接触する付着的モードを仮説した。両親にはぞっとさせる意味のある，しかし子どもには意味が剥奪された痕跡は，非言語的なメッセージに運ばれて，言いようのない恐怖や破滅不安を感じることと闘うために付着連結を形成しうる。この粘着性は主体が自分自身の生や死すべき運命に気づく能力を抑制する。

べている。

　子どもの生来的要因と環境的要因との関わり具合がどのようなものであろうとも，子どもの心理療法士や子どもの精神分析家は，子どもが自閉症状態から脱却するのを手助けするには，子どもの具象的な恐怖に取り組んでいくことが不可欠であることを見出してきた。本書のいくつかの章は，このように身体的に経験される恐怖が大人にも生じうること，そして分析家がこうした具象性や無思考性に気づいていくことで患者を理解し治療の行き詰まりを防ぐことを明らかにしている。

　タスティンは，小児自閉症の精神分析的理解を発展させてきただけでなく，大人の患者の自閉症的側面の探索にも取り組んだ（Tustin, 1986, 1990）。本書の第2部の第7章の彼女の論文は，子どものときに一度彼女に心理療法を受けたのち，20代の半ばにまた戻ってきて週2回の心理療法を受けた若い女性について記述している。この患者は，身体的連続性という錯覚を維持する必要があったのであるが，それが次第にセラピストとの相互的な交流，そして自分自身のより深い感情に触れていくことに基づいた「安全のリズム」に取って代わられていったのである。こうして彼女は心理療法を終結し，セラピストに別れを告げ，自分自身の人生を歩み始めることができたのである。この論文で，タスティンはまた，大人の臨床をしている精神分析家が通常行っているものよりも，能動的な技法について記述している。彼女は，この若い女性患者が心の深い部分に身体的分離性に関わる強烈な不安があり，それから自分を守るために口の内側を噛む癖を用いていることを指摘し，それをやめるように言ったのである。この若い女性患者は，この癖をやめることに同意し，心理療法は大きく前進したのである。タスティンは，こうした能動的な技法を子どもの治療をする中で編み出していったのであるが，それを大人の患者に用いることは論議の的になってきており，さまざまな疑問が呈されてきた。患者にこのような指示を与えると，患者自身がこうした癖の基底にある感情について洞察を深めていく可能性を奪ってしまうのではないのだろうか。それとも，こうすることで，患者は，セラピストの毅然としているが親切な面を内在化し新たな成長を遂げていくのに役立ったのだろうか。こうした問いに関心を持たれた読者は，さらに考えてみられるとよいだろう。

　シドニー・クラインは，本書に再録した先駆的な論文（1980）で，社会的に成功している，とても知的で明晰な患者たちの精神分析における行き詰まりの背後に，どのようにパーソナリティの中に包嚢化された自閉症領域の問題が横

たわっているかを示した。こうした患者は，直接の触れ合いがなく，感情を表現するというよりも回避するために言葉を用い，深みがなく，深刻な不安定感をあらわにする執拗なしがみつきは，これらはすべて心の中のカプセル化された自閉症領域から派生しているかもしれない。クラインは，死の恐怖やばらばらになるという恐怖が自閉的防衛の背後にあり，この部分の分析によって患者はより自由になり，分析家ともより触れ合うことができ，自分自身の深い感情とよりよく接触することが可能になること，すなわちもっと生き生きとした感情を持つことができるようになることを見出した。クラインはさらに，言葉そのものがコミュニケーションを妨げるために用いられうると述べている。この主題は，本書の次の章で，マリオ・ゴンベロフとカルメン・ノエミとリリアナ・P・デ・ゴンベロフがさらに展開している。その中で，分析家が情緒的触れ合いを深めるためではなくそれを妨げるスクリーンとして言葉を用いるように患者によって仕向けられる微妙な様子が記述されている。この論文は，分析家が患者との相互的な理想化の関係へと引き込まれ，分離性が否認されるようになる有様を記述している。

　トーマス・オグデンはまた，分析家が自閉症的機能状態について気づいていることで患者の原始的な心的状態をより深く理解できるようになることを見出した。彼は，「自閉－隣接ポジション」という概念を提唱し，それが「経験を感覚優位に組織化する仕方である」と述べている。さらに「それは，乳児が早期の経験を理解する心的視点もしくは観点であり，その後の人生の各段階でのあらゆる経験の一側面として生き続けるものであると考えてよいだろう」と述べている。オグデンは，このポジションを心的組織化の最も原始的な形態と見ている。こうした考えは，タスティンが正常な一次的自閉状態という以前の考えを捨て，自閉症を不安への防衛とみるようになったのと対照的である。自閉的な動きを防衛と捉えるのか，それとも正常な早期の感覚的経験とに基づいたものと捉えるのかについては，これまで頻繁に議論されてきている。

　オグデンは，患者の自閉症的部分に気づくことが，困難な状況で患者への共感を維持する上で大いに役立つと明言している。彼が臨床事例として挙げているのは，風呂に入らなかったので面接室にやって来るたびに部屋中に体臭を匂わせた，ある盲目の患者である。体臭は患者が部屋を去ってもしばらくは部屋に残っていたので，当然ながら分析家は，これによって侵入されたと感じた。次第にオグデンが気づいていったのは，患者はこの匂いによって安心できる形をつくり，それによって自分を覆い守っているということであった。

同じように，キャロライン・ポルメアは，自閉特徴を持つ2人の女性の治療に関して詳細に記述した論文の中で，こうした患者の経験の自閉的性質を理解することで患者からのコミュニケーションの否定的な側面に対してより共感的理解を持って接することができたと述べている。「患者が他者の感情をまるで自分の体の一部であるかのように経験することは，あまりに強力で圧倒的なものなので，患者は，和らげたりコンテインすることの不可能なこうした感情から身を守るために，それを排泄したり解離したりする必要があったのである。したがって，これは"無思考状態"というよりも，"過剰思考状態（mind over-fullness）"もしくはより正確にはおそらく"過剰心身状態（mind body over-fullness）"と呼ぶべきであろう。」さらにポルメアは，こうした理解は技法上の含みがあるだけでなく，分析家の患者に共感する能力にも影響を与えると論じている。彼女によれば，「患者の見方をこのように変えていくことは大変重要である。なぜなら，患者の中にある，触れ合いたいという願望を捉えやすくなるし，患者がセッションのある時点で気持ちを立て直すために退避する必要があることを認めやすくなるからである。さらに，言葉がバリアーとして用いられているだけでなくコミュニケーションとしても用いられているときにそれに気づきやすくなるのである。分析家がこのような心の状態になければ，コミュニケーションは破壊的な攻撃として経験され理解されるだけになってしまうかもしれない」のである。ポルメアは，分析家が情緒的に生き生きとし続け，患者が強烈な情動を示すとかと思えば引きこもって退避してしまう状態を理解しようと苦労することについて記述しているだけでなく，分析家の中に患者によって強烈な感情が喚起されることについても述べている。

　ジュディス・ミトラーニもまた，彼女の大人の患者の自閉的側面に気づくことでこうした患者の持つ不安の身体的な側面を理解する枠組みが得られることを見出している。彼女は，患者自身が決して感情や考えに翻訳することはできないと感じている「心理化されない（unmentalized）」経験という言葉を用いて論じている。ミトラーニは，迫害的状態や抑うつ状態からの優越感に満ちた躁的な退避などの他の退却と区別して，自閉的退避の性質を正確に捉えることが臨床的に重要であると示唆する。分析家は，患者が自分の困難を伝える決定的に重要なやり方として分析家に引き起こす，ある非常に不愉快な心的状態に開かれていることが大切であると，ミトラーニは力説する。こうしたほとんど耐え難い感情のコミュニケーションは，やむをえない，あるいは無意識的な操作であり，分析家がこうした感情に耐え，それをどう考えるかを患者に伝えて

いくことができれば,こうした感情を患者が意識できるようになるかもしれない。

自閉症的機能状態が精神分析文献の主流のなかで書かれてきた他の力動的布置とどのように関連するかを明確にする仕事は,不十分にしかなされておらず,これからの課題であろう。大人の患者の病理的自己愛的組織化の概念を一例として取り上げてみよう。ハーバート・ローゼンフェルト(Rosenfeld, 1971)とドナルド・メルツァー(Meltzer, 1966)は,患者が自分の心的能力をマフィアの親分のような理想化された悪い部分にいわば譲り渡してしまい,このような部分が一見自己を守ってくれる力を持っているかのようになっている状態を記述している。このような患者はタフで傷つくことのないことを目指す。強力であるが堕落した部分とその価値観がパーソナリティ全体をコントロールし,情緒発達につながるような,善と悪,肯定的なものと否定的なものとを本当に区別できなくさせてしまうのである。やさしさや好奇心や思いやりといった感情は情けなさや弱さの現われとして見下され,軽蔑されるか,さもなければ恐れられている。人が自分とは異なること,すなわち分離性は,それに伴う欲望や怒りや傷つきやすさとともに否認される。しかしながら,このあいまいなパーソナリティの組織化は,強烈な不安から自己を守るのには役立ちうる。ジョン・スタイナーは,このような組織化がなければ,パーソナリティ全体が「不安に侵襲され,耐えがたい心的状態に陥るかもしれない」と述べている。彼は,このような状態は「あまりにも耐えがたいものなので,混沌の中からある種の秩序をつくりだすために防衛的組織化は必要とされるのかもしれない」と示唆している。

このタイプの自己愛の理解と小児自閉症の記述との間に驚くような類似がある。たとえば,「非情な(硬い:hard)」ギャングの親分を持つ防衛的組織化に向かうのは,自閉症の子どもが,不安によって絶滅しないように守ってくれる力があるかのように,お守りの硬い玩具を手放さないのによく似ていると見ることもできよう。どちらの場合も,人や物は,それ自体の価値が尊重される分離した人や物ではなく,自己の延長として経験されており,それらがなくなる可能性は否認するよう試みられているのである。とするならば,より心理学的に洗練され高度に象徴化された自己愛的退却は,硬さと柔らかさ,あるいは強大さと無力さのような二極分化を含むような感覚的経験に基づいていると見ることができるかもしれない。(結局,フロイトは,「自我はなによりもまず身体自我なのである」[Freud, 1923, p.26]と書いた)。こうした子どもも大人も,

自己の一部のように感じられている対象の喪失の恐れを感じると，本書の著者たちがさまざまに記述している，具象的に経験されるような不安に陥るのである。

　他の病理的状態と同じように自閉症においても，精神分析治療の心臓部，つまりこうした仕事を維持する関心は，それぞれの患者のパーソナリティと創造的能力は症状とどう関わるのかという点にある。自閉症スペクトラム障害を持つ子どもたちは，その特徴の多くや主要な不安が類似しているので，それぞれの子どもは一人一人違うし，それぞれの個性があるという事実，そしてどの子どもにおいてもそれぞれのパーソナリティが独自の仕方で自閉症と絡み合っているという事実（Alvarez & Reid, 1999）が見失われてしまう危険性があるかもしれない。自閉症の子どもや自閉的特徴を持つ大人の精神分析治療は，内的現実や外的現実から退避する必要性を理解するということである。彼らの持つ恐怖に向き合うことができれば，彼らは，程度の差こそあれ何らかの形で解放され，人との親密なつながりのなかに，すなわち人間の家族のなかに加わっていくことができるようになるのである。そして，自分自身のパーソナリティを成長させ，情緒生活を豊かにし，思考や想像力や人間関係を持つ能力を伸ばしていくことができるのである。

## 文　献

Acquarone, S. (2007). *Signs of Autism in Infants: Recognition and Early Intervention*. London: Karnac.

Alvarez, A. & Reid, S. (Eds.) (1999). *Autism and Personality: Findings from the Tavistock Autism Workshop*. London: Routledge.（倉光修監訳：自閉症とパーソナリティ．創元社，2006.）

Asperger, H. (1944). *Autistic Psychopathy in Childhood* (Trans. Uta Frith). In: U. Frith (Ed.), *Autism and Asperger's Syndrome*. Cambridge University Press, 1991.（冨田真紀訳：子供の『自閉的精神病質』．自閉症とアスペルガー症候群．東京書籍，1996.）

Bion, W.R. (1967). A Theory of Thinking. In: *Second Thoughts*. London: Karnac, 1984.（松木邦裕監訳：考えることに関する理論．再考．金剛出版，2013.）

Fraiberg, S., Adelson, E. & Shapiro, V. (1975). Ghosts in the Nursery: a Psychoanalytic Approach to the Problems of Impaired Infant-Mother Relationships. In: *Clinical Studies in Infant Mental Health*. London: Tavistock, 1980.

Freud, S. (1923). The Ego and the Id. *SE 19*.（道籏泰三訳：自我とエス．フロイト全集 18．岩波書店，2007.）

Haag, G. (2000). In the Footsteps of Frances Tustin: Further Reflections on the

Construction of the Body-Ego. *Infant Observation,* 3: 7-22.

Houzel, D. (1999). A Therapeutic Application of Infant Observation in Child Psychiatry. *Infant Observation,* 2: 42-53.

Kanner, L. (1943). Autistic Disturbance of Affective Contact. *Nervous Child,* 2: 217-250. Reprinted in *Childhood Psychosis: Initial Studies and New Insights.* New York: Wiley, 1973.（十亀史郎・斉藤聡明・岩本憲訳：情動的交流の自閉的障害．精神医学選書2巻 幼児自閉症の研究．黎明書房．2000.）

Klein, M. (1930). The Importance of Symbol-Formation in the Development of the Ego. In: Love, Guilt and Reparation and Other Works (pp. 219-232). London: Hogarth, 1975.（村田豊久・藤岡宏訳：自我の発達における象徴形成の重要性．メラニー・クライン著作集1．誠信書房，1983.）

Klein, M. (1940). Mourning and its Relation to Manic Depressive States. In: Love, Guilt and Reparation and Other Works (pp. 344-369). London: Hogarth, 1975.（森山研介訳：喪とその躁うつ状態との関係．メラニー・クライン著作集3．誠信書房，1983.）

Lechevalier, B. (2003). Autistic Enclaves in the Dynamics of Adult Psychoanalysis. Unpublished paper.

Lechevalier, B. (2004). *Traitement Psychanalytiaue Mère-Enfant: une Approche au Long Cours des Psychoses de l'Enfant.* Paris: Editions In Press.

Meltzer, D. (1966). The Relation of Anal Masturbation to Projective Identification. *Int. J. Psychoanal.* 47: 335-342.（世良洋訳：肛門マスターベーションの投影同一化との関係．メラニー・クライン トゥデイ①．岩崎学術出版社，1993.）

Meltzer, D., Bremner, J., Hoxter, S., Weddell, D. & Wittenberg, I. (1975). *Explorations in Autism: A Psycho-Analytical Study.* Strathtay: Clunie Press.（平井正三監訳：自閉症世界の探求――精神分析的研究より．金剛出版．2014.）

Rhode, M. & Klauber, T. (2004). *The Many Faces of Asperger's Syndrome.* London: Karnac.

Rosenfeld, H. (1971). A Clinical Approach to the Psycho-Analytical Theory of the Life and Death Instincts: an Investigation into the Aggressive Aspects of Narcissism. *Int. J. Psychoanal,* 65: 169-78.

Steiner, J. (1993). *Psychic Retreats.* London: Routledge.（衣笠隆幸監訳：こころの退避――精神病・神経症・境界例患者の病理的組織化．岩崎学術出版社，1997.）

Stern, D. (1983). Implications of Infant Research for Psychoanalytic Theory and Practice. *Psychiatric Update,* 2: 8-21.

Stern, D. (1985). *The Interpersonal World of the Infant: a View from Psychoanalysis and Developmental Psychology.* New York: Basic Books.（小此木啓吾・丸田俊彦監訳：乳児の対人世界．岩崎学術出版社，1989/1991.）

Trevarthen, C. (1979). Instincts for Human Understanding and for Cultural Co-Operation: their Development in Infancy, In *Human Ethology: Claims and Limits of the New Discipline.* London: Cambridge University Press.

Tustin, F. (1972). *Autism and Childhood Psychosis.* London: Hogarth.（齋藤久美子監訳：自閉症と小児神経症．創元社，2005.）

Tustin, F. (1981). *Autistic States in Children*. London: Routledge & Kegan Paul.
Tustin, F. (1983). Thoughts on Autism with Special Reference to a Paper by Melanie Klein. *Journal of Child Psychotherapy, 9*: 119-132.
Tustin, F. (1986). *Autistic Barriers in Neurotic Patients*. London: Karnac.
Tustin, F. (1990). *The Protective Shell in Children and Adults*. London: Karnac.
Tustin, F. (1994a). The Perpetuation of an Error. *J. Child Psychotherapy, 20*: 3-23.
Tustin, F. (1994b). Autistic Children who are Assessed as Not Brain Damaged. *J. Child Psychotherapy, 20*: 103-121.
Wing, L. & Gould, J. (1979). Severe Impairments of Social Interaction and Associated Abnormalities in Children: Epidemiology and Classification. *Journal of Autism and Developmental Disorders, 9*: 11-29.
Winnicott, D. (1965). *The Maturational Processes and the Facilitating Environment*. London: Hogarth Press and the Institute of Psychoanalysis. (牛島定信訳:情緒発達の精神分析理論. 岩崎学術出版社, 1977.)

# 第Ⅰ部
# 子どもの自閉症

# 第1章 自閉症への精神医学的アプローチと
その精神分析的展望との関係

デヴィッド・シンプソン

## はじめに

　1943年にボルチモアにあるジョンズ・ホプキンス大学病院（John's Hopkins University Hospital）に勤務していた，米国人の児童精神科医であるレオ・カナー（Leo Kanner）は，「魅惑的な特殊性のある11人の子ども」を明快に記述した。「情緒的接触の自閉的障害」（Kanner, 1943）という論文において，彼が「早期乳幼児自閉症」と呼んだ症候群の精神医学的記述を初めて発表した。

　これ以前には，この症候群の特徴を持ち合わせる子どもは（それはほとんどの場合には成人に見られる精神疾患や精神病の重篤な状態である）統合失調症にかかっていると記述されるのが常であった。単純に「引きこもり」を意味している「自閉症」という用語は，統合失調症の原記載から借りてきたもので，それは基本的な特徴（Bleuler, 1911）であると考えられていた。カナーは，始め自閉症は統合失調症の子どもの形式であると考えたのだが，それを統合失調症と明確に区別し，1970年代以降から多くの精神科医は異なる障害であると考えるようになった。

　子どもの自閉症あるいは簡潔に「自閉症」は，今日知られているように，アスペルガー症候群を含むいくつかの関連した障害を1つにまとめたもので，広汎性発達障害の一種ないしは「自閉症スペクトラム障害」の一種であると見なされている。自閉症は中核の症候群であると考えられていて，このグループの根幹をなす特徴を示している。この中核の症候群の特徴について，異論はほとんどない。しかしより広いグループの軽症の境界はどこにあるのか，アスペルガー症候群のような他の症候群は自閉症とどの程度異なっているのかは，異論

の多いままである。

　自閉症障害は稀である。自閉症への意識の高まり，早期発見，広い定義の使用を含むいくつかの要因によって，近年自閉症の有病率は上がってきた。最近の一般人口における自閉症の推定有病率は，1万人の子ども当たり10例である（Fombonne, 2003）。自閉症スペクトラム障害という広い定義での推定有病率はさらに上がっていて，1万人当たり20人（Wing & Gould, 1979），あるいは1万人当たり80人まで上昇している。男児の方が女児よりも優勢であるのは同じである。性比は約3対1，もしくは4対1であると考えられている。この性差の理由は不明だが，いくつかのアイデアが提案されてきた。その中の1つは，自閉症は主観的で感情移入的であるより，客観的で体系化する通常男性の特性の極端な表れであるとのアイデアに関連している。これは極端男性脳理論（Baron-Cohen, 2002）と呼ばれている。これは，女性では父親から受け継いだ第2X色体は，自閉症に欠落している社会的スキルの発達を招来する母親由来のX染色体上の遺伝子を活性化させて，自閉症に対する保護として働くとのアイデアと関連している。自閉症の閾値が男性で低い[訳注1]のは，父親由来のX染色体が無いからではなく，この保護を欠いているからであると示唆されている[訳注2]（Skuse, 2000）。

## 自閉症の特性

　カナー（Kanner, 1943）は自閉症の子どもに見られる3つの特性を記述した。

1．彼らは出生時から，もしくは出生すぐから深刻な社会的関与の欠如を示している。カナーは彼らの**極端な自閉的孤立性**を2つの基本的特徴の1つであると考えた。

---

訳注1）原文では「high 高い」となっているが「低い」の間違いではないかと思われる。
訳注2）女性はX染色体が2本で，男性は1本である。X染色体は全ゲノムの約6％を含み，ほとんどは性決定に関わらない遺伝子を含んでいる。染色体の数の違いによる遺伝子量の補償は必須の機構であるが，哺乳類においては女性におけるX染色体の不活性化により達成されており不活性化は不活性型X染色体でのみ発現される遺伝子XISTによって開始される。これにより，広範にわたるクロマチン構造の変化によってX染色体の不活性化が起こる。遺伝子によっては細胞あるいは組織特異的に対立遺伝子の片方だけが選択的に発現される対立遺伝子排除が起こる。このような細胞では，当該遺伝子は機能的ヘミ接合性を示すことになる。親の由来による対立遺伝子排除はインプリンティングといわれるものである。［専門医のための精神科臨床リュミエール16より抜粋］

2. 彼らは特徴的なコミュニケーションと言語障害を示している。
3. 彼らは同一性への必死な強迫的欲求を示している。これは2番目の基本的特徴である。

これらの特性は当時から変わらないままで，世界保健機構（WHO）の国際疾病分類（ICD）と，アメリカ精神医学協会の診断統計マニュアル（DSM）という精神医学的分類の現代の2つの主要な国際的システム両者において，自閉症を定義するために使用されるカテゴリーの基本となっている。この2つのシステムは年月を重ねるにつれ互いに近付き，最近の版であるICD-10とDSM-IVのように酷似している。両方のシステムでの自閉の定義には，上に挙げた3つの臨床特徴を基本にして3つのカテゴリーが含まれていて，両者ともに「早期発症」である4つの異なるカテゴリーを含んでいる。自閉症の子どもに認めるそれぞれの特性を順を追って考察し，それぞれの特徴の存在を決定する症候群と行動の典型的なパターンを記述したいと思う。これらのパターンは子どもが年を取り発達するに連れて変化する。

### 1．特異的な社会的障害

自閉症の子どもの根本的問題は，彼らの特異的な社会的障害にあるとするカナー等の見解に私は同意する。カナーはその問題を，「極端な自閉的孤立」「普通に人や状況と関われないこと」をもたらす「情緒的接触の先天的な自閉的障害」として記述した。彼は環境の役割を認めてはいたが，基本問題は人生の始まりからあり，既存の関係からの引きこもりによるものではないと信じていた。この子どもたちは最初から自己充足を示していて，「人がそこにはいない」かのように，そして「催眠にかかった」かのように行動していると彼は記述した。自閉症を説明するために多くの理論が提案されてきたが，今日の考えでは心理学と脳研究の発展に後押しされ，情緒的接触の減弱というカナーの仮説を再び重視し始めている。臨床的観点からすると，これはうなずけるものと思う。

自閉症の子どもが示す基本的問題は，他者と彼らの関係性には「互恵性」能力が欠如していることである。「互恵性」とは二者間に「生産的コミュニケーション」を生じる「ギブアンドテイク」の相互作用能力である。私は「生産的コミュニケーション」という用語を関与者の間に共通の認識が成長するという意味で使っている。心理学的に言うと，この過程には互いの異なる存在を認めつつ，二者間で共有することが含まれる。

さまざまな社会的行動の存在で幼児に自閉症が示唆され、その多くは互恵性におけるこの問題を示している。けれども臨床像はさまざまであり、欠損はすべての領域にあるわけではないし、必ずしも行動だけが自閉症の存在を意味しているのではない。

　自閉症を発症する赤ん坊の母親は、半数近く最初から自分の子どもが「何かおかしい」のに気づいていたと報告していた。自分の赤ちゃんは反応性を欠き、笑い始めるのが遅く、視野を合わせて母親をいざなおうとしないと報告することがある。子どもはくっついて離れず、やたら抱かれたがり、もしくは抱かれるのが嫌で、抱き上げられるのを見越して手を上げたり体を合わせたりしない (Le Couteur et al., 1989)。この最後の特徴は、カナーのケース全員の母親が報告している。

　幼児では社会的引きこもりや単独行動がより鮮明であり、他者に対して関心や自発的情動をほとんど向けず、模倣する能力を欠いている。自閉症の子どもは他者の視線を避けることが報告されているが、より特徴的な問題は他の子どもたちがするように、他者とのコミュニケーションを調整するために視線を合わせることができないのである。表情も同じく制限されている。

　自閉症では子どもが親に示すアタッチメントの性質は独特である。ほとんどの自閉症の年長の子どもは激しい憤怒を伴った過剰な分離不安を示す。けれども時には分離への彼らの反応はごくわずかで、子どもは親が居ようが居まいが無視しているようである。このような状況では、通常の子どもがするように時に「安全基盤」と呼ばれる安全な場所として、親を使っているようには見えない。親が部屋を離れてもほとんど後を追ったり、戻ってきても迎えたりしない。自閉症の子どもは共感や状況を、特に感情的な状況を他者の展望から見る能力を欠いているようで、ほとんど他者が困窮していても慰めたり、他者と喜びをわかちあったりしない。社会的な参加をしても自分のやりたいようにやるのを好む。自閉症の年長の子どもや若者では、仲間関係や親密な友情は当然のことながら、大抵はごく限られたままである。

## 2．特異的なコミュニケーションと言葉の障害

　コミュニケーションや言葉の特徴的な問題は、基盤にある社会的互恵性の欠陥に主に由来すると見なせる。自閉症の子どもの50％は満足な言語を発達させない（Rutter, 1978）と言われていたが、定義がより広くなり、広く受け入れられるにつれ、発語のない子どもの割合は減ってきた。発語の遅れと並んで、

身振り，話し言葉，理解力を含むコミュニケーションのすべての側面の発達が悪影響を受ける。

　乳幼児のときには，無反応で耳が聞こえないように見えるかもしれない。（聴覚障害の子どもも，稀ですが自閉症を示していることを念頭に置いておくのが肝心である）。喃語は少なく，コミュニケーションでは喃語や感情表現の身振りを避ける傾向にあるかもしれず，興味の表現は大抵は制限されている。自閉症の子どもは，自分の要求を伝えるよりも，特徴的に人の手を取って直接自分の欲しいものへともっていく。指差したとしても，他者に自分の関心を示すためというよりも，自分の望みの物を示すためにそうしているのである。発話が発達しても，他者とのコミュニケーションのために適切に使われることがなく，特徴的な異常を示している。こうした子どもは，変化のない単調な話し方や「歌を歌う」ように話すので，堅苦しく聴こえることがよくある。他者に与える印象は共通しており，子どもが関わってくるというよりも，一方的に話してくるというものである。たとえば子どもは聞き手の関心はおかまいなしで，自分の望みのものを示したり，何度も自分が気になることについて聞き手に質問するためだけに話すことがある。自閉的な子どもは時に「私」や「あなた」といった代名詞を反転させ（人称代名詞の反転），アイデンティティに混乱があるとの印象を与える。即座にかあるいはちょっと間を置いて単語や句を反復したり（反響言語）することがある。単語を作り上げたり（新語造作），単語や句を独自のやり方で反唱したりもする。

### 3．同一性保持への強迫的欲求——制限された興味と反復行動

　カナーはこれを自閉症の第2の基本的特徴と考えた。自閉症の子どもの世界は，かつて彼らがある設定や順序で経験してきた要素で構成されており，他の設定や順序，あるいは他の空間的あるいは時間的秩序には耐えられない。カナーは自閉症の子どもに見られる強迫的反復性，驚異的な記憶，さらに代名詞を反転したがる欲求すら，これに繋がっていると信じていた。

　自閉症の子どもは一般的に，想像的な遊びをする能力を欠いている。玩具を意図した目的のためではなく，限定的で反復したやり方で使う。たとえば玩具の車をいろいろなパターンで際限なく並べ，その車輪が回るのを見つめ，何度も車を落としては物音をたてたりする。彼らは，たとえば色彩，反射光，手触り，形，におい等の対象の物理的で感覚的側面に関心を示す傾向がある。見え方の変化に魅了されているように，たとえばドアの開け閉めを何度も繰り返し，

照明の前にかざした指の動きでできる影のパターンを,眼の端から細目で見つめるかもしれない。時に身体をひねったり,手をたたいたりするような常同運動を見せたりする。鍵や瓶のふたのような独特な対象への強迫的なとらわれを示すのも,よくあることである。

よくある問題は,摂食や排泄,就寝時刻や生活のあらゆる面と言ってよいくらいに,固定した日課を要求しかねないそのやり方である。自閉症の年長の子どもでは,たとえばある DVD の映画を幾度となく観るといった典型的な強迫的欲求をする。ごく些細で予測不能な日常生活のあらゆる変化,たとえば食べ物を与える時に,親の位置が少し変わっても,激しい怒りの反応へと至ることもあります。このような行動が,親に過大な負担をかけるのである。

### 4.早期の発症

自閉症の子どもの半数以上のケースで,生後1年目のうちに何らかの問題が気づかれている。けれどもこれが自閉症の兆候なのか,素因なのか明確ではない。約20%のケースで,親は退行や自閉症の兆候が表面化する前の12カ月,ないし18カ月まで発達は正常であると報告している(Volkmar, Stier & Cohen, 1985)。自閉症の診断をするには3歳前に異常がなければならないが,この区切りは恣意的であり,実践において自閉症発症の時期を定めるのは,非常に困難である。早期の発見は確かに有益であるし,CHAT(幼児自閉症チェックリスト)(Baird et al., 2000)のような信頼性のあるスクリーニング方法の開発に多くの努力が注がれている。

## アスペルガー症候群

1944年にウィーンの小児科医ハンス・アスペルガー(Asperger, 1944/1991)は,言語や認識能力は保たれているが,社会的な表現や相互作用に際立った問題のある,6歳から11歳の4人の少年の臨床像を記述した。彼は1943年のカナーの論文を知らずに,基本的問題をブロイラーの用語を使って自閉の一型として記述した。けれども彼は,この子どもたちは精神病的というよりパーソナリティの発達に障害があると考えていた。

これは現代の定義の基盤である。社会的交流や互恵性での特徴的な問題と並んで,知的能力が正常であることと,独自な限局した興味を基盤にして,アスペルガー症候群は自閉症から区別される。アスペルガー症候群が根本的に自閉

症と異なっているかどうかは，論争されたままである。言語と知的な遅れのある子どもにおけるアスペルガー症候群を記述したウィングに従って，多くの人はそれを軽症型と考えて自閉症のスペクトラムに置いている。同一家族に2つの状態が混在しているので遺伝的関連性があるようだが，アスペルガー症候群は自閉症と他の数多くの点で区別できる（Vollmar & Klin, 2000）。

第1にアスペルガー症候群の子どもは，高い頻度で不器用で，運動技能の発達に遅滞がある。第2にアスペルガー症候群の子どもは，IQ検査で言語性が動作性よりも高く，一方自閉症では逆が当てはまる。第3に自閉症に比べ，アスペルガー症候群に見られる細かく強迫的な興味はより複雑であり，たとえば宇宙船の型について，驚嘆すべきただならぬ情報を持っている。第4は，アスペルガー症候群の社会的，そしてコミュニケーションの問題の質は，自閉症とは異なっているようで，アスペルガーの子どもでは相互交流を他者に求め，時には口数が多すぎるのだが，それを可能にする社会的会話のルールが理解できないのである。

これはアスペルガー症候群と自閉症は異なった特徴を持つが，どちらも社会化の障害であり，病因への心理学的メカニズムや遺伝の関与には，共通の臨床特徴があるという考えを支持するものである。

## 他の発達障害

**非定型自閉症**は自閉症に似ているが，発症年齢や症候群が診断基準を充たさない子どもの状態に言及している。**崩壊性精神病**と**レット症候群**は稀な疾患であり，子どもは正常な発達期間の後で発達上の退行や技能喪失を示す。崩壊性精神病はほとんど2歳以後に発症するが，レット症候群は女児に生じ，ほとんどが生後1年以内に発症する明らかに遺伝的進行性疾患（X染色体優性）である。

## 自閉症の病因は何か，そしてどのように生じるのか？

この疾患を説明する多くの考え方があるが，決定的で包括的な回答はない。自閉症は器質因性の神経−精神医学的障害であると，多くの人に考えられている。この考え方を支持するさまざまな根拠がある。

第1に自閉症には医学的症状が併発する。自閉症のケースの約10-15％に

多種多様な診断が報告されているが，優位な関連性があるのはわずかである。最も関連性があるのはてんかんであり，約16％のケースに生じ（Fombonne, 2003），思春期にしかも全般性学習障害のある場合に高い頻度で発症する。全般性学習障害は自閉症によく関連していて，約75％のケースで存在すると推定されている。しかし広義の定義では，全般性学習障害の推定割合は，自閉症の子どもの半数以下に減少した（Chakrabarti & Fombonne, 2001）。自閉症では特異な優れた認知技能は珍しくなく，たとえば音楽や数学に時折ずば抜けた才能を持っている。自閉症は学習障害の原因となる疾患，特に結節性硬化症や脆弱性X症候群（身体及び行動障害のある遺伝疾患）で一般的に出現するが，脳性麻痺やダウン症候群のような他の疾患では稀である。このことが示しているのは，自閉症は学習障害があるための非特異的な結果ではないということである。自閉症と麻疹ワクチンや水銀との関連が示唆されているが，どうであろうか（Fombonne & Chakrabati, 2001; Wilson, Mills, Ross, McGowen & Jadad, 2003）[訳注3]。

第2に自閉症における遺伝の重要性を支持する強い証拠がある。遺伝的体質が同じである一卵性双生児のペア間を，普通のきょうだいと同じように異なる遺伝的組成の二卵性双生児のペア間とで調査比較すると，自閉症の割合はより高い類似，あるいは一致を示している。家族研究では自閉症の子どものきょうだいは自閉症を発症しやすく，再発率[訳注4]は狭義の自閉症では3％，そして広義のコミュニケーションや社会性の異常では10-20％となる（Bolton et al., 1994）。現代の遺伝学的アプローチでは，軽症の変異を含めた自閉症の広範な臨床像は，多数の別々の遺伝子による相互作用の結果であることを示唆している。環境の影響は除外されておらず，重篤な学習障害がある場合には自閉症特徴に遺伝はあまり重要ではない。

器質的病因を支持するために追求されてきた第3の領域は，自閉症の脳構造の研究によってもたらされる。自閉症が全般性学習障害と合併しているのが，自閉症に特異的なものを解明するのを難しくさせてはいるが，脳が関与しているのは明らかである。

---

訳注3）自閉症には早期発症と晩期発症の折れ線型（setback）自閉症の2型が言われている。1990年代後半に英国やアメリカ等で3歳までにワクチンを受けると自閉症を生じるのではないかとの懸念が広がった。2～3歳まで健常であった子どもがワクチン接種後直ぐに，高熱，発達上の退行，自閉症が出現することが報告された。英国では3種混合ワクチン，アメリカでは防腐剤の水銀を含むチメロサールが原因ではないかと疑われた。

訳注4）原文では再発率 recurrence rate となっているが発病率の間違いと思われる。

しかしこれらの研究は，答えよりも疑問を投げかけている。剖検や機能的MRIといったさまざまなアプローチを使って，自閉症の広範囲の構造的また機能的異常が報告されてきたが，局所的欠陥は明らかになっていなく，脳のあらゆるシステムが関与しているようである。少数とはいえ無視できない自閉症の子どもで，正常児より頭が大きく，脳容量が増大している。自閉症の中核症状が発展する生後1カ月以内に，連絡系を含む脳のある領域での過成長と他の領域での発育不全に至る，脳の成長に異常があるかもしれないことが示唆されてきた。この結果，脳の連絡性は減少して機能がまとまらない（Courchesne et al., 2001; Courchesne et al., 2003）。自閉症では，他者と情緒的に関係する能力を調整するこういった脳機能に，特異的なずさんな統合や機能不全があるのかもしれない（Volkmar et al., 2004参照）。

これは自閉症が脳の単純な欠陥によるというものよりも，より複雑な病像である。特異的な心理学的過程における問題を含んでおり，環境や社会的影響を除外するものではない。

認知心理学は3つの主要な理論を提供し，どの理論も心理学的機制の一次的欠損であると提言している。これらのうちの第1は，自分自身の心と他者の心を思い描き，心の状態，観点，信念や意図を，それらの心に帰する能力の，つまり心の理論（Baron-Cohen et al., 1995）の欠損を示唆している。メンタライジング（心理化）におけるこの欠損は，自閉症の人が社会的な世界を構築するのを阻んでいる。第2の理論である，弱いセントラル・コヒーレンス[訳注5]は（Happe & Frith, 1996），自閉症の子どもが意味をなす全体を統合するよりも，状況の枝葉末節に集中する傾向があり，その結果として社会的領域での統合を欠いていることで提案されている。第3の理論は，弱いセントラル・コヒーレンスと似ている，実行機能不全仮説であり，自閉症の人は規則を抽象化して，問題を解決して任務を遂行するのに要求される目標をつくる能力を欠いていると提言している（Pennington & Ozonoff,[訳注6] 1996）。

## これらの見解は，互いに統合されうるのであろうか？

これらの見解は，互いに決して完全には統合することはできないが，いくつ

---

訳注5）弱い中枢性統合，全体的統合，弱い求心性統合，中心性統合弱化，統合的一貫性虚弱等と訳されている。

訳注6）原文ではOzenoffとなっているが，Ozonoffの誤植と思われる。

かの重要な関連がある。現代の研究は，今や自閉症の幼児の発達に集中しており，後に心の理論，セントラル・コヒーレンス，実行機能に欠陥が発生する根拠となるかもしれない，早期の社会的発達におけるいくつかの重要な側面における問題をつきとめてきた。この中には，共同注視を分かちあう能力，他者を模倣する能力，他者に合わせることを好み社会的な関わりをすることへの動機づけの欠陥が含まれる。同時に脳機能イメージング研究は，人間の乳児が社会的関係性を創発する能力に関連した脳領域の欠陥に集中し，それを示唆している。このところ目立っているのは，研究が共通して，他者との関係，そして情緒的関係に関与することへの動機づけが早期より欠損していることを取り上げる傾向である。このようにカナーの最初の仮説である，自閉症における「情緒接触の減少」へと回帰している（Volkmar et al., 2004参照）。

これはまた，別の糸口を提案しているホブソン（Hobson, 1993, 2000）の研究の焦点でもあり，彼は自閉症は社会的関係性に中核的な障害があるとのアイデアをさらに発展させた（Rhode & Klauber, 2004におけるHodges参照）。彼は社会的関係性の発達に関連する心理学的過程が障害されると，自閉症が生じるのではないかと提案した。彼の見解では，この発達は乳児と母親との間で経験をわかちあう状況で生じるのである。乳児の自己感と主観的状態の理解は，母親の身体表現を通してコミュニケートされた，母親の主観的感情状態と関連づけられることで発達するのである。ホブソンは，人間の乳児はこの発達が生じるように，あらかじめ組み込まれて生まれてくるのであって，心の理論の障害のような認知の問題を含めた自閉症の心理学的兆候は，このあらかじめの組み込みが欠けている結果であると信じている。自閉症の子どもを，自閉症でない子どもと比較（Weeks & Hobson, 1987）する研究や，感情的でない特性を認識する自閉症児自身の能力と比較する研究（Hobson, Ouston & Lee, 1988）が，彼らは情動状態（たとえば顔の表情から）を認識して理解することが不足しているのを示すことができ，これを支持しているのである。ホブソンの考えは，自閉症の間主観的性質を強調し，人と人との間に展開することを見つめる必要性に焦点をあてている。この見解は，精神分析的な考えからの情報をもとにしているのである[訳注7]。

---

訳注7）ホブソンは英国精神医学研究所で訓練を受けた研究者であるが，精神分析家でもあり，自閉症の精神分析的治療の中心地であるタヴィストック・クリニックにおいてリサーチの教授を勤めていたことがある。

## 精神分析的展望

　研究結果はまだ初歩的な段階で，論拠は限られているが，精神分析的アプローチが用いられている施設で働いた私の臨床経験[訳注8]では，自閉症の多くの子どもが精神分析的心理療法の恩恵を受けることができ，子どもの発達や問題の症状の軽減，そして全般的な健康の改善という観点から，恩恵はかなりのものである。それにもかかわらず自閉症の精神分析的アプローチは賛否両論がある。精神分析家や精神分析的方法を応用している人々が，子どもの自閉症は親に問題があると非難していると，間違って信じられているのは全く不幸なことである。

　精神分析は「冷蔵庫マザー」の概念と結びついてきた。この考え方は1940年代から1950年代にかけて発展したもので，子どもの自閉症は親が感情的に冷淡であるからというものである。カナー（Kanner, 1943, p.42）は，彼のケースで親の態度に冷たい傾向があるのを報告したが，問題は生得的な性質であることを強調してもいた。この観察は追加的な研究で検証されていない。シカゴの青少年情緒障害施設の所長で精神分析家であったベッテルハイム（Bettelheim）は，彼が治療した自閉症児への親の悪影響を記述した。しかし，彼のサンプルは極めて少なく，これから一般的な結論を引き出してはならない。これらの記述と関連づけは，親を子どもの自閉症の原因だと批判されたとの感情につなげやすく，精神分析的アプローチの評価を甚だしく害するものであった。自閉症の子どもの親は，そのために責任や非難を感じやすい苦痛な外傷に何とか対処しなければならない。彼らに必要なのは，彼らの窮状と，特に自分自身を責めやすい傾向を理解できる専門的な援助なのである。精神分析的アプローチが非難をもたらしていると見なされてきたのは，不幸なことである。と言うのも，精神分析的アプローチは，こういった子どもたちの援助となっているだけではなく，子どもが自閉症と診断されたときによく生じる，不当な罪責感や他の苦痛な感情に耐えるよう，親を援助するのに有効となりうるのである。精神分析的情報に基づく親の心理療法と，子どもの障害に関する彼らの信念を明確にするのを目的としたカウンセリングによって，親は自らの感情を受け入れてその状況に直面するように援助されるのである。

　精神分析的観点では，すべての心理学的問題は，子どもであれ成人であれ，

---

訳注8）タヴィストック・クリニックを指す。著者紹介参照。

生物学的遺伝形質よりも親の養育の影響による結果であるという一般的にもたれていた誤解が，この問題の一因となっていた。精神分析は氏より育ちをもっぱら支持しているとの一般的な誤解がある。実際は，総合的に考えてみると，発達についての精神分析理論は，氏か育ちに帰される相対的な寄与についてバランスがよく取れている。両親や他の重要な人物との関係の性質を含んでいる子ども時代の経験の影響は，精神分析理論で重要な役割を果たしているが，個人の遺伝学的素因の役割も，フロイトの独創的な構想から現在の精神分析家によって使われているモデルに至るまで，精神分析的考えの基礎をなしている。生物学的差異と同じく，性（生）欲動と破壊（死の）欲動である遺伝的人間本能の両者は，心の葛藤を決定する上で重要な役割を果たしていることが常に論義されてきた。

　この観点からすると，精神分析的理論では，遺伝的体質は環境と同じように心的発達や異常性を決定する上で重要なのである。しかし自閉症のような特異的な精神状態を考える際，氏と育ちの間でバランスを見つけるのは，かなり微妙で困難なのは確かである。自閉症の精神分析理論はたくさんあり，いくつかは本書の他の章で言及されている。これらのうちいくつかは子どもの遺伝的特質を，そしていくつかは養育を強調しているが，ほとんどがこの2つの相互作用の複雑さに取り組もうとしている。私は，この章で記述された精神医学的アプローチと心理学的アプローチとの関連を論証するために，ある精神分析概念のあらましを話したいと思う。

　乳幼児が自己感を育み，母親は分離した人（パーソン）であるとの認識を発達させ，そして母親の内的表象を自分の心に確立するという乳幼児の発達的課題に精神分析家は多くの注意を払ってきた。フランセス・タスティン（Frances Tustin）は，自閉症という臨床症候群はこの過程が妨げられた際に生じると提案している。彼女の見解によると，乳児がさまざまな理由によって身体的分離性に準備ができていず，そして過敏であると，この分離性は外傷となり耐え難いので，「自分-でない（not-me）」という認識を遮るために防衛の手はずを整える。これらの防衛で，特に引きこもり，とそれらの影響は，自閉症の臨床症状を説明している。タスティンは，自閉症となった子どもは生得的に無反応であるとも，冷たく無反応な母親に「無視された」とも信じてはおらず，むしろ乳幼児と母親との関係において正常な発達過程が揺らいでいると信じていた。この関係性は相互に作用しあう因子の微妙なバランスによっているのである。

　タスティンが重要と考えている因子の1つは子どもの「非自己（not self）」，

そして母親からの身体分離性に対する過敏性である。彼女は、この過敏性は体質上さまざまであり、乳児は「非－自己」環境に対して鋭敏化（感作）で反応すると暗示していた。これは身体のアレルギー反応という作用機序である。自閉症では他者や「非－自己」への心的免疫反応、あるいは「アレルギー」があるというタスティンの考え（これはStein, 1967やFordham, 1976の示唆に従っている）は、ブリトン（Britton, 1998, p.58）が発展させた「心的アトピー」という概念と酷似している。差異や客観性に対する「薄皮」[訳注9]の不耐性を示す成人患者との作業で、ブリトンは彼らが自己自身と異なっているあらゆるものについて知ることを嫌悪しているのを記述するために、この用語を使用した。彼の見解では、心的アトピーとは体質的に決定されており、身体の免疫システムで見られる「非－身体（non-body）」[訳注10]への不耐性に相当する心のものである。それは体質的に決定されていると同時に、環境的に反応する。タスティンの見解によると、自閉症児ではこれらの経験は身体の中に置かれている。

「薄皮」の患者を論議するにあたり、ブリトンは重要な指摘をしていて、耐えられないのは単に「自分ではない」という差異だけではなく、「自分ではない」もしくは「他者」と、他の誰かもしくは他の何かとの関係性なのである。他者と「もう一人別のもしくは第3者」とのこの関係が、不快と恐怖を生じて心的アトピーのアレルゲンのもととなるのである。私は、自分と母親との差異のどんな徴候にも耐えられず、そして特に母親と別な何かもしくは別な人との関係にも耐えられない自閉症児の一部はこれを雄弁に物語っていると信じている。彼らの不耐性はエディプスの三角形に対してであり、「母親の父親との関係」、あるいは母親の父親との関係を象徴するもの何に対してもと言えるだろう。これには、母親が独りで考えられる能力を含んでいて、自分の子どもを客観的に見る能力を含む。もし子どもが、母親の彼女自身の心との関係と言える、後者の側面に耐えられなければ、子どもは独りで考えて自己を客観的に見る、つまりブリトンが「第3の立場（a third position）」と呼んだものを発達させる子ども自身の能力を、同定して発達させることができない。私は、自閉症の特徴である、自己と認知の発達における多くの問題（心の理論の欠如のような）は、子どもの心的アトピーの結果、第3の立場を発達させ損なうことによると推察しているが、それを子どもの「他者の第3者との関係へのアレルギ

---

訳注9）H. ローゼンフェルトは薄皮のナルシシズムと厚皮のナルシシズムに分けている（1987, Impasse and Interpretationp 274, Tavistock Publication）。

訳注10）原著ではnon-bodyとなっているが、non-self 非－自己の間違いと思われる。

ー」と呼んでおきたいと思う。自閉症児が周囲の世界や，特に他の人間に興味を示さないのは，この差異への嫌悪と関連があるのかもしれない。

　これは，氏か育ちかという体質と環境の影響を採用する理論の1つの例に過ぎない。自閉症児とエディプス的カップルやきょうだいとの関係も，特にディディエ・ウゼルやマリア・ロウドにより，本書で論議されている。自閉的特徴のある成人患者に対しても，この観点の妥当性は明白であり，そこでも世界との関係づけや思考のための自分自身の能力を発達させることの問題は，この早期の障害に起源があるのかもしれない。

## 文献

Anthony, J. (1958). An Experimental Approach to the Psychopathology of Childhood Autism. *Brit. J. Med. Psychol. 31*: Nos. 3 & 4.

Asperger, H. (1944). *Autistic Psychopathy in Childhood* (Trans. Uta Frith). In: U. Frith (Ed.), *Autism and Asperger's Syndrome*. Cambridge University Press, 1991.

Baird, G., Charman, T., Baron-Cohen, S., Cox, A., Swettenham, J., Wheelwright, S., & Drew, A. (2000). A Screening Instrument for Autism at 18 Months of Age: A 6-Year Follow-Up Study. *Journal of the American Academy of Child and Psychiatry, 39*: 694-702.

Baron-Cohen, S. (1995). *Mind Blindness*. Cambridge, MA: MIT Press.（長野敬他訳：自閉症とマインド・ブラインドネス．青土社，2002．）

Baron-Cohen. S. (2002). The Extreme Male Brain Theory of Autism. *Trends in Cognitive Sciences, 6*: 1-7.

Bion, W.R. (1962). *Learning from Experience*. London: Heinemann. Reprinted London: Karnac, 1984.（福本修訳：経験から学ぶこと．精神分析の方法Ⅰ——セヴン・サーヴァンツ．法政大学出版局，1999．）

Bleuler, E. (1911). *Dementia Praecox oder Gruppe der Schizophrenien* (Trans. J. Zinkin). New York: International Universities Press, 1950.（飯田真・下坂幸三・保崎秀夫・安永浩訳：早発性痴呆または精神分裂病群群．医学書院，1974．）

Bolton, P., Macdonald, H., Pickles, A., Rios, P., Goode, S., Crowson, M., Bailey, A. & Rutter, M. (1994). A Case-Control Family History Study of Autism. *Journal of Child Psychology and Psychiatry, 35*: 877-900.

Britton, R. (1998). *Belief and Imagination: Explorations in Psychoanalysis*. London: Routledge.（松木邦裕監訳：信念と想像：精神分析のこころの探求．金剛出版，2002．）

Chakrabarti, S. & Fombonne, E. (2001). Pervasive Developmental Disorders in Pre-School Children. *Journal of the American Medical Association, 285*: 3093-3099.

Courchesne, E., Carper, R. & Akshoomoff, N. (2003). Evidence of Brain Overgrowth in the First Year of life in Autism. *Journal of the American Medical Association, 290*: 337-344.

Courchesne, E., Karns, C.M., Davis, H.R., Ziccardi, R., Carper, R.A., Tigue, Z.D., Chisum, H.J., Moses, P., Pierce, K., Lord, C, Lincoln, A.J., Pizzo, S, Schreibman, L., Haas, R.H., Akshoomoff, N.A. & Courchesne, R.Y. (2001). Unusual Brain Growth Patterns in Early Life in Patients with Autistic Disorder. An MRI Study. *Neurology, 57*: 245-254.

Fombonne, E. & Chakrabarti, S. (2001). No Evidence for a New Variant of Measles-Mumps-Rubella-Induced Autism. *Pediatrics, 108*: E58.

Fombonne, E. (2003). The Prevalence of Autism. *Journal of the American Medical Association, 289*: 87-89.

Fordham, M. (1976). *The Self and Autism*. London: Heinemann Medical.

Freud, S. (1905). Three Essays on the Theory of Sexuality. *SE 7*. (渡邉俊之訳：性理論のための三篇．フロイト全集 6．岩波書店，2009.)

Frith, U. (1989). *Autism: Explaining the Enigma*. Oxford: Blackwell. (冨田真紀・清水康夫・鈴木玲子訳：新訂 自閉症の謎を解き明かす．東京書籍，1991.)

Happe, F.T. & Frith, U. (1996). The Neuropsychology of Autism. *Brain, 119*: 1377-1400.

Hobson, R.P. (1993). *Autism and the Development of Mind*. Hove: Psychology Press.

Hobson, R.P. (2002). *The Cradle of Thought*. Basingstoke: Macmillan.

Hobson, R.P., Ousten, J. & Lee, A. (1988). Whafs in a Face? The Case of Autism. *British Journal of Psychology, 79*: 441-553.

Hodges, S. (2004). Asperger's Syndrome. In: Rhode & Klauber (Eds.), *The Many Faces of Asperger's Sydrome*. London: Karnac.

Kanner, L. (1943). Autistic Disturbance of Affective Contact. *Nervous Child, 2*: 217-250. Reprinted in *Childhood Psychosis: Initial Studies and New Insights*. New York: Whiley, 1973.

Le Couter, A., Rutter, M., Lord, C, Rios, P., Robertson, S., Holdgrafer, M. & Mclennan, J. (1989). Autism Diagnostic Interview: Semi Structured Interview for Parents and Caregivers of Autistic Persons. *Journal of Autism and Developmental Disorders, 19*: 363-387.

Mahler, M (1968). *On Human Symbiosis and the Vicissitudes of Individuation*. New York: International Universities Press. (高橋雅士・織田正美・浜畑紀訳：乳幼児の心理的誕生——母子共生と個体化．黎明書房，1981.)

Pennington, B.F. & Ozonoff, S. (1996). Executive Functions and Develop mental Psychotherapy. *Journal of Child Psychology and Psychiatry, 37*: 51-87.

Rutter, M. (1978). Language Disorder and Infantile Autism. In: M. Rutter & E. Schopler (Eds.), *Autism: A Reappraisal of Concepts and Treatment* (pp. 85-104). New York: Plenheim Press.

Simpson, D. (2004). Asperger's Syndrome and Autism: Distinct Syn dromes with Important Similarities. In: M. Rhode & T. Klauber (Eds.), *The Many Faces of Asperger's Syndrome*. London: Karnac.

Skuse, D.H. (2000). Imprinting the X-Chromosome and the Male Brain: Explaining Sex Differences in the Liability to Autism. *Pediatric Research, 47*: 9-16.

Stein, L. (1967). Introducing Not Self. *J. Anal Psychcol. 12*: No. 2.
Tustin, F. (1981). *Autistic States in Children.* London: Routledge & Kegan Paul.
Volkmar, F.R. & Klin, A. (2000). Diagnostic Issues in Asperger's Syndrome. In: A. Klin, F.R. Volkmar & S. Sparrow (Eds.), *Asperger's Syndrome.* New York and London: Guildford Press. (山崎晃資監訳：アスペルガー症候群の診断をめぐる問題. 総説アスペルガー症候群. 明石書店, 2008.)
Volkmar, F.R., Steir, D. & Cohen, D.J. (1985). Age of Recognition of Pervasive Developmental Disorder. *American Journal of Psychiatry 1942*: 1450-1452.
Volkmar, F.R. et al (2004). Autism and Pervasive Developmental Disorders. *Journal of Child Psychology and Psychiatry, 45*: 135-170.
Weeks, S.J. & Hobson, R.P. (1987). The Salience of Facial Expression for Autistic Children. *Journal of Child Psychology and Psychiatry, 28*: 137-152.
Wilson, K., Mills, E., Ross, R.C., McGowan, J. & Jadad, A. (2003). Association of Autistic Spectrum Disorder and the Measles, Mumps and Rubella Vaccine: a Systemic Review of Current Epidemiological Evidence. (Comment). (Review) (28 refs.) Comment in: *Archives in Pediatric and Adolescent Medicine*: 123-147, 2003, 1571, 619-21, PMID: 12860780. *Archives of Pediatrics and Adolescent Medicine, 157*: 628-634.
Wing, L. & Gould, J. (1979). Severe Impairments of Social Interaction and Associated Abnormalities in Children: Epidemiology and Classification. *Journal of Autism and Developmental Disorders 9*: 1 1-29.
Wing, L. (1981). Asperger's Syndrome: A Clinical Account. *Psychological Medicine, 11*: 115-129.

# 第2章　心因性自閉症の生成における
　　　　重要な要素[原注1]

フランセス・タスティン

　　外なる眼は黒く
　　内なる舌も黒く
　　筋肉もやはり黒く
　　光を求め抜け出そうとあえぐ
　　神経も黒く，頭脳もまた
　　闇は閉ざされた幻想と共に黒かった
　　魂も黒いまま，それは
　　ふくらみながらも太陽の言葉を発し得なかった
　　あの叫び声の巨大な歪み
　　　　　テッド・ヒューズ『クロウ』「伝説二つ」（皆見昭訳，英潮社事業出版）

　本章は，『児童心理学精神医学誌（Journal of Child Psychology and Psychiatry）』に掲載した論文（Tustin, 1966, pp.53-67）のかなりの部分を改稿したものであるが，自閉症の子どもたちがみせるある種の原始的な抑うつについて論じている。ランクとパトナム（Rank & Putnam, 1953）は，「原初的抑うつ」というエドワード・ビブリング（Edward Bibring, 1953）の言葉をこの抑うつを表現するのに用いている。マーガレット・マーラーはこのような子どもたちの「悲嘆」について書いている（Mahler, 1961）。私自身，臨床経験を通じて，心因性の自閉症の子どもたちが被る，情緒や認知の発達の全般的停滞につながる決定的な原因は，この原始的な抑うつであることを確認してきた。これからこのような自閉症の子どもの「悲嘆」の特徴を例証する臨床素材を提示し，これがなぜそれほど心の発達にダメージを与えるのかを示していきたい。

## 臨床素材

　ジョンの両親は，ジョンが言葉を話さないこと，そして同年齢の他の子どもと比べて発達の仕方が遅くまた異なっているようであることなどを心配するようになった。彼は，2歳6カ月のとき，精神科医に診てもらったが，そのときは精神遅滞の可能性があると言われた。しかしながら，6カ月後にもう一度精神科医に診てもらうと，ジョンは，ミニカーを本来の正しい向きに置く（以前はいつもミニカーは車輪を回すためにさかさまにしていた）など以前に比べてわずかながら改善の期待の持てる兆しをみせた。このことからセカンド・オピニオンを求めて，ジョンは，小児精神病の領域における診断学の国際的権威であった，グレート・オーモンド・ストリート病院のミルドレッド・クリーク博士（Dr. Mildred Creak）に紹介された。クリーク博士は，ジョンを自閉症と診断し，以下のような紹介状をつけて集中的心理療法を受けるように，当時3歳7カ月であった彼を私に紹介してきた。

　　彼は，ほぼ生まれたときから発達上の指標を超えるのに失敗してきました。それはまるでそれぞれの発達段階でやる気がなく，ずるずると後ろに戻っているようです。彼は今では私たちが自閉症と結びつけるような多くの態度を示しています。彼の主な関心はさまざまな物の表面を叩いたり，丸いものをぐるぐる回すことであるようです。彼は機械的に動く部分に心を奪われていて，体を動かすことを学ぶことに関してはいつでもきわめて優秀でした。にもかかわらず，彼は今でも独力で食べません。できないのではなく，しようとしないようなのです。これが，彼は人生の節目で二の足を踏んでいるという言い方で伝えようとしていることです。彼は強烈な不安を示す時があります。何日も叫び続けたりしますが，こうした面があることはすぐにはわかりません。彼は意味のある発話ができず，相手の手を使おうとすることでおそるおそるコミュニケーションをするだけです。しかしながら，彼はこの水準で原初的な接触をすることができ，心理療法を試みることが可能であると私は感じました。私の懸念は，こういったことすべてが先天的な精神遅滞の水準に起因するものかもしれないということです。

「父方の家族負因」についても書かれていた。父親には女きょうだいが一人いたが統合失調症で入院しており，ほかにもエキセントリックで精神病的な親戚が何人かいた。また，ジョンの母親と，父が幼少期主に世話をしてもらっていたおばとの間の「すさまじい緊張関係」についても書かれていた。ジョンは第

一子だった。身体的には妊娠と出産は普通だったが,ヨーロッパの遠くの村からやってきた母親にとってイングランドの産科の処置は異質に感じられるもので,彼女には精神的負担であった。

母親はまた,看護師が彼女と赤ん坊がよい授乳関係を持てるようになることを邪魔していると感じた。彼女はたくさんのお乳が出たのだが,母乳による授乳ができなかったのでとても落ち込んだ。赤ん坊はおっぱいを吸う力が弱いようで,母親は彼が生まれてから1週間の間彼は目を開けなかったことを報告した。母親と赤ん坊が病院を後にしたとき,父方のおばと暮らすことになった。再び母親は赤ん坊と繋がることを邪魔されていると感じた。このときはおばが間に入ってくるからだった。父親は赤ん坊が生まれてから最初の数カ月は他の町で働いていて,母親はこの間,不安定で不幸な状態だったが,彼女の抑うつは治療が必要になるほどのものではなかった。

私が両親に会ったとき,ジョンには分離や深刻な病気といった外傷的な体験はしてこなかったと両親は語った。彼は生後18カ月のときに妹が誕生したことにほとんど反応を示さず,いつも静かな赤ん坊だった。両親は彼が初めて首がすわりお座りができたときのことについては詳しく説明できなかったが,運動発達の分野では彼はきわめて健常のようだった。両親は彼が言葉を覚えず,遊びの奇妙な特徴もあったので心配になりだした。奇妙な手の動きが報告された。彼は顔の前で指を奇妙な仕方でぎこちなく動かすのだった。紙に鉛筆やクレヨンで何か描くように言ってもできなかった。やわらかい食べ物は食べるのだが,固形物は拒否した。彼は自分の口と母親の口を混同しているようだった。排泄のコントロールはうまくいかなかった。私は,母親が子育てのこの面で特に苦労しているという印象を持った。母親は子ども時代に父親が死んでほとんど家から離れて施設で暮らしたという剥奪体験をしたことを思い出しながら,子どもであることに耐えられなくて,大きくなることを切望したということを語った。

紹介してくれた精神科医は断続的ながら重要な支持的援助を両親に対して行っていた(しかし残念ながら,その精神科医が退職した後はそうした援助はもはや得られなくなってしまった)。両親はこうしたサポートを必要としていた。というのも,治療の「抱える場」(Winnicott, 1958)がさまざまな不幸な出来事によって何度か壊されたとき,ジョンが絶叫の発作をおこしたり睡眠の困難を示し,両親はほとんど耐えられないと感じたからである。両親は繊細で,知的な人であり,この間治療へのサポートを維持しジョンを定期的に連れてきて

くれるような，彼のことを本当に心配してくれている親であったことを強調しておく。彼らのサポートなくしては，現在の相対的に満足のいく結果は達成できなかっただろう。

## 治療の経過

　ジョンの治療が開始したとき，彼は3歳7カ月だった。最初は週1回来室し，それから週3回，最終的に週5回になった。初めに来たとき，彼は無表情だった。まるで私がいないかのように，彼は私の前を通り過ぎた。あるとき，これがそうではなくなった。私が彼にうなりゴマ（humming top）を回してあげると，彼は私の手をコマの方に引っ張ったのである。このとき彼の顔色はとても生き生きし，身をのりだしてコマが回るのをみつめた。彼はそうしながら，自分のペニスをズボン越しにぐるぐる回し，もう一方の手は口の周りを円状に回転させて遊んだ。このことは，コマの動きと彼自身の体の動きとをジョンはほとんど分化できていないことを示唆していると私は思った。彼は情熱的で感覚・官能的な（sensuos）興奮という雰囲気を発散させているようだった。セラピストとしての私の仕事が，私がジョンの中で彼の原始的な錯覚から分化されて認知され，彼が自分の感覚・官能的な興奮や幻滅と折り合いをつけるのを手助けすることであったとしたら，分析的設定を維持し解釈を行うことが重要であると私は確信した。私はこれ以降ずっと，私は彼が私にするよう要求してくることにあわせて行動することは最小限にしかしなかった。私がしたのはシンプルな解釈で，両親が私に教えてくれたジョンが理解するかもしれないほんのわずかな言葉をところどころに使っていくことであった。それらは，「ジョン，ママ，ダディ，ニーナ，おちんちん，あかちゃん，おまる，ぐるぐる，ぐるぐるしてる」だった。私は同じ解釈を色々と違ったやり方で繰り返し，そして時折意味を補完するために身振りを交えた。しかし，ジョンからすれば誘惑的で脅かすようなやり方と受け取られるように感じたときには身振りは最小限に控えた。
　以下は解釈に対するジョンの反応を例示する記録からの抜粋である。最初に報告するセッションは彼が私と一緒にいて初めて言葉を使ったときのものである。そのことが起こったのはクリスマス休暇の後である（ジョンの治療は1951年の11月に始められた）。ジョンは代名詞を知らず，語彙も限られていたために，解釈で言えることは制限されていた，しかし私は，彼が知っていることと

して報告されていた限定的な語彙から想定されることよりももっとたくさんのことを理解しているという印象を持っていた。

### 1952年1月10日　金曜日　セッション9

　ジョンは週に3回来室するようになっていた。これはこの週最後のセッションである。記録から以下そのままを引用する。「ジョンは，2回目のセッションからずっとそうしているように，うなりゴマで遊び始めた。これまでの素材をもとにして，このセッションでの彼の遊び方とあわせて，私は『あなたはタスティン・コマをあなたの手でぐるぐるしてるわ。そしたらジョンはタスティンだし，タスティンはジョンだって感じられるね。そしたら私たちは一緒にいるって感じられるのね』と解釈した。」

　この直後，彼はお母さん人形を取り出し，その人形の手にハンドバッグをつないでいるビーズをいじり始めたが，それは彼がうなりゴマのときにペニスをいじったときと同じ円の動きだった。お母さん人形をぽんぽんと叩いたあと，地面へと放り投げ，とても平坦な調子で言った。「いっちゃった。」（私は，ジョンはママのビーズをぐるぐるしたが，ビーズはまるで彼のおちんちんみたいで，そうしているとママのバッグに彼がすっぽり入れると感じたこと，しかしそのせいで，ママは「いっちゃった」ママに変わってしまったと感じたことを解釈した。）彼はすぐに女の子人形をとりだし，ぐるぐる回してから騒々しく人形に噛み付いた。（私は，ジョンは女の子赤ちゃんに噛み付こうとしてママのバッグにぐるぐる回りながら入っていったこと，しかしそのせいで女の子が「いっちゃった」，ママも「いっちゃった」と感じたことを解釈した。）

　彼は今度は赤ちゃん人形を取り出して，ベビーベッドに入れたが，彼がベッドをさかさまにひっくり返したので赤ちゃんは落っこちてしまった。（私は，ジョンはタスティン・ママのバッグの中にぐるぐるしながら入っていって，中にいる赤ん坊を駄目にしようとしたこと，なぜならジョンはタスティンのたった一人の赤ん坊でいたかったから，と解釈した。）これに続いて，彼はおもちゃ入れのスーツケースの中でコマを回し，底のほうにあったやわらかい粘土の切れ端に押し付けた。彼は赤ちゃん人形に触ると，「あかちゃん（baby）」もしくは「おちんちん（pee-pee）」と言ったが，私にはどちらかわからなかった。（私は，ジョンはぐるぐるまわるとママがやわらかくなって中にいれてくれるようになってほかの赤ちゃんたちを追い出せると感じたけれど，そのせいでママも「いっちゃった」ママになってしまったと感じたと解釈した。）

（こうした素材の間，私は頭の中がぼうっとし始め，その結果彼からの無言の要求に自動的に従ってしまう恐れがあった。私は，彼が自分の気持ちと折り合いをつけることを手助けしようとする成熟した考える人間であるかわりに，おもちゃという彼の体の一部分であるように振舞う恐れがあることに気づいた。こうした事態は，このような「雰囲気で影響を与える（atmospheric）」子どもたちといるときには珍しいことではないことを他のセラピストたちは見出してきた。後になって彼に役立つとわかったのは，「あなたは私の頭の中にぐるぐるはいってきて，私の『頭の中の子ども（brain children：考え）』[訳注1]を『いっちゃった』ようにするって感じているのね。そうしたら私は『やわらかく』なって，自分の思うようにできると感じられるものね」と解釈することだった。）

　上に示した素材で，私が「いっちゃった」になることがあるという事実から，彼の中で幻滅が生じ始めていることがわかる。私が「いっちゃった」とは，私が彼に注意を向けていないという意味でもあるし，実際の身体的な意味で私が彼から分離しているということ[訳注2]でもある。このことが意味していたのは，私が彼のコントロール下にないということだった。このことは彼がさらに2つの単語を話した4週間後にさらに展開していった。そのセッションは再び週の最後の回だった。

## 1952年2月9日　金曜日　セッション23

　母親とジョンは，私がなんとか玄関のドアにたどりついて開けられるまでに何度もベルをならした。彼らは玄関前に立っていて寒くて凍えているようだった。ジョンは郵便受けをガタガタならすことをしなかった。それまでの何回か，ジョンがそうすることで私をドアのところまでやってくるようにコントロールしていると感じているような印象を私は持っていた。母親が彼の耳の中をのぞいて「きたない」と言うと，続けて彼は悲しげに「きたない」と繰り返した。治療室では，彼はやわらかいカーペットの上でコマを回そうとした。回りそうもなかった。彼は猛烈に私の手を叩いて，私の手がまるでコマを回すための彼の手の付属品であるかのように使おうとした。私は応じなかった。ジョン

---

訳注1）第6章でのウゼルによる「赤ん坊の巣窟」空想の議論，特にp.136参照。
訳注2）身体的分離性（bodily separateness）と概念化される。分離が身体的に離れていることを指すのに対して，分離性は「自分とは異なること」，すなわち他者であることを指す。後述の「抱える場」の記述参照。

は激怒してつばを吐き，息を荒げて，不愉快なコマを天井に投げつけた。もう少しで電灯に当たるところだった。コマは落ちて大きな音がして，真っ二つに割れた。中身がとびだした。彼はショックをうけて，悲嘆に襲われたような声で「こわれた！」，そして「あれ，まあ」と言った。彼はセッションの残りの時間，コマを直そうとしながら絶望的な様子で過ごした。抑うつ的な気持ちにさせる現実が自閉症の殻を突き破っているようだった。

　分析では混乱した時期が続いた（1952年の2月から4月まで）。この間，ジョンは，人や物を，コマにしたのと同じように，それらが本来持っている性質に逆らうような仕方で動かそうと試みた。おもちゃや私は彼自身の糞尿や体の一部であるかのように操作されているようだった。こうしている間，彼はほとんどの時間を寝椅子の上に寝転がって自分のペニスや排泄物，そして時折粘土の切れ端をいじっていたが，その粘土も排泄物とほとんど区別できないようなものだった。また，鼻クソほじりとつば吐きがあった。

　これが終わったのは，4月の3週間の復活祭の休暇の後であった。これは彼にとっての2回目の長期休暇だった。彼はこの時クッションについているボタンをポンポン叩きながら「パパ！　パパ！」（父親はこの時期，家を留守にしていた）という強迫的な癖をつくり出していた。このクッションのボタンと，ジョンが「赤いパパ・バス」と呼んだおもちゃの遊びは，この期間分析の大部分を占めた。彼がかんしゃくの爆発を起こすのは，それらが彼の一部分ではなく，いなくなって彼を置き去りにすることがあるという現実に気づく時だった。このことに続いて，彼は「こわれた！」「いっちゃった！」「あれ，まあ！」と悲しげに言うのだった（1952年5～6月）。彼が初めて人称代名詞を使ったのは，「赤いパパ・バス」をそうしたかんしゃくの最中に壊してしまってからだった。彼は，「僕，なおす！　僕，なおす！」と言ったのだ（セッション118）。

### 1952年11月26日　月曜日　セッション130

　彼をセッションへ連れてくるいつものやり方が変わった後のある日，父親が，セッションにジョンを連れて来て彼をおいて家に帰ろうとして，バイバイと手を振っているときに，危うく玄関の段差を踏み外しそうになったことに，ジョンは動揺していた。そのセッションの間，ジョンは自分の体の動きによって父親を生きているようにし続けられると主張しようとしているようだった。（たとえば，彼は寝椅子の上でぴょんぴょんはねたが，「パパ，なおった！　パパ，なおった！」と言いながらだった。）セッションが終わって，父親ではなく母

親が彼を待っていることがわかると,彼は「パパ！ パパ,いっちゃった！ パパ,こわれた！」と叫び声をあげた。この出来事に続いて,就眠時のひどい叫び声の発作がおこった。その発作中,彼は「それいらない！ おっこちた！ ボタンこわれた！ かませたらダメ！ ドンってさせちゃダメ！」と言っているという報告を受けた。

　後知恵で私が認識したのは,こうした悪夢の絶叫は乳児的恐怖を表現しており,その恐怖が父親や赤いおもちゃのバス,クッションのボタンとの関係で生じたものであり,父親やバス,クッションのボタンはお互いに同じものとして感じられているということだった。それらは父親を象徴するものではなかった。それらは父親で**ある**と感じられていて,父親は自分の体の一部分と区別されていなかった。(**Hanna Segal [1957]** は**象徴等価物**[symbolic equations]について記述している。)しかし恐怖がこうやってセッションの外に撒き散らされている限り,私は十分に理解することができず,彼がそうした恐怖とうまく折り合いをつけられるようになるのを手助けすることはできなかった。

　治療が始まって15カ月経ったあるセッションのことをこれから詳細に報告する。このセッションではこれまでのセッションで暗示されていた,さまざまな恐怖が一つにまとめ上げられ,ジョンは私に伝えるために,言葉やおもちゃという手段で表象を用いることができた。彼がそうできたのは,人を,おもちゃのバスやボタンのような生命の無い対象として使う代わりに,いまや人として区別するようになったからである。こうして自閉症はかなり軽減し,表象活動が始まりつつあった。

### 1953年　1月25日　セッション153

　(このセッションについて述べる前に,言っておくべきことがある。ジョンが12月に,赤ちゃんがおっぱいをもらっているのを見て,大いに興味を示した。私は,彼が知っているかどうかわからなかったので,「おっぱい」という言葉を使ったことはない。おっぱいが今や彼の素材に入ってきた。)彼は注意深く4つの色鉛筆を十字の形に並べ,「おっぱい！」と言った。自分の口を触りながら,「真ん中のボタン！」と言った。(私は,赤ちゃんのジョンは自分の体を使っておっぱいを自分のためにつくりたいのね,と言った。)それから彼はもっと色鉛筆を出してきて,急いでそそっかしいやり方で,十字をグラグラさせながら大きくした。これに対して彼が言ったのは,「もっとおっきいおっぱいつくる！　もっとおっきいおっぱいつくる！」ということだった。(こうした

子どもたちは自分が特別であるように求められていると感じているため，自分には特別なおっぱいが必要だと感じている。セッションでは，赤ちゃんのジョンは本当にあるおっぱいよりももっと大きなおっぱいを持ちたいのね，と解釈した。）

　彼は怒って色鉛筆を叩いたので，テーブルにめちゃくちゃに散らばった。「こわれたおっぱい！」と彼は言った。（私は，赤ちゃんのジョンは欲しかった大きなおっぱいがもてなかったから怒ったのね，と解釈した。）「なおす！　なおす！　穴，いっちゃった！　ボタン，いっちゃった！　穴，いっちゃった！　ボタン，いっちゃった！」（私は，赤ちゃんのジョンは好きなように作ったり壊したりできるおっぱいを持ちたいのね，と解釈した。）彼はまた怒り出し，色鉛筆をテーブルじゅうに撒き散らして，「こわれた！」と言った。それから彼は耳をつんざくような音を立てながら木箱を開け閉めした。（私は，赤ちゃんのジョンは好きにできるおっぱいがもてなくて怒ってるのね，と解釈した。）

　彼はまた「こわれた」と言って，治療室においてある傘立てのところに行った。彼は手袋の暗い内側の指の穴に手を入れた。彼は身震いして，「ダメなおっぱい（no good breast）！　ボタンいっちゃった！」といった。（私は，ジョンがしてほしいようにしてくれないおっぱいに怒ったこと，おっぱいに怒ったせいで，ボタンの代わりに穴がある「よくない（no good）」おっぱいがあると感じていることを解釈した。）それからジョンはスーツケースのところに行って，汚れたグレーのボール紙のかけらとワニを持って来た。そしてさっきバンバン音を立てた木箱の上にそれらを置いた。ジョンはボール紙のふちにぐるりと貼られているセロテープを指して，「氷みたい！　氷みたい！」と言った。それから，「よくないおっぱい！　ボタンこわれた！」と言った。ワニを持ってボール紙のまわりを滑らせたが，それはまるでワニが氷の上を滑っているようだった。彼は寒さで苦痛に歪んだような顔をしていた。（私は，おっぱいを壊すと冷たいよくないおっぱいができて，一人でいるときの慰めにならないという気持ちを取り上げた。）

　こうして乳児的転移が十分に確立され，不安は分析のなかで「コンテイン」されることになり，外での彼の行動は大きな改善を見せた。彼はしきりに分析に来たがるようになり，家族の病気，彼を連れてくる手順の変化，家族との別離といったことにもかかわらず進展を見せた。彼は依存や無力感を認めるようになり，自分の力が及ばないものについて「僕，できないよ！　助け

て！」と言うようになった。この進展はジョンの母と妹が海外に行って，父親と彼が残されてからも維持されていた。ところが，不運な中断が，「抱える場」(Winnicott, 1958, p.268) に起こった。

### 1953年4月5日　金曜日　セッション194
　私は図を使って，ジョンに2週間の復活祭休暇の後に分析に来る予定の日を示した。家族の都合で父親が彼を連れてくることができたのは，それから1週間経ってのことだった。さらに，彼は一緒に住んでいたおばのもとに1週間置いておかれた。彼が分析に戻ってきたとき，私は愕然とした。彼は心的外傷を受けたように，凍り付いていた。彼は硬直して機械的な歩き方をしていた。話す言葉はすべてどもっていた。彼はまさに「冷たくてよくないおっぱい」に支配されてしまっていた。後になって彼が言った「島に一人置き去りにされたかわいそうで小さな赤ちゃんジョン」にとって，そのおっぱいは何のなぐさめも与えてくれないのだった。
　体の緊張が緩んでくるにつれ，夜驚の発作は珍しいものではなくなり，紹介してきた精神科医が睡眠薬を処方してくれたほどであった。夜驚の間，彼は寝室のあちこちにいる鳥の幻覚を見ていたようで，最初の夜驚発作で口にしたフレーズのいくつかを言うのだった。その鳥たちはジョンをつついて脅かし，激しい恐怖もたらすものになっていた。
　しかしながら，彼はだんだんと乳児的な恐怖を分析にまた持ってくることができるようになってきた。彼は，初めて「いっちゃった」と口にして以来ずっと進めてきた分化の過程を再び進行させていった。彼は，壊れてしまうボタンのような「物」としてではなく，より現実的な仕方で父親と関係を持つようになっていった。彼は，空間と時間によって自分と私は分離していること<sup>訳注3)</sup>を受け入れた。彼は経験を「すてきな」ものと「いやな」ものとに分けられるようになり，彼がしてほしいことをしてくれるかどうかで人を「わるい」人と「いい」人とに分けるようになった。事実と空想の区別がつくようになってきていた。彼は，時々「それはお話だよ」とか，「それはほんとじゃないよ」ということがあった。彼は今や私に，夜驚の時に彼を恐怖に陥らせ，謎めいた言葉を口にさせたのは，どのような錯覚だったのかについてより詳しく教えてくれるようになった。

---

訳注3) 対象との身体的分離性について言及している。

彼は，対象の間違った使い方をすることと対象が壊れてしまうこととを結びつけて考えることを始めた。たとえば，うなりコマを見て「こわれてるよ！　コマはカーペットの上ではダメなの。」セッションの終わりの際，私が彼をおいていくのは彼がどこか欠けているところがあったり，「くさいちっぽけなバカ」だからだと感じていることをほのめかしたりすることがあった。彼はときどき，「くさいやつ（stinkers）」（彼の言葉で，自分のお尻を傷つける硬い排泄物のこと）を取り除く格好をしたり，私の服の正面からくさいやつを落とそうとするふり（「ふり」は重要な発達である）をすることがあった。彼は父親のことを「バカ」とか「いけないやつ」と呼ぶことで，自分が愚かだと感じることを軽減することもあった。また，妹のニーナは私と同じように，彼がしたくないあらゆるいやな経験をあてがわれることになっていた。こうして彼は，自分自身の受け入れがたい部分を取り除き，他の人の中に押し込む空想[訳注4]をはっきりと見せた。

### 1954年1月29日　火曜日　セッション360

　投影が理解によってコンテインされることの心的な発達への影響は，彼が「おっぱい」を作ろうとして並べた色鉛筆を使うときに再び示された。不幸な分離経験をする前の，8カ月前のセッション以来，この遊びは初めてだった。丁寧に並べられた色鉛筆を指して，ジョンは「おっぱい！」と言った。それから，自分の口をさわりながら，「真ん中のボタン！」と言った。すると彼は真ん中の色鉛筆を立てて，「ロケット！」と言った。そして全体を「はなび，おっぱい」と呼んだ。これは，ドーム状の対象から茶色や赤の「くさいやつ」が出てくる絵と繋がっていた。彼はのちにその絵を「はなび」と名づけていた。（この絵はジョンが私の手をまるで自分のものみたいにして使うことを私が許さなかったとき癇癪を起こしたのちに描かれたものである。）そして彼は，まるで傷ついたかのように自分の口を押さえながら，「口の中がチクチク痛い！」と言った。それから，「落ちる！」「ボタン，こわれた！」「口の中の嫌なブラックホール！」と言って，不安げに自分のペニスを触って「おちんちんまだある？」と言った。まるで彼はそこにないと思っているようだった。（続くセッションでは壊れたうなりゴマについて，「壊れたコマ！　いやなやつらが僕をやっつけにくる！」と言った。）

---

訳注4）投影同一化を指す。

### 1954年1月29日　水曜日　セッション361

このセッションで，彼の言う「くさいやつ」はボタンを燃やし穴をあけて，「口の中のブラックホール」を作るということを示唆する素材が生じた。私はジョンにブラックホールについて訊いてみた。「いやなものが燃えると黒くなるんだよ」と彼はシンプルに答えてくれた。そして悲しそうに続けて，「僕のすてきな夢がいやな夢にかわっちゃうんだ」と言った。そしてそれから表情がぱっと明るくなり，「僕はいやな夢をタスティンと見るんだ」と言った。ある日，夜驚と謎めいた言葉，そして以前の空想が一度にセッションの中に生じた。

### 1954年2月6日木曜日　セッション367

私が玄関のドアを開けると彼は泣き叫んで癇癪を起こしていた。彼は転んで頭を打っていたからである。怪我はないようだったが，彼は，頭にくると同時にパニックになっていたようだった。彼が泣き止んでから，面接室に迎え入れた。ジョンは，おもちゃ箱から何も取り出さずに，私のところにきて私に話し始めた。彼は，「赤いボタンがいっちゃった！　頭うったときにおっこちた！」と言い，半円の動きで両肩を表しながら「僕は肩に頭があったの。落っこちないの。肩でおっきくなるの」と話した。そして「いやな道路があって，ぶつかってきたの」と言った。（私は，たった今転んだとき怖かったことを教えてくれようとしてるのね，と伝えた。）彼は，自分の口を触りながら「ニーナはブラックホールもってる。ニーナは口の中にチクチクもってる。ボタン，こわれた！　いやなブラックホール！」と言った。（ここで私は，彼が今話しているのは自分の嫌な経験で，彼はそれをニーナのことにして取り除こうとしていると解釈すべきだったが，私はそうし損なった。）

彼はプラスティックのトラクターを取り出したが，それは以前彼が容赦なく攻撃していたものだった。彼は，実際はそれほど鋭利でないプラスティックの車軸を触った。しかし彼は触ると身震いしながら，「いやな硬いトラクター，チクチクする」と言った。彼は不快なものを吐き出すようにしてつばを吐いた。そうして彼は身をよじって，大声で泣き叫んだ。（私はこのとき彼の気持ちを言葉にしなかったことで自責の念を感じた。それができていたら，彼は激しいやり方で自分の気持ちを表現しなくてもよかったかもしれない。）泣き叫んでいる間，彼は，襲ってくる嘴を押しのけているようであった。私は，ジョンが椅子から落ちるのではないかと心配になったので，彼を膝に抱え，彼が金切り声をあげている中，解釈した。それは，ボタンは自分の口の一部であると彼が

感じていること，そしてボタンが自分の口にないことに気づくとむちゃくちゃな気持ちが出てくるというものだった。そうすると彼は，素敵なボタンのかわりに「ブラックホール」や「いやな棘」が出てくると感じるのだった。彼は，自分からボタンを取っていったと感じる女の子の赤ちゃんに，嫌なものを吐き捨てればいいと感じていた。しかし彼は，その赤ちゃんが自分にその嫌なものを吐き返そうとしてると感じて，その嫌な口は飛んでいる鳥のように見えるのだった。（これまでに私たちは，彼が，飛ぶ鳥と口を等価視していることを見てきていた。）「ボタン」がないと，鳥たちが自分を傷つけにくると感じていた。彼はボタンをなくしたように，自分の頭やペニスがなくなるかもしれないことを恐れていたのである。

この後の2回のセッションの間，彼は治療室にある特定の対象を恐れていた。一つは手袋の暗い指穴，もう一つは天井にあるペニスのようなパイプ，3つ目は「汚水バケツ」だった。（この部屋には水の配管がなかったので，水入れと汚水用バケツがあった。）これらのセッションが終わった後，夜驚は収まった。（ただし，不安な休暇の後や，治療の終結が議論されるようになってから再び起こった。）幻覚は収まっていき，私の知っている範囲では，これ以降彼を悩ますことはなかった。

### 終　結

治療はジョンが6歳5カ月の時に終わった。これは私が望むより早く突然のものだったが，両親はジョンの心理療法へのニーズがそれほどはっきりしたものではなくなっているということで，終結を強く求めていた。ジョンは健常児が通う学校に入学した。彼は友達をつくり，学校を楽しみ，熱心に学んだ。彼には多くの子ども以上の語彙力があったが，これは両親が共に知的な人であったことからすれば驚くことではないだろう。

彼にはまだ偏食があった。ストレスがかかると，どもったり，睡眠が難しくなったりした。これらの残遺症状から私は心理療法を続けたいと思ったが，ジョンが潜伏期に入ろうとしている徴候があったことや，両親がジョンをそばにおきたいと強く思っていると感じたので，私は治療の休止を受け入れ，思春期にさらに援助を受ける可能性もあるという条件付で，治療の終了を受け入れた。

### フォローアップ

ジョンについての情報は間接的な方法でしか得られなかった。カプセル化タ

イプ[訳注5]の自閉症の子どもたちの親たちは，済んだことはすっかり忘れてしまいたいようだ。このことは，セラピストとの繋がりを保ち続ける，共生的な（からまった）タイプ[訳注6]の自閉症の子どもたちの親たちの態度とは好対照である。ジョンの両親は思春期以降もさらなる援助は求めなかった。私が聞いているのは，ジョンは年齢相応の私立学校に通い，適応も良好であったということである。後に彼は優良な成績で大学を卒業した。彼はとても音楽好きで，繊細な青年に育った。

## 考　察

### ジョンの悲嘆の経験

このような幼い子どもによる描写を通じて，私たちは，ジョンが「ボタン」と呼んだような，生きるために必須の対象を失う悲嘆とパニック様の経験がどのようなものなのかということに最も近づくことができるであろう。それは，彼がそれまで当然自分のものとして思っていたおっぱいの乳首についての経験であり，乳首がいつもそこにあるわけではないと発見するまではそれが存在しているということさえ知らなかったものでもある。彼は乳首がないことに気づくと，圧倒的な幻滅の感情が沸き起こり，こうした悲嘆を引き起こす状況は彼が最初に口にした言葉，「いっちゃった！」「こわれた！」「あれ，まあ！」といった言葉によって部分的に表現されていた。こうした断片的な言葉は，彼が乳児期に，「ボタン」がなくなったり壊れているようにみえるときに「いやな棘のついたブラックホール」をあとに残していったように感じられたときのことが呼び覚まされていることを表現していた。これは以前には分化されておらず，定式化もされておらず，耐えようのなかった感覚・官能上の喪失（sensuous loss）[訳注7]の経験についての，当時のジョンによる定式化である。このような感覚上の喪失の経験こそが自閉症的反応を進行させていたものだった。赤ちゃんがおっぱいをもらっているのを見ることが，ジョンの一連の自閉的反応を開始させた錯覚の全システムを喚起させてしまった。このとき彼はこ

---

訳注5）タスティン『自閉症と小児精神病』（Tustin, 1972）の第7章（および Tustin, F. [1992] Autistic States in Children [Revised Edition]）参照。いわゆる「殻タイプ」の自閉症を指す。
訳注6）Tustin, F.（1992）Autistic States in Children（Revised Edition）参照。
訳注7）sensuous は，「感覚の」という意味だけでなく，「官能的」という意味を持つ。したがって，sensuous loss は，感覚的繋がりを通じて得られていた官能的喜びを失うことを意味すると考えられる。

のような経験に十分に触れられるようになったので，私にもそれに触れさせることができたのであろう。これらは，非言語的な経験なので，言葉で論じることは難しい。理論的な言葉ではなく感情に訴える喚起的な言葉がこれらを描写するのに最も適している。

　彼が色鉛筆を使っておっぱいを表した2回のセッション（セッション156と360）のことを思い起こしていただくと，穴のあいた「よくないおっぱい」は，彼自らが穴へと発射した「くさいやつ」ロケットを装備した「はなびおっぱい」になっていったことが思い出されるだろう。花火，すなわち（未消化な悲嘆の感情の）ロケットのような放出は，彼の周りの人に受け止められ，それに適切なやり方で反応でき，彼がそれに対処できるように手助けされる代わりに，「穴」，すなわち無のなかに入っていくように感じられてきたのだった。これらはとても早期の乳児期の経験で，そこでは「感情」は身体的，触覚的な仕方で，さまざまな種類の感覚として経験される。「ボタン」がジョンの口の中にないとき，つまりコントロール下になくいつどんなやり方ででも欲しいときに使えるような状態にないときに，彼は混乱する。パニックと憤りのなかで，ますます悪くなる「いやな」「ボタン」は，つばや排泄物のように彼の体から放出されるように感じられる。胸の「ボタン」があったところには「穴」が残されるようである。彼の口はおっぱいとは異なるものになったために，彼の口にも「穴」が残される。憤りの焼けるような感覚は，その穴を「ブラックホール」に変えてしまう。（ジョンが言ったように，「いやなものが燃えると黒くなる」のである。）こうした前言語的な経験を言葉に変換すると，もとの性質を歪めてしまうが，ジョンと私はともに，もしそれらの経験と折り合いをつけようとするなら，言葉にしなければならないと感じた。「行動化」はしばしば，そういった原初的なドラマが表現を見出す最初の方法となる。しかし心理療法でセラピストは，前言語的経験を劇化する，こういうやり方を受けて，衝動的な放出を考えることでコンテインすることを目指すために，言葉にしていく必要がある。これがなされると，患者は，以前は強力な錯覚のもとで衝動的に反応していた自己の部分が一定の思慮深い関心と理解のあるケアのもとに置かれていると感じるようになる。

　ジョンのような自閉症の患者は，名づけようのない危険によって激しく攻撃されていると感じてきている。こうした危険は迫っていないと感じるために，彼らは自分たちに起こることをコントロールできていると感じる必要がある。彼らが，自分に実際には支配力がなく，弱く無力な状態であることに気づ

くと，打ちのめされる。これは，セッション367によく描写されている。そこでは「いやな」道路がコントロールを外れて，ジョンを「ぶった」。このセッションでは，彼が自分の体の一部を失ったと感じたのは明らかだった。比較的未分化だった状態では，彼はどの部分が「いっちゃった」のかわからなかった。頭なのか？　ペニスなのか？　それとも官能的に興奮させる「ボタン」なのか？　私は，彼が自分の叫び声を固くて，刺すようで具象的な物であり，口は丸いブラックホールとしてそのような物を放出していると感じているという印象をもった。後のセッションで（ここには載せていない），彼は「真ん中にブラックホールがあるから」人の目を見ないようにしていると教えてくれた。こういった「ブラックホール」についての苦痛や戦慄について分析で取り組んでいくと，ジョンは普通の子どもがするように人の顔を見始めるようになった。

　提示された素材が示すように，比較的未分化な状態では，男根期的であったり肛門期的であったりする感覚は原初的な口唇的経験へと引きずりこまれ，この男の子のあらゆる開口部に影響を与えているように見える。痛みに満ちたブラックホールに苦しめられた，彼の体は，同じようなブラックホールの穴があけられた外界と直面していたようだった。ジョンに共感的に同一化することで，私は，心因性自閉症を引き起こした，言葉のない原始的なドラマに触れることができた。こうした錯覚のドラマは彼の体の感覚から生じており，「ボタン」はそうした身体的感覚の産物だった。

　以下に，この「ボタン」とそれがジョンの心因性自閉症の発達において果たした役割について論じようと思う。

### ボタン

　明らかに，「ボタン」は，ジョンの早期の感覚・官能的経験という意味で，実際のおっぱいにある乳首や哺乳瓶のゴム乳首以上のものだった。似たような形をしていたり，似たような感覚を引き起こしたりする，他の対象がボタンと融合していた。それは錯覚であり，別の時には別の物になりえた。この感覚・官能的経験の中核は，「乳首と舌」の結合だった。これは，彼の口とおっぱいがはっきりと分化されていなかったことから生じた（紹介状でジョンが母親の口と自分の口を混同していたと報告されていたことを思い出してほしい）。後になると，ペニス，頭，「くさいやつ」，おもちゃの赤いバス，クッションのボタン，さらには「パパ」までが「乳首と舌」の結合に引きずり込まれたが，それはおそらく硬さという共通した感覚に基づいてそうされたのだろう。分化し

た人間としての感覚を持つ私たちが、そうした未分化な心の動きを理解することは難しい。このような状態では、感覚的な意味において、おおざっぱな「意味ではなく表面の」類似性がある対象同士は一まとめにされて同じものであるかのように扱われるのである。

　未分化な状態では、違っているところよりも似ているところが気づきやすい。このような訳で、私たちのようにより分化した意識にとっては、ほとんど似ていないように見えるものでも、比較的未分化な子どもにとっては、同じものとして経験される。幼い子どもにとって、お湯が沸いているやかんと蒸気機関車は同じように感じられるかもしれない。子どもにとって重要なのは蒸気だからである。ジョンにとっては「硬さ」こそが重要なものであると私は考えている。というのも、彼が脅威を感じている恐ろしい危険から守ってくれるものだからである。こうして、乳首、ペニス、頭、くさいやつら、治療室のパイプ、クッションのボタン、おもちゃの赤いバス、そして「パパ」はすべて同じ反応を引き起こした。

　それらは似ているからといって、互いを表すために用いることができるのではない。同じであると感じられているのである。ジョンの未分化な状態では、クッションのボタンやおもちゃの赤いバスがもたらす知覚は、パパがもたらすそれと同じなのである。それらはパパを表してはおらず、パパと同じであると感じられている。なぜなら、それらはパパと同じように硬い感覚を引き起こすからであり、硬さが引き金となる感覚だからである。しかし、ジョンに関して言えば、こうした対象には硬さだけでなく、壊れうるという性質があった。それらは硬いにもかかわらず決して壊れないものではないという事実は、ジョンを悲しみと絶望で一杯にした。完璧な安全を保とうとする必死の努力は失敗した。誰も壊れたものを好む人はいないが、感覚過敏な自閉症の子どもにとっては、物が壊れることは単に不運なことではすまされず、破局になってしまう。

　経験を組織化する原初的な方法は分類であるということを理解すると、ジョンの振る舞いは訳のわからないものではなくなる。共通してもっている性質という観点からものごとを整理するのである。ジョンの分類方法は私たちにとっては奇妙なものだが、それは分化した意識状態にある私たちにとっては全く異なるように見えるものでも、ジョンには同じものに見えているからである。彼にとって対象は硬いか柔らかいかで整理されている。この観点から見てみると、ジョンの振る舞いはより理解のできるものになる。感覚的な反応という点で見れば、彼の一見奇妙な振る舞いと訳のわからない発言にも筋道が通っているこ

とがわかる。もし彼を理解しようとするなら，彼がしているように考えてみる必要がある。

　対象と経験をそれぞれに共通する感覚的に重要な特徴から分類することは，比較的未分化な自閉症の子どもの混乱を説明できるように思われる。彼らは「口の中にある乳首」,「おしりにあるうんち」「ヴァギナのなかのペニス」などの布置を混同している。こうした子どもたちは，自体愛が早熟に生じているだけでなく，十分な分化の能力が欠けているために，口唇的，肛門的，男根的な布置がお互いに多形倒錯的なやり方で混同される。その結果，治療を受けていない自閉症の子どもたちには同性愛的な傾向がみられる。心理療法の重要な役割は，そうした混乱を仕分けすることである。

　自閉症を研究していると，私たちは知覚の始まりについて研究しているということがわかる。「ボタン」の現象は乳首を探すという生来的な反応のパターンから生じているように見え，その反応は治療の中で再び現れる。明らかに赤ちゃんのそうした乳首を探す行動パターンが，養育者におっぱいあるいは哺乳瓶による授乳を促す。ピアジェによる自分の赤ん坊の観察によって，この点に関して精神分析作業から引き出された推論が補完され，確証される。たとえば，ピアジェが哺乳瓶やおもちゃのコウノトリを一部分だけは見えるようにして隠したとき，小さな乳児が対象を探し求めたのは哺乳瓶のゴム乳首と，コウノトリの嘴が見えるようになっていたときだけであることを発見した。つまり，乳首様の対象が赤ん坊の反応を促したのである。臨床経験から私は，そういった生来的反応は，外界を形作りかつまた外界によって形作られるように，外界へと伸ばす「触手（feelers）」のようなものであると考える。私の最初の著書である『自閉症と小児精神病』(1972) で私は「生来的な形（innate form）」という言葉でそのことを描写しようとした。「ボタン」はそうした生来的な形の結果である。

### 生来的な形

　生来的な形とは，原初的な水準の心的発達において，そこで経験が鋳造され，そのように鋳造された経験によって修正される[訳注8] 柔軟な感覚的鋳型と思われるである。生来的な形が外界における対応物と一致しているようなときには，子どもはすべてが自分の体と同じで連続したものであると錯覚する。原

---

訳注8）「生来的な形」概念は，ビオンの前概念作用（pre-conception）に類似している。

始的な状態では，パターンを求める傾向が優勢で，識別がわずかであるために，自分の体であろうと，人の体であろうと，周囲の対象であろうと，同じに見えることがありうる。こうして乳首はジョンの体の一部であると感じられるのだが，それは指が乳首の生来的な形方と等価視されうるからである。うなりゴマのつまみもこの形とマッチしていた。ペニス，舌，「くさいやつ」なども，すべてが乳首と等価であり，相互に等価なものでありえた。こうした修正されていない等価物によって身体的な混乱が起こり，それらは後の心的な混乱のもとになる。この状態では，生物対象も無生物対象と同じやり方で扱われる。たとえば，父親はクッションのボタンでありえたし，同じことは彼自身にも起こった。本章で記述した，混乱を示す素材の時期には，後になって心的概念として抽象されるかもしれないものを操作するために，自分の体の一部（そしてまるで自分の体の一部分であるかのように外界の対象も）を使っているようだった。それは，子どもが算数の計算をまず指や棒を使って行い，やがて「頭の中でできる」ようになるのに似ている。

　最初の頃は，彼が私と彼は分離しているという事実を突きつけられたとき，言葉はジョンにとって固形物として経験されているようだった[訳注9]。セッションが終わりであることを告げたり，休暇によって治療が中断することを教えたりすると，彼はまるで自分の中に何かが突っ込まれたかのように身をよじった。こうした分離は，きわめて具象的に経験されており，壊れた断片として彼の体を貫いていると感じられているようであった。感情が物理的実体として経験されている，このような状態を論じる方法を見つけ出すのは難しい。不在は「いっちゃったこと」であり，「いっちゃったこと」は壊れてしまったものであるということであり，「嫌な棘」だらけの「ブラックホール」であった。外からの観察者からみれば，これを「抑うつ」と呼ぶかもしれないが，ジョンにとっては「ブラックホール」である。「迫害者」は「嫌な棘」である。「絶望」は直せないほどに壊れてしまったと感じられる対象が，取り返しのつかないほどに壊れた彼の体の中に入れられるように感じられることだった。彼はこうしたことを「考える」ことができなかった。彼はこうした物が自分の体の中に入ってくると感じていた。すべてをコントロールする力を備えた強力な「ボタン」がどこかへ行ってしまうと，コントロール不能の危険が，どうにもならない痛み

---

訳注9）ビオンは，情動経験が彼が $\alpha$ 機能と呼ぶ心的消化作用を被らないと，生の感覚（彼は $\beta$ 要素と呼ぶ）として物自体と区別されないと論じている（ビオン「経験から学ぶこと」『精神分析の方法I』所収）。

を伴うやり方で押し寄せてきた。こうした危険は具象的なものとして経験されていた。また，言語以前の痛み，概念化されない喪失は，心的な痛みではなく身体的な痛みとして経験されていた。

## 「ブラックホール」

　この錯覚はジョンの自閉的反応を引き起こしてきた重要な要素である。これは「ボタン」やそれが意味するものすべてが「いっちゃった」時にあとに残されると感じられるものだった。患者はこの経験が終わった後にのみ，それを私たちに伝えることができる。それが起こるとき，患者は凍りついてしまう。ジョンにとってこれから解放されたのは，赤ん坊が胸元で授乳されているのを見たときである。このことによって，ジョンは授乳経験に対する自分の反応を克服することができるようになった。そうすることで彼が教えてくれたのは，「ボタン」の多様な意義であった。「ボタン」の不在は単に私たちが知的に予想するような「すてきな」ものがなくなるというだけではなく，物理的に嫌なもの，すなわち「ブラックホール」が現れるということだった。私がジョンに尋ねると，彼は「いやなものが燃えると黒くなるんだよ」と答えた。コントロールできない「ボタン」は「いやな」ボタンで，ジョンの憤怒の炎によって焼き払われ黒くなってしまうのだった。そして，彼はその激怒を適切に扱う手助けをしてもらってこなかった。こうした子どもたちは心理学的な意味でも生理学的な意味でも，トイレットトレーニングが達成されていないのである。

　「ボタン」はジョンがこれまでコントロールできなかった感情と同様に，彼がコントロールできない物と関係しており，それゆえコントロール不能な激怒を生じさせた。それは回ろうとしないコマ，コマを回そうとしない私の手，彼の体に留まってくれない「ボタン」と関係したものだった。こうした子どもたちは，心地よい「ママ」の柔らかさと結合した「パパ」の硬い規律を十分に経験することができていない。彼らは欲求不満によって引き起こされる癇癪の爆発に一人で対処してきたのである。欲求不満をぶちまける中で，彼らは，生きるのに必須の体の一部を吹き飛ばしてしまうと感じる。未分化な状態では，吹き飛んだのがどの部分なのかわからず，自分のものなのか人のものなのかもわからない。こうしてジョンの灼熱の激怒は言うことをきかない「いやな」対象を焼き，体の一部も「黒くなって，なくなった」と感じたのだった。それはペニスだったのか？　頭だったのか？　官能的な「ひとかじり」，つまり「ボタン」だったのか？　「くさいやつ」のように壊れて取れてしまったのか？　硬

い「パパ」部分だったのか？　ジョンは，すべてが誇張される過敏な状態にあったので，癇癪を爆破させた結果は，「破局」が起こったと経験される。ビオン（Bion, 1962）は心的発達の決定的な分かれ目は，欲求不満が回避されるか，折り合いをつけようとする試みがなされるかどうかであることを示した。ウィニコットの言う，技能の移行領域，「ごっこ」遊び，ユーモア，そして芸術活動は，この破局をめぐる抑うつが経験されたときに生じてくる。そうやって，欲求不満によって生じた感情をコントロールしようとするのである。子どもは，緊張を維持して行動に移すことを延期することを学ぶようになる。

　ここで示した臨床素材において，ジョンが爆発的な投影によって欲求不満を回避しようとするのがわかる。他方，彼の最初の言葉が「いっちゃった！」「こわれた！」「あら，まあ！」であることが示唆しているのは，彼が「ブラックホール」に触れる力をほんの少しでも発達させるとすぐに，喋り始めたということである（セッション23）。後になって彼は自分がどのような状況だと感じているかを表現することができるようになった（セッション153とセッション360）。そうした表現が可能になるには，衝動性を抑えることができ，分離性にいくらか耐えることができ始めることが必要であった。

　「ブラックホール」は，ジョンの「原初的抑うつ」もしくは「精神病的抑うつ」の経験である。自閉的状態を改善するには，この抑うつに触れることが極めて重要である。これに関して，ある大人の患者は，「先生が私をしっかりと抱えていたから，私は『爆発してしまわず（didn't break out）』に，『破綻（break down）』が『突破口（break through）』になった」と表現した。自閉的な子どもたちとの仕事を通じて，私は，こうした患者たちは毅然としているとともに理解もある「抱える場（holding situation）」（Winnicott, 1958, p.268)」に抱えられる必要があることを実感するようになった。

### 「抱える場」

　最早期の乳児期において，生来的な形が外界における対応物と一致することは最初の「抱える場」である。このことについてウィニコットは，「母親は，乳児が作り出そうとしている，ちょうどその場所に，ちょうどよいタイミングで実際のおっぱいを差し出す」（Winnicott, 1958, p.238）と表現している。ビオンは同じ考えを，「前概念作用が現実化と番う」（Bion, 1962b）と表現している。母親と赤ん坊，乳首と舌は協働して（work together）連続性の錯覚を作り出し，それを確証する[訳注10]。「ボタン」の錯覚によって，母親と子ども

は「ボタンどめ」されており，お互いに「ボタンでくっついている（buttoned-up）」と感じるようになり，バラバラになることは存在消滅の恐怖となるように思われる<sup>訳注11)</sup>。

　ウィニコット（Winnicott, 1958, p.238）とミルナー（Milner, 1956, p.100）の両者が強調しているのは，早期乳児期におけるそういった錯覚のための十分な機会があることの重要性であり，身体的に分離していること（bodily separateness）に気づくことが破滅的な衝撃になることの危険性である。しかし，いつもぴったりと一致することはありえないし，常に一致するとも限らない。ビオンは，身体的に排出されるものとして経験される乳児の燃えさかる怒りのための「コンテイナー」としての母親の役割を描き出し，私たちの早期乳児状況の理解を拡大した。適切な「コンテイナー」が欠けていると，自閉症の子どもの燃えるような情念は自閉症の氷で覆われてしまう。そういった子どもは噴火することを待ち構えている火山のようなものである。自閉症の子どもが癇癪を起こすようになると，自閉症から回復し始める。このような回復を維持するには，癇癪を通じて子どもがどうやって抱えられるかが大切になってくる。子どもが癇癪を起した時に決して一人で放って置かれてはならない。私たちは子どもに話しかけることで癇癪を克服しようと試みなければならないならない。こうして「抱えられ」，癇癪は創造的な反応（creative responses）の始まりとなりうる。イングランドの北部では，母親が子どもの癇癪を，「あの子は酷いものを作った（created）わ！」とよく言う。なんとも分別のある癇癪への対応の仕方ではなかろうか！

　早期乳児期においては，乳児の識別能力が限られていること，それに加えて母親が「夢想」（Bion, 1962, p.309）の形で共感的に同一化して乳児に合わせることが，爆発的な欲求不満を生み出すような，原始的な錯覚と現実との間にあるギャップを最小限にするのに役立つ。こうした共感的な相互性を通じて，最初は身体的な連続性の錯覚が育まれ，それから次第に授乳するカップルは，分離しているという事実に，ぼんやりと気づいていき，そしてそれに慣れていく。このようにして，母親は，乳児が分離性の気づきから生じる動揺を乗り切るの

訳注10）ここでタスティンは，母親と赤ん坊との協働もしくは相互性の重要性，そして「連続性」はそのような協働／相互性によって作り出さる錯覚であることに言及している。
訳注11）晩年のタスティンは，ここで表明されている考えを修正し，こうした「ボタンどめ」された母子関係は健常発達にはなく，むしろ自閉症になる子ども特有の関係性（付着的一体性）であるとしている（Tustin, F. [1994] The Perpetuation of an Error, Journal of Child Psychotherapy, 20: 3-23.）。

を手助けできる。分離性は，身体的連続性が壊れること，すなわち体の一部分の喪失として経験されるようである。たとえば「口の中のボタン」から「いっちゃったボタン」への変化のような状態の変化は，必然的に緊張の高まりをもたらす。それは，身体的膨張として経験され，身体的に排出されることによってその緊張は和らげられる。母親が自分自身の中に耐え難く定式化されていない乳児的不安定感を抱えていたり，そうした不安定感に耐えるためのサポートがほとんど得られないと，自分の乳児からの投影を引き受けることは難しい。ある意味，母親と子どもが，あまりにもよく似たやりかたで反応しあうことになってしまうのである。

　そうした母親は，自分の乳児に対して注意を払う能力，すなわち自分の注意の中に子どもを抱えておくことに対する攻撃に屈してしまいやすい。そうした攻撃は，母親自身の心の中にある乳児的な「欠乏」に由来するかもしれない。あるいは外界の出来事や人々から攻撃はやってくるかもしれない。あるいは，攻撃は，乳児が雰囲気で影響を与えるやり方かもしれない。通常，これらは組み合わされているものである。これらが意味するのは，母親の注意がどこかへいってしまって，報告したセッション（セッション9）で私がそうする傾向があったように，母親の心がさ迷ってしまうことである。もし母親が，自分に落ち度がないとしても，心ここにあらずになるなら，母親と子どもが地理的に分離して心的外傷を受けるのとちょうど同じくらいに，「抱える場」（Winnicott, 1958, p.268）は壊れてしまう。この「抱える場」は両親の関係性から影響を受けると考えられる。というのは，乳児は両親の関係の産物であり，ゆえに両親の関係は，母親の乳児への反応に影響を与えるからである。

　「抱える場」が壊れてしまうと，傷つきやすい子どもは耐えきれない感情を一人で耐えるように放っておかれるということになる。これらの感情は虚空の中に排出され，新しい力をまとって子どものところに戻ってくるようだ。こうしてストレスと緊張は高まっていく。自分の体をまるで人の体であるかのように用いたり，人の体の一部をまるで自分の体の生命のない一部であるかのように用い続けたりしていると，子どもが未分化な状態に留まり，自分を困難から助けてくれる生きた人間存在から切り離されてしまうということになる。その代わりに，自分の要求やきまぐれによって操作される生命のないものとして人を経験するようになる。このようにして，ジョンは，ますます恐怖と「ブラックホール」の錯覚に関連した苦しみに捕らわれるようになった。現実の死の恐怖でさえ，こうした錯覚による苦痛や恐怖に比べれば色褪せる。

自閉症は，ジョンにとって，「ボタン」を失うことと関係した，爆発的な感情に対処するための反応であった。彼は，こうした感情に対処するのを手助けしてくれる人は周りにいないと感じていた。ジョンには，人は自分と同じくらいそうした感情を恐れているようにみえていた。しかし，ジョンは与えられた助けから自分を切り離した。いわば「自分で自分の損になることをした[訳注12]」のである。このことによって彼に深刻なトラブルがふりかかった。自閉症による防御が壊れていくにつれ，身体的な排出として経験されていた，こうした猛烈な爆発は，自閉症の包みから解放されるようになった。そうするにつれ，「ブラックホール」の抑うつ状況における他の要素が明らかになってきた。それは喪の感情である。

## 喪の感情

　はじめて私がこうした感情と出会ったとき，原始的水準の心的発達においてこうした感情がありうるとは信じ難いことに気づいた。しかしながら最終的に，それを示唆する証拠はあまりにも明らかであったために，現実には決して存在しえない超－特別な (ultra-special)「ボタン」を失ったことを悼んでいるという事実に私は向き合わなければならなかったし，ジョンがその事実に向き合えるよう手助けしなければならなかった。「ボタン」は錯覚の一つではあったが，重要なものであった。ジョンは生きるのに必須のものを奪われたように感じていた。それはまるで死別のようだった。私がマーラー (Mahler) の『乳幼児期における悲しみと悲嘆：共生的愛情対象を失うことと修復すること (On Sadness and grief in infancy and childhood: loss and restoration of the symbiotic love object)』(Mahler, 1962) を紹介されたとき，私が勝手に，子どもの中に実際にはない感情を読み取ろうとしていたのではなかったのだとほっとした。私が理解したのは，「ボタン」はジョンにとっての「共生的愛情対象」であり，それを失うと彼は口もきけなく，身動きもできなくなるほどのショックを受けるのである。私たちが治療の中でこれに取り組んでいくにつれて，彼が喪失によってふてくされていたこと，つまり彼の「黒いカラス」のせいで，脱錯覚の過程，すなわち自分が思ったように「ボタン」が外の世界で手に入るわけではないことを受け入れていくことに取り組むのが妨げられていることがわかってきた。別のタイプの赤ん坊であれば，違った反応をしていただろ

---

訳注12)「自分の顔の醜さに腹を立てて鼻を切り落とす (cut off his nose to spite his face)」。転じて腹立ち紛れに自分の損になることをすることを指す。

う。外界にこの上なく完璧な「ボタン」を見つけ出すという非現実的な望みを手放すにつれて，それは心的な概念として心の中に打ち立てられるようになった。このことは，より現実的な期待に基づいていた，私とのより信頼に満ちた関係の基盤になったようであった。治療的な「抱える場」は，「ゆりかご」を提供するようであり，その中でジョンの赤ん坊の自己は早期の未解決な心的状況をやり直し，自分自身と周りの人々に対する，非現実的で，完璧主義で，厳格な要求を変えていくことができた。

## おわりに

　表面的な観察では，器質性の自閉性障害も心因性のものも同じにみえる。しかしながら，注意深くみていくと，器質性の自閉症は脳に対する全般的損傷があるのに対し，心因性の自閉症は，私たちの現在知りえている限り，心の損傷から主に生じてくるようであるということが明らかになる。私の見解では，心的な損傷は神経生理学者たちが脳の損傷を調査するのと同じくらい細心の注意を払って調べる必要がある。反応のない母親と反応のない赤ん坊という意味でのおおざっぱな理解ではだめである。心因性自閉症というハンディキャップを抱える子どもたちを援助するには，，その性質を詳細に内側から理解する必要がある。こうした研究をするなかで私たちは，自分たちが研究しているのは，知覚の始まりに関わるとともに知覚が阻害され歪められるようになる原始的な情動を研究していることに気づかされる。ジョンが明らかにしたことによって，私たちはこのことについての幾ばくかの洞察を得ることができた。

### 心因性自閉症の心理療法

　心因性自閉症について理解することは簡単ではないのは，原始的で，比較的未分化な状態で心の損傷は生じ，そうした心の損傷は身体的に傷つくこととして経験されるという事実のためである。主体と対象がお互いにほとんど区別されていないために，損傷は子どもと対象との双方に生じるようである。母親と子どもの両方が，お互いを一緒に抱えてくれる生き生きとした「パパ・ボタン」を失っていると感じている。ジョンという心因性自閉症に苦しむ幼い子どもが，この心の損傷の詳細を示してくれた。こうした子どもはショックのさなかにおり，傷ついていて，弱く，助けがないと感じている。これに対抗して，不可侵で不死身で，完全に物事を支配しているという錯覚を自分に与えてくれ

るようなやり方を発達させてきている。こうした子どもたちは，とても受け身に見えるのだが，小さな暴君でもある。いわば「大きな顔をする（too big for their boots)」のである。このような子どもたちは，毅然として，それでいて理解のある「コンテインメント」を必要としていて，それは思いやりと常識（common sense）が組み合わさったものである。彼らはこうした大人の対応を歓迎する。というのも，周りの心配する大人たちと同じように，彼ら自身も自分がよい状態にあると思っていないからである。

　ジョンの母親が教えてくれたことから私は，ジョンの母親は，彼を生むとき，自分の一部である美しい赤ん坊を失ってしまったと感じ，麻痺させられてしまったという印象を持った。彼女にとってジョンは，リアルで生き生きした赤ん坊ではなく，貴重なドレスデン磁器だった。もし彼女が「専門家」から自分の子どもに「死んでほしいと願っている」と言われ，そしてこのことがジョンのトラブルの原因であると言われたなら，彼女をどれだけ傷つけてきたことだろう。そして，それはどれだけ真実からかけ離れていただろう。精神力動論者の中には，自閉症に対するアプローチで重大なミスを犯す人々がいる。本稿は，そうした間違った考えを訂正する証拠を提示しようと試みてきた。

　こうした子どもとの心理療法はまた，心因性自閉症を引き起こした原始的感情に触れる試みであった。実際に，こうした子どもたちに起こっていることは，感覚水準での不幸と言えるようなものであるが，過敏であるとともに，早期乳児期の錯覚に支配された状態では，誇張され破局となってしまったようである。そして，このような錯覚に関連した感情は外傷的なものになってしまったのである。ある患者が教えてくれたように，「錯覚だってことはわかってます。けどおそろしいのは本当なんです」。私が見出してきたのは，こうした早期の見たところ破局的な損傷は，治療している障害の性質は何なのか現実的に理解して対処するような心理療法によって癒されうるということである。私はまた，そうした心理療法から集められた洞察は，ある種の神経症の患者たちの治療で出会う自閉的な障壁に光を投げかけるものでもあることも見出した。

**原　注**
1）本稿は，『神経症患者の中にある自閉的障壁（Autistic Barriers in Neurotic Patients)』（Tustin, 1986）にも収録されている。［訳注：本稿は，『自閉症と小児精神病』（Tustin, 1972）の第2章「精神病的抑うつ」と，特に事例記述の大半が重複している。］

## 文 献

Bibring, E. (1953). The Mechanism of Depression. In: Greenacre (ed.), *Affective Disorders*. New York: International Universities Press.

Bion, W.R. (1962). *Learning from Experience*. London: Heinemann. Reprinted London: Karnac, 1984.（福本修訳：経験から学ぶこと．精神分析の方法Ⅰ——セヴン・サーヴァンツ．法政大学出版局，1999.）

Mahler, M. (1958). Autism and Symbiosis-Two Extreme Disturbances of Identity. *Int. J. Psychoanal. 39*: 77-83.

Mahler, M. (1961). On Sadness and Grief in Infancy and Childhood: Loss and Restoration of the Symbiotic Love Object. *Psychoanalytic Study of the Child 16*: 332-51.

Rank, B. & Putnam, M. (1953). James Jackson Putnam Children's Center. Unpublished research report.

Tustin, F. (1972). *Autism and Childhood Psychosis*. London: Hogarth.

Winniciott, D.W. (1958). *Collected Papers: Through Paediatrics to Psycho analysis*. London: Tavistock.（北山修監訳：小児医学から精神分析へ——ウィニコット臨床論文集．岩崎学術出版社，2005.）

# 第3章 波長を見つけ出すこと──自閉症を持つ子どもとコミュニケートする道具[原注1]

アン・アルヴァレズ

　傾聴は，複雑な技である。数年前，タイムズ誌（The Times）にクロウタドリとその歌について投書でのやりとりがあった。以下は，そのなかの，2000年6月14日の投書である。

　　編集長殿
　　拝啓
　　　クロウタドリは，5月にはとても楽しいそうにイ長調で歌います。6月には，満足げにヘ長調で歌います。小生は，これを言うのに68年かかりましたが，ベートーベンの交響曲第7番と第6番がこの理論を支持しています。
　　　　　　　　　　　　　　　　　　　　　　　　　　　　　　敬具
　　　　　　　　　　　　　　　　　　　　　　　　　　　　D. F. クラーク

この投書者は耳がよいのは明らかであるし，傾聴するのが好きなようである。次に挙げるのは，若干異なる傾聴への態度である。これは，フェルナンド・ペソア（Fernando Pessoa, 1981）によるものである。

　　歌うのをやめろ！
　　やめてくれ
　　歌と一緒にやって来る
　　他の声が聞こえてくる（ように思える）から
　　魅力の割れ目から
　　それはやさしく力強い
　　君の歌がもたらす
　　私たちのところまで

この詩の最終連は以下のようである。

> 歌はもういい！
> 今はもう沈黙が必要なのだ
> ぐっすり眠るために
> 聞こえてきた声を思い出すために
> 理解できなかった声を
> もはや私が聞くこともできなくなった声を

詩人は傾聴するために必要なのは歌ではなく沈黙だと主張していることに注意を払っていただきたい。自閉症を持つ子どもたちは，傾聴することができないことがよく知られている。実際，彼らはしばしば耳が聞こえないと思われる。自閉症の三つ組みの症状の中には，社会的関係性や想像力の使用の障害とともに，コミュニケーションと言語発達の障害が含まれている。症状を特定することは大切であるが，あまりに一者心理学にのみ依拠する疾病分類，すなわち子どもの自己の属性のみを取り扱う疾病分類は，バランスを欠いた記述と言わざるをえないであろう。私の考えでは，自閉症をより十全に心理学的に記述するには二者心理学，最終的には三者心理学が必要なのである。このようなアプローチには，個人の内部にある関係性の研究を含んでいるだろう。二者心理学を含む心のモデルにおいては，心は特定の性質や方向性や欠損を持つ自己だけでなく，「内的対象」(Klein, 1959) もしくは「表象モデル」(Bowlby, 1988) と呼ばれるものとの関係をそのなかに持っており，こうした「内的対象」や「表象モデル」も欠損を持っているかもしれないと想定される。自閉症のより個人的でかつ個人内部的な理論には，自己は，内的な表象や人物イメージや対象と力動的な情緒関係にあるという含みを持っている。そのような関係は歪曲されたり，欠陥があったり，奇妙であったりするかもしれないが，自己はそうした関係を常に持っていると想定される。（ここには病因論的含みはまったくなく，問題にしているのは子どもが心の中に持つ人物イメージや表象の世界なのである。多くの精神分析家は，「表象」という言葉よりも「内的対象」という言葉を用いる。というのは，前者は外的人物をそのまま複製したものであると考えられる場合があるのに対して，後者にはそのような含みはない。内的対象は，内的要因と外的要因の混合物であると考えられている。）自閉症を持つ子どもが私たちを家具のように扱うのは，その子どもが私たちを家具のように見ているだけでなく，私たちがまるで家具であるかのように感じているからか

もしれない。子どもが私たちに耳を傾けないのは，その子どもに耳を傾ける習慣がないのが一因かもしれないが，私たちの話しが面白くないか侵入的でペソアの言う沈黙がなさ過ぎると感じているからかもしれない。その場合，私たちはどうすれば歌わずにいながらも聞いてもらうことが可能になるのだろうか。さらに子どもが私たちと話さないのは，私たちを話しかける価値のないものと考えているか，あるいは私たちの聞く力が限られていると考えているからかもしれない。あるいは，子どもは，私たちが子どもから言葉を引き出して何らかの恐ろしいやり方で自分たちのものにしてしまおうとしていると感じているからかもしれない。こうした子どもの「心の理論」(Leslie, 1987) においては，心は基本的に思慮深くないものであると想定されており，これによって，摂取や学習や内在化の過程は大幅に損なわれている可能性がある。

しかしながら，症候学や病理学ですべてを語ることができるわけではない。自閉症を持つ個々の人は，非自閉症でない健康な部分をパーソナリティの中に持っており，それが自閉症と絡み合っているのである。ビオンは，精神病患者の精神分析治療において，「パーソナリティのなかにある非精神病的部分」と接触を持つことの大切さについて述べている (Bion, 1957)。最近自閉症における「共有された機能」(Hobson & Lee, 1999) に関する研究も，ますます増えてきている。自閉症は一見静的なようにみえるが，実のところかなり変動しうる部分があるのである。こうした子どもは，たとえば人や新しいおもちゃを興味深そうに一瞬見たのちにすぐに古い儀式的行動に戻るかもしれない。こうした一瞥の性質に注意を払っていくと，それは，そこから関わりを拡充し構築する手がかりであったり，かすかな信号であったりすることが見えてくる場合があるのである。その際大切なのは，このようなより定型発達に近いようにみえる自己の部分が機能している発達レベルを査定することである。その子どもの暦年齢は5歳や10歳であるかもしれないが，人と関わっている対象希求的な健康な部分の機能状態は生後10カ月であったり，あるいは生後3週であるかもしれない。そこにも早期の前概念作用 (preconception) (Bion, 1962) をやはり見て取れることができるかもしれないが，それは，「心の理論」(Leslie, 1987) や人の感覚 (Hobson, 1993) の前概念作用というよりも，心の理論の萌芽や人の感覚の萌芽の前概念作用と言うべきものかもしれない。自閉症を持つ子どもの治療が依拠するのは，こうした部分であろう。そしてそれは，その子どもができる情緒的コミュニケーションのレベルに正確に合わせていく必要があるだろう。

## 乳児の定型発達，視覚，そして原－言語

　生後13カ月のウィリアムズは，朝の5時に部屋の外で父親が起きているのを聞いた。ウィリアムズは，「アイ！」と呼びかけた。父親は，「『ヘイ，何をしているの？　一体どこに行くつもりなの？』と言っているみたいだな」と言った。父親が赤ちゃん部屋のドアを開けると，再び「アイ」と何かを要求するような声をかけられた。父親は，母親を起こさないように囁き声で，「ウィリアム，お父さんはお仕事に行くんだよ。さあ，もっと寝ていなさい」と言った。ウィリアムズは，「アゥーーー」と言い，そして再び眠りについた。

　現在では，かつてクラインが主張し（Klein, 1959, p.249），その後に発達心理学研究が示したように，健常な赤ん坊は，出生時から社会的に非常に早熟であることが知られている。健常な赤ん坊はみな，対面（フェイス・トゥ・フェイス）の対人コミュニケーション，最初は非言語的なそれに従事し始めるために必要な基本的な能力を備えているのである。赤ん坊は，顔のようなパターンを見，人間の声を聞くことを好み，人との絶妙なやり取りを調整していく，驚異的な能力を持っている（Stern, 1985, p.40; Trevarthan & Aitken, 2001）。情緒的コミュニケーションは，視線凝視（アイ・ゲイズ）（Fogel, 1977; Koulomzin et al., 2002），情緒的関与（エモーショナル・エンゲージメント）（Demos, 1986），一定水準の注意と関心，表出的な身体的ジェスチャー（Hobson, 1993），そして声に出すこと（ヴォーカリゼーション）（Trevarthen & Aitken, 2001）などすべてがオーケストラの楽器のようにそれぞれの役割を果たして成り立っているのでる。これらの楽器のほとんどは，まず表出のために用いられ，ついでコミュニケーションとして用いられるようになる。精神分析的な言葉で言い換えれば，用いられる投影同一化のタイプが変わっていくのである。もっとも，これらはまた摂取や内在化のためにも用いられる。たとえば，視覚がそうである。生下時から乳児は，人の顔に由来する刺激に感度の極めてよい視覚構造を持っている（Papousek & Papousek, 1975）。ショア（Schore, 1997, p.10）は，養育者の情緒的な表情は乳児の環境の中で抜きんでて強力な視覚刺激であると指摘している。乳児は養育者の顔，特に養育者の目，その視線が輝いたりぼうっとなったりするのに強い関心を向ける（Robson, 1967）。そのため，乳児は，養育者の視線を追っていったり，一定時間，相互に濃密に見つめ合ったりするようにもなっていく。結局のところ，目は新生児にとって，ロブソンがいう，計り知れない「刺激的豊かさ」をもっているのである。目が光り輝いたり動いたりすること，そして瞳のサイズが刻々と変化することは，最初はほんの短時間であるが，それ

にもかかわらず頻繁に乳児の関心を引くようになる（Fogel, 1977）。生後2カ月には，母親の目を凝視することが増えてくる（Maurer & Salapatak, 1976）。生後17週には，母親の顔の中で，目は口よりも乳児の関心を引く部分となる（Uzgiris & Hunt, 1975）。

## 視線を追うことを含む3項関係スキルと言語

　生後1年の終わりにかけて，乳児は，早期からある，視線を追うというスキルの使い方を拡大し始める。スカイフとブルーナー（Scaife & Bruner, 1975）は，非常に幼い乳児も母親の視線の先を見ようと首を回すことを示している。生後9カ月以降，他者が何を見ているかを追い，その見ているものを凝視するという行動が増す。それと同時に母親がどこにいるか，やって来たりどこかに去ったりするのを跡付けていくようになる。こののちに，生後9カ月から14カ月の間に，原叙述的指さし[訳注1]という，より能動的な行動が出現する（Scaife & Bruner, 1975）。ブルーナー（Bruner, 1983）は，言語は乳児と養育者の間のやり取りを通じて生じていくことを最初に指摘した研究者の一人であった。こうしたやり取りを通じてこそ，乳児は，一つ以上の視点が存在すること，そしてそれら異なる視点を結びつけることができることを理解するようになるのである（言語発達が情緒過程であるという議論についてはアーウィン［Urwin, 2002］参照）。バーハウス（Burhouse, 2001）は，視線の先を追うことが原叙述的指さしになぜ先行するように思われるかについて説明するかもしれない情緒的前提条件について述べている。彼女は，赤ん坊は，生後最初の数カ月の対面での相互的な見つめ合いにおいて，母親の視線が戻ってくることを喜ぶようになること，そして母親の注意にこのように関心をもち，喜ぶことを通じて，赤ん坊は，母親がたとえば姉や他の人に視線を移した時にそれを追っていくようになると指摘している。最終的に，赤ん坊は，コミュニケーション的な意味を持つ指さしをしたり，表出的な声を出したりするなど能動的なやり方で，母親の視線を取り戻すことを覚えていく。これらは情動で彩られた出来事であり，情動的な出来事の文法こそが言語を構造化するのである。こうしたやり取りのコミュニケーション的な意図には大きな相違がある。たとえば，「おーい」，「ほら，笑ってちょうだい」，「見て，本当にお日様みたいに可愛らしい！」と

---

訳注1）「これは〇〇です」という形式の意味を有するような指さし。

言ったりすること，からかうように「ほらほら，捕まえるよー」と言うこと，そして「悪い子だわね」，「本当にバナナ・ピューレが好きなのよね，そうそう，おいしいねえ」，さらに命令形の「そのソケットに触ったらダメ。それはとっても危ないの」では，まったく異なるのである。言語は，ブルーナー（Bruner, 1983）が教えてくれているように，必ず文脈の中で生起するし，発達研究者たちが示してきたように，情動を伴っているのである（Demos, 1986）。バーハウスは，「お母さん（私のもの）は私ではなくお姉さんに話しかけ，お姉さんを見ている」と考えているようにみえる瞬間について記述している。精神分析の理論家も発達研究者も同じように，早期の2者関係がのちの3者関係的な社会的能力の基礎を築いていくと示唆している（Klein, 1945; Winnicott, 1958; Trevarthen & Hubley, 1978）。最近，ストリアーノとロチャット（Striano & Rochat, 1999）は，3者関係的社会的能力とより早期の乳児期の2者関係的能力との間に確かに発達的なつながりがあることを，実証的に示している。そもそもその人から視線を向けられることが大切であるということがない限り，その人がどこを見ているか，その視線の先を追うことはないのである。

## コミュニケーションの障害における治療的含み
### ――的確な発達的波長に合わせること

　自閉症を持つ子どもの精神分析治療という問題には，論争がつきものであった。精神分析家や心理療法士の中には（Meltzer, 1995; Tustin, 1981; Alvarez, 1992; Alvarez & Reid, 1999），こうした子どもたちには技法を変えていくことが必要だと述べる者もいる。こうした子どもたちは，象徴能力，遊び，そして言語の障害があるので，通常の説明的解釈を理解するのが極めて困難である。自閉症症状がとても重く，他者の存在感だけでなく自己感も弱い場合に，転移と逆転移という概念は高度すぎるように思われるかもしれない。転移は，存在しないように見えるかもしれないし，治療者に起こる欲求不満や絶望という逆転移は無関心につながるかもしれない。しかしながら，詳細に観察していくと，かすかな関係性の兆しが見え始めてくるかもしれず，さらにそれを拡充していくことは可能なのである。

　タヴィストック・クリニックの自閉症ワークショップの見解は，病因が何であれ，社会的相互作用の能力の障害には社会的相互作用過程そのものを通じて機能する治療が役に立つだろうというものである。もっともその場合，治療は，

精神病理の性質と重篤度だけでなく，その子どもが機能している特定の発達レベルも考慮したものである必要がある。治療的アプローチは3方向に向けられる。すなわち，子どものパーソナリティ，自閉症症状（障害，そして時に逸脱[deviance]），そしてどれほど発達的に遅れていようとも障害を受けず無傷に残っている「非自閉症」部分の3つに向けられるのである（Alvarez & Reid, 1999）。したがって，このような子どもへの心理療法は，精神分析と精神病理学と発達研究に裏打ちされたものである。

　第1に，精神分析的視点は，転移と逆転移の詳細な観察を提供してくれる。これによって，治療者は，自閉症に付随する（そしてそれを悪化させたり緩和したりするかもしれない）子どものパーソナリティ特徴に注意を向けることができる。（自閉症を持つ子どもの中には，かなり逸脱したパーソナリティを発達させる子どもがいる。それは，自閉症そのものの本質的特徴ではない。）健常な子どもは皆，両親に濃密にまず関わり，そして次第に同一化する必要があり，またそうした能力があるという精神分析理論は，子どもの定型発達の理解に大いに役立っている。同じように，健常な子どもは，自分と独立して存在する，両親カップルの関係の諸側面に強い関心をもち刺激を受けると同時に混乱させられるという理解，すなわちエディプス・コンプレックスの理論も役に立つ（Houzel, 2001; Rhode, 2001）。

　第2に，精神病理学的視点は，治療者が，自閉症の反復的行動が持つ力や吸引力を理解し，（精神分析家も示唆してきたように）嗜癖的で具象的な非象徴的な行動は単純な神経症的機制や防衛とは全く異なること（Kanner, 1944; Joseph, 1982; Tustin, 1981）を理解する手助けとなる。

　最後に，自然主義的観察方法（Miller et al., 1989）や発達研究による乳児の研究は，臨床的直感を確証し補足しうる。治療者は，社会的関わりの萌芽を同定し促進しようと試みる。その際の技法は，母親が赤ん坊とコミュニケートするやり方やそれによっていかに乳児のコミュニケーションや関わる能力を促進するかについての発達研究の知見に基づいている。発達研究は，多くの要因を強調している。それらは，健常な赤ん坊は刺激や喚起の水準を注意深く調整してもらう必要があること（Dawson, 1989; Brazelton, 1974）と注意が水路づけされる必要があること，「母親語」(マザリーズ)（前言語的ないし前音楽的対話の時期にみられる，ゆっくりとしたテンポの，より優しく，高音の話し方[Snow, 1972; Trevarthen, 2001]）の持つ力とその特定の文法（命令調というよりもなだめすかすような話し方[Murray, 1991]），年齢に応じて，視線が合うように顔の

近づけ方を変えること（Papusek & Papousek, 1975），そして発達レベルに応じて，一次的間主観性（2者関係状況で対面のコミュニケーションと遊び）と二次的間主観性（たとえば玩具に共同注視を向けてほしくて養育者の方を見るような，一緒に物と遊ぶこと［Trevarthen, 1978］）の相違がある，などである。

　しかしながら，多くの重篤な自閉症の子どもは遊んだことがないし，また共同注視の能力を発達させたことがない（Baron-Cohen et al, 1992）。また言葉が全く出ていないかもしれない。さらに，喃語も出たことがないかもしれない。言葉を話さない子どもが，声で遊び始め，依然よりもはっきりとした音を出し始めるのは大きな達成かもしれない。心理療法士にとっての技法的問題は困難なものである。どのようにして言葉をまったく話さないかほとんど話さない子どもと心を通わせることができるのだろうか？　このような子どもにどのように話しかけるべきなのだろうか？　ここで私は，ある子どもとの治療について述べていきたい。この事例では，「母親語」と，「父親語」と呼べるものとが組み合わされて，子どもと私との間のコミュニケーションが促進され，子どものコミュニケーション能力が育ってくのに役立った。どちらの「言葉」を用いるときも，私は，ジョセフにとって馴染みがないか対処できない感情をコンテインし，劇化しなければならないことに気づいた。それにもかかわらず，彼は私の反応に次第に関心をもっていっているのが見て取れた。

## ジョセフ

　ジョセフは，8歳の時に，音楽療法士から紹介されて私のもとにやって来た。彼は予定日より2週間遅れで，陣痛促進剤を使って生まれた。彼の兄たちは健常であった。ジョセフはおとなしい赤ん坊で，誰に抱かれても機嫌がよかったし，3歳になるまで視線を合わせていた。両親は，ジョセフが2歳の時トイレット・トレーニングをしようとしたとき初めて何かがおかしいと感じ始めた。というのは彼がよく理解していないように見えたからである。両親が，ジョセフにコミュニケーションをするように仕向けると，彼は「閉じこもってしまった」。そして視線が合うこともなくなっていった。彼はいつも満足そうにしていたが，自分の中に閉じこもっており，他の子どもと遊ぼうとしなかった。彼はずっと触覚優位で抱っこされるのを好み，歌を歌ってもらいたがった。彼はたくさんの歌を歌えたが，発話は限られていた。ジョセフの母親は，幼児期ジョセフはふり遊びをよくしていたと書いていた。2歳の頃から，彼は2体の人

形を向い合せにして,「会話」させたり,一緒に踊らせたりした。ジョセフは,私とのセッションの中でこれをしたが,それにはとても閉じた,人を寄せ付けない性質があり,もはやそれは本当のふり遊びではないと私は感じた。それは彼にはあまりにも現実的であり,彼は自分がそのように話したり踊ったりしている人そのものであると確信しているようであった。最初の方のセッションで私が耳にした言葉の大半はこのような私的な性質を持つものであり,ビデオに出てくるさまざまなキャラクターの間の会話であった。それらは,生き生きとしており,おもしろそうにしているが,非常に反復的であり,大抵は理解不能であった。何かを尋ねていたり,驚いていたりしているように聞こえるときもあった。しかし,彼が両親や私に向けて言葉を発しているのを聞いたのは,彼にトイレに行きたいかどうか尋ねた時だけであった。そのとき彼は,まるで実体を持たないかのような,非常に軽い声で「いいえ」と答えた。それはあまりに軽く,人間味がなく,誰に向けられたのか,どこから発せられたのかわからない声だったので,空耳であったかと思うほどであった。

　私は,両親と同席の3回の治療相談面接でジョセフに会った。彼は,母親が歌を歌うと,最後の言葉を一緒に歌うという形で反応したが,母親との肯定的なつながりの大半は抱っこを通じたものであった。彼は8歳児にしては大きな子どもだったが,実際より幼いように感じ,守ってあげたい気持ちになりがちなことに私は気づき始めた。彼は可愛らしい幼い顔をした,魅力的な男の子であり,手足に力が入っていない感じで,治療室ではほとんどの時間寝椅子の上で手足をだらりとして寝ころんだまま体を伸ばし,半ば母親の膝にのっていた。彼は,玩具類を少し見てみはしたが,母親や私がこんなことをしてみたらとかあんなこともできるよと言っても大抵は無視した。歩くとき,彼は手足,特に足をまるで自分のものではないかのように,引きずるようにしがちであった。私の心が明るくなったのは,彼がからかい遊びをして,生き生きとして注意深い心を少しでも持っている兆しを見せた時であった。その遊びは,彼が突然「おやすみ,おやすみ」といった時に始まった。私が,大げさに驚いてみせ,彼がまた毛布の下に隠れてしまうことにがっかりしたことを表現すると,彼はそれをとても気に入ったのである。この遊びの後,彼は私と視線がちらちらと合うようになった。ジョセフがとても愛されている子どもであることは明らかであった。しかしまた,この子どもは一度も目を覚まされ,世界と出会うことがなかったという感触もあった。彼は,自分の骨や筋肉,すなわち自分の垂直性を発見する必要があるようであった。立ち上がり,世界に対して体を伸ばし

ていき，跳び上がっていく喜び，そして前進し世界を探索していくことのできる力が必要に思われた。彼の生の受動性はあまりに強すぎたのだが，彼に無理をさせたり，彼がしたいことを止めたりすると，ある種パニック様のかんしゃくを起こしてしまうので，彼は自閉症のために普通の生活や普通のことを求めるには脆弱すぎるとみんな考えがちであった。他方で，ジョセフは多くの点で聞きわけがよくやりやすい子どもだったので，明らかに，両親も学校も，ある種のことに関しては毅然とした態度を示すことができていた。

　心理療法を始めて2カ月余り経って，ジョセフはビデオのキャラクター同士や動物フィギュア同士の会話に表面的に見えているほど没頭はしていないという印象を私は持った。実際，こうした反復的活動をしている間，彼は，私が彼に注意を向けていることにしばしば気づいているようであった。私はまた，私が締め出されている気持を味わっていることを彼が楽しんでいるように思えたので，自分の逆転移を劇化し始めた。「ああ，ジョセフは私と口をきいてくれないんだ。それはないよね。誰も私と口をきいてくれないの。向うではみんなお話して楽しそうにしているのに」など，である。私は，「その人たちじゃなく，私と話してよ，お願い，ジョセフ」と付け加える時もあった。これらはみな，情緒的な説得，懇願，抗議である。ジョセフは，話すことは人が一緒になって第3者を常に排除する活動とみており，2人で向き合って話し合うという真の喜びを知らないのではないかと私は考え始めた。私は，排除された第3者の気持ちを代弁すると同時に，彼を本当の関係性の魅力に引き付け，そこに戻していく必要があると感じた。ある日，私が彼に話してくれるように懇願すると，彼はまっすぐに私を見，そして頭を上げ下げし，まるでよちよち歩きの幼児のように首を振って「いや！　いやいやいやいやいや！」と言った。その時彼は，私をからかい，私の気持ちを萎えさせることのできる力を本当に楽しんでいた。しかし，これにはギブアンドテイクの部分もあった。というのは，結局のところ，彼は私を見ていたのであり，彼が発したのは，勢いのある正真正銘の「いや」だったからである。「おやすみ」と同じように，その言葉にはいたずら心が溢れており，私を心の底から笑わせてくれたのである。

　しかしながら，私の逆転移がみなそれほど好意的なものであったわけではなかった。私はしばしば，彼がうぬぼれた考えを抱いているように思えることに腹立たしく感じた。彼は自分と自分の影だけがおもしろいとか，際限なく続く会話に死ぬほど退屈しているわけでないとか，部屋の中にある（私との間にある見えない）壁の向こうに何があるかを（見なくても）知っていると思いこ

んでいるように見えたのである。最終的に私は，私たちの関係は十分強くなったので，こうした彼の思いこみを疑問に付すことをし始めることができると感じた。私は，「あれー，あなたはその壁の向こうに何があるか知らないよ。知りたいと思っているだろうけど，知らないのよね」といったことを言い始めた。私はこれを強い調子で言ったが，リズムをつけ生き生きと楽しめるものにして，歌を歌うような彼の話し方に呼応させた。もっとも彼の声は高く意味ありげだったのに対して，私の声は，彼をより地に足がついてはいるもののもっとおもしろい（と私が思う）場所に連れていこうとしていた。それは彼の声よりも平板で低い声であったが，ユーモラスではあった。私はまた，彼の会話は現実ではなく，彼が本物の会話をしてみたいと思っていると私にはわかっているということを主張し続けた。彼のふり遊びの会話の中の人たちは，いつでも楽しそうにしているか，少なくとも劇的でおもしろい時間を過ごしているようにみえた。しかし，誰かのように（like）なるには，自分がその誰かである（be）ことはありえないことに気づいてもいなければならないのである[訳注2]。

　しかしながら，誰かのようになるにはまた，その人のようになっていいとその人から許可してもらっていると感じる必要がある。したがって，彼が荒々しく興奮してやって来た時には，私は，彼の話し方の中の興奮と攻撃性の要素を反響させるような声かけをした。彼が突然唸り声を上げたり足を踏み鳴らしたりすれば，私はそれをまねて拡充した。これは彼を喜ばせた。私は，彼は男の子の声だけでなく，筋肉も発見する必要があると感じた。私はまた動物フィギュアたちがもっと遠出をするように励ました。これら動物フィギュアたちは大抵は座ったままとても優しく互いにキスをしているだけで，ちょっと散歩する以外にどこかに出かけることは決してなかったのである。アントニーとクレオパトラでさえ新鮮な空気を吸うために散歩に出かけるときもあったに違いない。彼が動物たちを大股でしっかりと歩かせると（動物たちはいつも同じ場所にいるか，動いても小さな弧を描くだけであった），私は自分の足をもっと強く踏み鳴らしてみせたりしたが，最終的に動物たちに冒険心がないことに対してもう少し断固とした態度を示し始めた。私は，動物たちは怖がってはいないこと，彼らはもっと遠くに行きたいこと，彼が動物たちを押しとどめていることを主張し始めた。彼は，動物たちをソファの背もたれを登らせ始め，以前のように私に動物たちが背を向けたところしか見せないのではなく，背もたれの上から

---

訳注2）理論的に言えば，同一化過程が進むには，分離性を認める必要があるということであろう。

私に向き合わせた。

　心理療法の1年目の間に，ジョセフは自分の中にあるもっと深い声，そしてもっと力強い筋肉質の自己を発見する喜びを次第に見出すようになった。彼の両親は，彼が以前よりも視線が合うようになり，家の中で自然に話をするようになってきたと報告した。2年目を終えたのちに，彼は，本当のふり遊びと私には見えた遊びをし始めた。彼は寝椅子に横になり，床に「落ち」ながら「おーい，助けて，助けてよ」と叫んだ。この場面は彼が観ているビデオの一場面に由来するものかもしれないが，通常私に背を向けて行われた人形の会話のように一人ぽっちで行われた訳ではなかった。この時彼はしばしば私を見ながら，私の目の前で寝椅子から落ちていったのであり，私が「かわいそうな男の子が崖から落ちそうだ。助けてあげないと。急げ急げ！」と叫ぶのが少しでも遅いと，彼は私の手を引っ張り彼の方に手を伸ばさせた。この一連のやり取りは繰り返されたが，決して退屈はしなかった。おそらく，彼がこの劇的な場面をとても楽しんでいたからではないかと思われる。私もまたこの遊びに深く参与したのは確かであった。ふり遊びと共同注視の能力の欠如は，自閉症の早期の兆しであり，こうした子どもたちがそうした遊びをし始めると，たとえそれが暦年齢にしては幼すぎるとしても，私たちにとってとてもうれしくかつ心を動かされる。この遊びには豊かな意味が込められているように思われた。私は，彼は自ら落ちいった自閉的孤立から救われる必要があるし，現実の人がいる確かな地面へと連れていかれる必要があることに同意すると彼に話した。

## 考　察

　ジョセフのような子どもに話しかける際の技法的問題は困難なものである。にもかかわらず，私は，自分の話したことを子どもが聞いてくれて子どもとの間で原-発話が起こるように励ますことのできるやり方を見つけ出すことができたセッションの一部だけを取り出して述べてきた。こうした子どもとの心理療法の仕事は決して容易ではなく，自閉症の持つ力には恐ろしいものがある。しかしながら，こうした子どもたちにどのように話していったらいいのか，なぜ特定のやり方が他のやり方よりも役立つのか考えるのは興味深い。ジョセフの反復的な会話には多くの異なった動機があったと思う。彼がそのような会話に完全に没頭しているように見えるときはあったが，先に述べたように，彼は確かに自分の会話への私の反応をモニターしているときもあると考え始めた。

そして私がこの排除された第3者に切迫した声を与えると彼はより自閉的でなくなったのは確かである。これは，こうした瞬間に投影はコミュニケーションとしての要素があったことを示唆している。あるいは，これを原-コミュニケーションと呼ぶべきなのだろうか？ 彼は私からの反応を期待していなかったかもしれないが，私が反応した時それを認識したし，喜んだ。彼の「会話」が傲慢な自己耽溺のように見えた時もあり，そうしたときは，私は彼に対してこうしたことを直面化した。彼は私からこれらのどちらをも必要としていたのではないかと思う。つまり，比較的受容的な懇願調の「母親語」だけでなく直面化するような「父親語」の両方を必要としていた。治療室の中での父親の声には2つの側面があったようである。1つは，子どもが万能感（ominipotence）に耽ることを拒み，子どもに学び成長することを要求し，子どもは大人と同じではないことを明確にする父親である。もう1つは，（力強い声や自己主張の有能感［potency］に）同一化するように誘い，それを許容する父親である。どちらも私の声の調子が的確な時だけうまくいった。私が彼に対して厳しく直面化しすぎると，彼に必要であった，強い父親への同一化が許容されなかったのではないかと思う。よりうまくいったように思われるのは，毅然としてはいるが少し退屈そうな声の調子やユーモアをこめたからかいの調子であった。彼はより深い唸り声を上げ，足をもっと強く踏み鳴らし，背筋を伸ばしてしっかりと立つ（standing tall［自信を持って立ち向かう］）ようになり，父親にある程度同一化し始めているようであった。父親への同一化は，エディプス的競合に耐える手助けになることは確かであり，万能感的な方法に取って代わってより現実的な行為の主体者の感覚や有能感が育つのに役立つ。私は，的確な強度で自閉症を持つ子どもにアプローチする必要について別稿で（Alvarez, 1999）論じたことがあるが，バロウズ（Barrows, 2002）がもっと特定して，自閉症を持つ子どもに対して攻撃的な遊びを導入することを論じ，引きこもった幼児に攻撃的な遊びを導入することがとても有用であることを見出していること（本書第5章参照）は興味深い。

　より受容的で母性的な機能に戻ろう。ビオンは，α機能，すなわち考えを考えうるものにして経験に意味を与える心の機能について述べた。彼によれば，母親の夢想は，赤ん坊が考えることができるようになるために必要とする経験の情緒的コンテインメントを提供するのである。このことを彼は，母親による赤ん坊の苦痛のコンテインメントという観点で説明している（Bion, 1962）。つまり，赤ん坊は自身の苦痛を母親の中に投影し，その苦痛は，こうした感情を

考え，消化できる母親の力によって変容を被るというふうに説明している。しかし，スターン（Stern, 1962）やトレヴァーセンとエイトケン（Trevarthen & Aitken, 2001）のような発達研究者が指摘しているように，こうした過程は苦痛の時だけに限らないのである。赤ん坊は親に強い印象を与え喜ばせ親の目を輝かせる必要があるし，親を驚かせ，笑わせる必要があるのである。そして赤ん坊はこうしたことすべてができる余裕や時間が与えられる必要もある。私たち大人は赤ん坊から適度な距離を保ち，適度な立ち位置を知り，自分の番が来るのを待ち，関わるタイミングを見計らうことを学んでいく必要があるかもしれない。特に重要なのは，子どものスペースと子どものペースを尊重することを学んでいくことであろう。この子どもにとって大切だったのは私が締め出され望まれず寄る辺ない気持ちになるという経験，特に無力感を味わう経験を保持し，彼に自分が私を待たせておける力を有していると感じるスペースと時間を与えることができたことであったのではないかと思う。もちろんこうした技法の危険性は，私が彼の万能感に被虐的に共謀していると彼に経験されるかもしれないというものであろう。したがって私は，彼が少しでも自己耽溺的に見えたら毅然とした態度がとれるように，状況を注意深くモニターしておく必要があった。

　もう一点私が述べておきたいのは，私がジョセフに想像上（あるいは妄想上？）の友達ではなく私に話してほしいと懇願したときの私の声の強さについてである。私はこのようなときには一種の「再生（reclamation）」（Alvarez, 1992）の過程があったと思う。というのは，ジョセフは自分が姿を消しても彼の対象は気にもかけないのではないかと思っているようであったからである。親や教師やセラピストがどれほど愛情深く献身的でも，このような状況ではやる気をくじかれ，諦めてしまうところがあるだろう。ジョセフは私があきらめないでいることで反応してきたようにみえたが，それは私がそのようなあきらめたくなる気持ちを遊び心と困った感じの両方を伴った，絶望したふりで表現している間だけであった。私が少しでも自分の中で消化しきれない欲求不満をみせたり，直接彼を引っ張り出そうとしたりすれば，彼は引きこもっていった。（彼の教師たちは，支配的にならずに彼を関わるように仕向ける，類似したやり方を私とは別に見つけ出していった。）私はまた，私の声の中にある劇的な調子がこの子どもの中の発達的に遅れた原－話者（proto-speaker）に届いたのではないかと思う。（技法上のこうした能動的な要素は，発達研究や理論だけでなく，反復的な没頭が強力な保持力があることを知っていることも考慮し

ている。この技法は厳密に精神分析的とは決して言えない。）私たちは，こうした子どもたちが私たちに注意を向けることを手助けするだけでなく，その注意を持続させるように援助する必要がある。そしてとてもおもしろいという情緒が動くことがこうした過程が起こるには決定的に重要なのである。

最後に述べておきたいのは，ジョセフには献身的な両親，教師，言語療法士，音楽療法士たちが関わっており，私は彼らと定期的に話し合う機会を持ったという点で，この仕事は協働作業であったことである。私が本稿で試みたのは，このような協働作業の中で私が果たした仕事の中で有用であったように思われる技法や概念のいくつかの概略を記述することである。私たちの課題は依然として途方もなく困難であり続けている。

**原 注**
1）本稿は，Infant Observation: the International Journal of Infant Observation 7: 91-106 においても公刊された。

**文 献**

Alvarez, A. (1992). *Live Company: Psychoanalytic Psychotherapy with Autistic, Borderline, Deprived and Abused Children.* London: Tavistock/Routledge.（千原雅代・中川純子・平井正三訳：こころの再生を求めて——ポスト・クライン派による子どもの心理療法．岩崎学術出版社，2002．）

Alvarez, A. (1996). Addressing the Element of Deficit in Children with Autism: Psychotherapy which is both Psychoanalytically and Developmentally Informed. *Clinical Child Psychology and Psychiatry 1*: 525-537.

Alvarez, A. & Furgiuele, P. (1997). Speculations on Components in the Infant's Sense of Agency: the Sense of Abundance and the Capacity to Think in Parentheses. In: S. Reid (Ed.), *Developments in Infant Observation.* London: Routledge.

Alvarez, A. & Reid, S. (Eds.) (1999). *Autism and Personality: Findings from the Tavistock Autism Workshop.* London: Routledge.

Baron-Cohen, S., Allen, J. & Gillberg, C. (1992). Can Autism be Detected at 18 Months? The Needle, the Haystack, and the CHAT. *British Journal of Psychiatry 161*: 839-843.

Barrows, P. (2002). Becoming Verbal: Autism, Trauma and Playfulness. *Journal of Child Psychotherapy 28*: 53-72.

Bion, W.R. (1957). Differentiation of the Psychotic from the Non Psychotic Personalities. In: *Second Thoughts*. London: Karnac, 1984.（松木邦裕監訳：精神病パーソナリティの非精神病パーソナリティからの識別．再考．金剛出版，2013．）

Bion, W.R. (1962). *Learning from Experience.* London: Heinemann. Reprinted London: Karnac, 1984.（福本修訳：経験から学ぶこと．精神分析の方法Ⅰ——セヴン・サー

ヴァンツ．法政大学出版局，1999．）
Bowlby, J. (1988). *A Secure Base: Clinical Applications of Attachment Theory*. London: Routledge.
Brazelton, T.B., Koslowski, B. & Main, M. (1974). The Origins of Reciprocity: the Early Mother-Infant Interaction. In: M. Lewis & L.A. Rosenblum, *The Effect of the Infant on its Caregivers*. London: Wiley Interscience.
Britton, R. (1989). The Missing link: Parental Sexuality in the Oedipus Complex. In: J. Steiner (Ed.), *The Oedipus Complex Today*. London: Karnac.
Bruner, J.S. (1968). *Processes of Cognitive Growth: Infancy*. Worcester, MA: Clark University Press.
Bruner, J.S. (1983). From Communicating to Talking. In: *Child's Talk: Learning to Use Language* (pp. 23-42). Oxford: Oxford University Press.
Burhouse, A. (2001). Now We Are Two, Going On Three: Triadic Thinking and its Link with Development in the Context of Young Child Observations. *Infant Observation 4*: 51-67.
Dawson, G. & Lewy, A. (1989). Reciprocal Subcortical-Cortical Influences in Autism: the Role of Attentional Mechanisms. In G. Dawson (Ed.), *Autism: Nature, Diagnosis and Treatment*. New York: Guilford Press.
Demos, V. (1986). Crying in Early Infancy: an Illustration of the Motivational Function of Affect. In T.B. Brazelton & M.W. Yogman (Eds.), *Affective Development in Infancy*. Norwood, NJ: Ablex.
Fogel, A. (1977). Temporal Organization in Mother-Infant Face-to-Face Interaction. In: H.R. Schaffer (Ed.), *Studies in Mother-Infant Interaction*. London: Academic Press.
Haag, G. (1985). La Mère et le Bébé dans les Deux Moitiés du Corps. *Neuropsychiatrie de l' Enfance 33*: 107-114.
Hobson, R.P. (1993). *Autism and the Development of Mind*. Hove: Psychology Press.
Hobson, R.P. & Lee, A. (1999). Imitation and Identification in Autism. *Journal of Child Psychology and Psychiatry 40*: 649-659.
Houzel, D. (2001). Bisexual Qualities of the Psychic Envelope. In J. Edwards (Ed.), *Being Alive: Building on the Work of Anne Alvarez*. Hove: Brunner-Routledge.
Joseph, B. (1982). Addiction to Near Death. In: M. Feldman, & E. Spillius (Eds.), *Psychic Equilibrium and Psychic Change*. London: Tavistock/Routledge, 1989.（小川豊昭訳：瀕死体験に対する嗜癖．心的平衡と心的変化．岩崎学術出版社，2005．）
Kanner, L. (1944). Early Infantile Autism. *Journal of Paediatrics 25*: 211-17.
Klein, M. (1945). The Oedipus Complex in the Light of Early Anxieties. In: *Love, Guilt and Reparation and Other Works*. London: Hogarth, 1975.（牛島定信訳：早期不安に照らしてみたエディプス・コンプレックス．メラニー・クライン著作集3．誠信書房，1983．）
Klein, M. (1959). Our Adult World and its Roots in Infancy. In: *Envy and Gratitude and Other Works*. London: Hogarth, 1975.
Koulomzin, M., Beebe, B., Anderson, S., Jaffe, J., Feldstein, S. & Crown, C. (2002). Infant

Gaze, Head, Face and Self-Touch Differentiate Secure vs. Avoidant Attachment at 1 Year: a Microanalytic Approach. In: *Attachment and Human Development 4*: 3-24.

Leslie, A. M. (1987). Pretence and Representation: the Origins of Theory of Mind. *Psychological Review 94*: 412-426.

Maurer, D. & Salapatak, P. (1976). Developmental Changes in the Scanning of Faces by Young Infants. *Child Development 47*: 523-527.

Meltzer, D., Bremner, J., Hoxter, S., Weddell, D. & Wittenberg, I. (1975). *Explorations in Autism: A Psycho-Analytical Study*. Strathtay: Clunie Press. （平井正三監訳：自閉症世界の探求——精神分析的研究より．金剛出版，2014．）

Miller, L., Rustin, M., Rustin, M., & Shuttleworth, J. (1989). *Closely Observed Infants*. London: Duckworth.

Murray, L. (1991). Intersubjectivity, Object Relations Theory and Empirical Evidence from Mother-Infant Interactions. *Infant Mental Health Journal 12*: 219-232.

Papousek, H. & Papousek, M. (1975). Cognitive Aspects of Preverbal Social Interaction between Human Infants and Adults. In: *CIBA Foundation Symposium*. New York: Association of Scientific Publishers.

Pessoa, F. (1981). Cease Your Song. In: *Selected Poems*. London: Penguin.

Rey, H. (1988). That Which Patients Bring to Analysis. *International Journal of Psychoanalysis 69*: 457.

Rhode, M. (2001). The Sense of Abundance in Relation to Technique. In: J. Edwards (Ed.), *Being Alive: Building on the Work of Anne Alvarez*. Hove: Brunner-Routledge.

Robson, K. (1967). The Role of Eye-to-Eye Contact in Maternal-Infant Attachment. *Journal of Child Psychology and Psychiatry 8*: 13-25.

Scaife, M. & Bruner, J. (1975). The Capacity for Joint Visual Attention in the Infant. *Nature 253*: 265-266.

Schore, A. (1997). Interdisciplinary Developmental Research as a Source of Clinical Models. In: M.M. Moskowitz, C. Monk, C. Kaye & S. Ellman (Eds.), *The Neurobiologcal and Developmental Basis for Psycho therapeutic Intervention*. London: Aaronson.

Snow, C. (1972). Mother's Speech to Children Learning Language. *Child Development 43*: 549-565.

Stern, D. (1974). Mother and Infant at Play: the Dyadic Interaction Involving Facial, Vocal and Gaze Behaviours. In M. Lewis & L.A. Rosenblum (Eds.), *The Effect of the Infant on its Caregiver*. New York: Wiley.

Stern, D. (1985). *The Interpersonal World of the Infant: a View from Psychoanalysis and Developmental Psychology*. New York: Basic Books. （小此木啓吾・丸田俊彦監訳：乳児の対人世界．岩崎学術出版社，1989/1991．）

Stern, D. (2000). Putting Time Back into our Considerations of Infant Experience: A Microdiachronic View. *Infant Mental Health Journal, 21*: 21-28.

Striano, T. & Rochat, P. (1999). Developmental Links Between Dyadic and Triadic Social Competence in Infancy. *British Journal of Develop mental Psychology 17*: 551-562.

Trevarthen, C. & Hubley, P. (1978). Secondary Intersubjectivity: Confidence, Confiding and Acts of Meaning in the First Year. In A. Lock (Ed.), *Action, Gesture and Symbol: the Emergence of Language*. London: Academic Press.

Trevarthen, C. & Aitken, K.J. (2001). Infant Intersubjectivity: Research, Theory and Clinical Applications. *Journal of Child Psychology and Psychiatry 42*: 3-48.

Trevarthen, C. & Marwick (1986). Signs of Motivation for Speech in Infants, and the Nature of a Mother's Support for Development of Language. In B. Iindblom & R. Zetterstrom (Eds.), *Precursors of Early Speech*. Basingstoke: Macmillan.

Trevarthen, C. (2001). Intrinsic Motives for Companionship in Under standing: Their Origin, Development, and Significance for Infant Mental Health. *Infant Mental Health Journal 22*: 95-131.

Tustin, F. (1981). *Autistic States in Children*. London: Routledge & Kegan Paul.

Urwin, C. (2002). A Psychoanalytic Approach to Language Delay: When Autistic Isn't Necessarily Autism. *Journal of Child Psychotherapy, 28*: 73-93.

Uzgiris, I.C. & Hunt, J.M.V. (1975). *Towards Ordinal Scales of Psychological Development in Infancy*. Champaign, IL: University of Illinois Press.

Winnicott, D.W. (1951). Transitional Objects and Transitional Phenomena. In: *Playing and Reality*. London: Tavistock, 1971.（橋本雅雄・大矢泰士訳：移行対象と移行現象．改訳 遊ぶことと現実．岩崎学術出版社，2015．）

# 第4章　自閉症状を呈したある少女の分析[原注1)]

ヴェレダ・チェッチ

　本章は，外傷的な状況に対する反応として自閉症状（autistic syndrome）を呈した生後28カ月のある少女の分析での臨床素材に基づいている。私は本稿で，以下の観点についてのみ取り上げることにする。(1) 患者の特殊なコミュニケーションの方法，(2) その特殊なコミュニケーションの様態を技法的アプローチとして用いるやり方，(3) 治療過程が起こった社会的文脈とそれが分析フィールドに与えた影響，以上3点である。

　マリエラは痩せていて，優美な金髪と大きな青い目のとても可愛らしい女の子だった。彼女はしゃべらず，その動きは硬く，ゆっくりと歩き，そして何かに目を向けることもなく，ぼんやりとしているようだった。そのような特徴のために，彼女の容貌は生気のない人形のように見えた。彼女の母方祖母が，マリエラを最初の面接につれてきた。54歳の祖母は感じの良い女性で，マリエラが3カ月間しゃべっておらず，時々しわがれた泣き声を発したり，「ススススススス」や「タ　タ　タタ　タ　タ」や「セセセセ」のような発声をするのだと抑うつ的に語った。マリエラは長い間話すことはなく，ぼんやりしたまま過ごしていた。しばらくの間は食べることも拒否していたが，この時点では主に流動食ではあったが少しは食べるようになっていた。

## 背　景

　マリエラは若い夫婦の一人子であった。彼女は望まれて生まれ，妊娠や出産過程に異常は見られなかった。生後8カ月まで母乳で育てられ，離乳食への移行に問題はなかった。彼女の運動面での発達は健常であり，生後14カ月の時に歩き始めた。1歳の頃に話し始め，その後1年で語彙は非常に豊富になり，言葉を組み合わせて話すようになった。マリエラは元気で明るい子どもだった。

彼女が生後20カ月の時，母親は困難な状況[訳注1)]の中，妊娠した。両親は国の政治的な状況や，そのために自分たちにふりかかりうる事態に対し非常に悩まされていた。特に母親は怯え，精神的にふさぎ込んだ。

マリエラは変わり始めた。周りの人たちは，マリエラが引きこもり，悲しげであること，自分の殻の中に閉じこもってほとんど話さなくなったこと，以前よりも遊ばなくなったこと，食欲がなくなったことに気づいた。彼女はもう元気で明るい子どもではなかった。

マリエラが生後25カ月の時，武装した男たちのグループが明け方に彼女の家に押し入ってきた。耳をつんざくような騒音と叫び声，すさまじい暴力のただ中で，両親は髪の毛を掴まれて引き離され，袋叩きにされ，出血し，死にそうな目にあった。この情報は，唯一の隣人の女性から提供された。この女性は，その小さな女の子を助けるために家に入った。彼女はそこで「壁を背に，隅でうずくまっている」マリエラを見つけた。マリエラは自分の糞尿で濡れ汚れていて，「小さく縮こまって，パニックになっていた」。数時間後，祖母が来た時，3カ月後に面接室で私が会ったのと同じマリエラになっていた。マリエラの中で生じた変化はすでに起こってしまっていて，もとに戻ることはなかった。そしてこのために，マリエラは治療相談面接に連れて来られた。

最初の2回の面接でのマリエラの様子は説明されていた通りであった。彼女は，何も話さず無関心で，ぼんやりしていた。祖母が面接室を出て行ったときも全く反応しなかった。祖母は，マリエラが家でも同じ行動をしている，つまり，他の子どもや大人と全く交流しないと報告した。大人に関しては，彼女は言われるがままに従うこともあった。3回目の面接で，彼女は面接室でお漏らしをした。マリエラは，排泄のコントロールができていなかった。私は，おむつをせずに連れてくるようにマリエラの祖母に頼んだ。マリエラのコミュニケーションの欠如に関して，私は彼女のおしっこやうんちが手がかりを与えてくれるかもしれないと考えた。おしっこやうんちは，壁の後ろに隠れている，あるいは，全くそこにいないかのような印象を与えるこの幼い少女の内側から私の前に現れる内容物であったからである。彼女はフランセス・タスティンによって記述されたカプセル化された子どもを思い起こさせた。

最初の数回のセッションでは，彼女の行動は依然として全く同じものだった。私の介入は，彼女の迫害的な空想に向けられた。その空想とは，私は外側にい

---

訳注1) 1976年から83年にかけてアルゼンチンは軍事政権によって支配され，この間，これに反対すると目された約3万人の学生及び市民が殺害されるか失踪した。詳細は本章に後述。

る人間であり，そのために危険であること，そしてそのような私や迫害者に対する防衛として引きこもっているというものである。私がどのような解釈をしたかをここで逐語的に書くことはしないが，患者の年齢に適した言葉を用い，時に身振りも交えて伝えていったことを明確にしておきたい。マリエラは，見た目には何の反応も示さなかった。時折，私は逆転移として何とも言えない寂しさを味わった。おそらく，その寂しさは，このように孤立した子どもとの投影同一化によって私の中に生じたものであろう。一方で私は，何とか彼女と接触しようとし続けることを決意した。

　第12回のセッションで（私は週5回彼女と会っていた），状況は全く同じであったが，私は彼女の恐怖について話しかけながら，いつもより少し彼女に近づいた（ほんのわずかであったが）。マリエラは，3回目の面接以来していなかったお漏らしをした。私は，この出来事を私の解釈を裏付けるものであると理解した。つまり，マリエラはおしっこをして，私がこれ以上近づかないように，そして私を遠ざけるために防御スペースを作りだしていた。マリエラはそうやって自分のことを守っていたのである。しかし，それは同時に私という存在を認識していたということも示していた。私がこのことを伝えた時，彼女はわずかに足を動かした。

　続く2回のセッションでは，マリエラはまったく何も話さなかった。私は，前回よりも少し近づいた。マリエラは無表情のままだった。私は，おそらく彼女が私のことを以前よりも怖くなくなっていること，そのために私が近づいても大丈夫だと感じていることについて解釈した。さらに，彼女は私が近づくのを受け入れたり，拒否したりすることで私を試していること，私が母親と父親を傷つけた人たちと同じような危険な人物であるかどうか時間をかけて見極めようとしていることを付け加えた。それに対する反応はなかったので，その解釈が正しかったのか，ただの希望的観測の表現に過ぎなかったのかを知ることは難しかった。

　精神分析家の仕事は，いつも困難で骨の折れるものである。このことは，もちろん神経症の成人の分析にも当てはまることだが，子どもの場合それはさらに過酷なものになる。子どもの場合，無意識を明らかにするためには，基本的に遊びやジェスチャーから構成される言葉を用いなければならないという別の困難を乗り越えなければならない。まして，そのような類の言語さえも役立たないマリエラのような事例では，さらなる困難が待ち構えている。理論や臨床経験が，私たちの専門的なアイデンティティを作り上げているものであり，そ

れを携えて私たちはこの骨の折れる仕事に立ち向かっている。しかし，一方でそれらは不十分なものであることが常に明らかになる。それは患者がいつもユニークで唯一の存在だからである。

フロイトは，分析家は解釈を行うために「患者が伝えてくる無意識に対して自分自身の無意識を受容器のように差し向けなくてはならない」と述べている（1912, p.115）。後の論文でフロイトは「私には，他者の中にある無意識の言葉を解釈することができる装置をすべての人が自らの無意識に所有していると主張するのに十分な理由がある」と述べた（1913, p.320）。自分自身の無意識を装置として用いるということは，その人の最も原初的で心の奥に隠された水脈へと「退行」してしまうということである。このことについて，タスティン（1972）は，「自分自身の心の奥底（basic depths）に触れること」と述べている。マリエラに関しては，全く理解できないことに耐えること，暗闇の中へ突き進むことが必要であった。多くの時間，極めて痛ましく，よくわからないものに直面しているという気持ちが逆転移として経験された。そして，それは私を絶望でいっぱいにした。

## セッション16

このセッションも今までのセッションと同じようだった。私は逆転移や彼女の生育歴について知り得たことに基づいて解釈したが，マリエラは無表情だった。終了の数分前になっても，マリエラはまだ動かず，黙ったままであった。私は，すっかり疲れ果て，落胆していた。私は，何も話さず，彼女のことを見ることもしなかった。突然，この息の詰まるような空気が，ある音によって打ち破られた。それは，私がマリエラに会ってから，初めて彼女が発した音であった。私は，「レ（D）」と歌ったと感じた。私が彼女を見ると，マリエラは動いていなかった。その後，私は驚きから回復し，「レー」と歌ってみせた。

祖母がマリエラを連れてきたとき，マリエラの両親がどちらも音楽家であると教えてくれた。つまり，母親は歌手で，父親はバイオリン奏者であった。音楽がこの家族の中では重要な役割を担っていた。母親は，最後の数カ月抑うつ状態だったときを除いて，何かしているとき，特に娘の世話をしているときいつも歌っていた。しかし，その抑うつ状態の数カ月でさえ母親は完全にはその習慣を手放してはいなかった。この情報が，最初の面接の中で言及されなかったのは，マリエラの両親は音楽家として生計を立てていた訳ではなかったこと

による。祖母と私は，特に私が自分自身も音楽家であると伝えたときに，一種の不吉な驚きを感じた。

　私は，マリエラの母親が最も頻繁に歌っていた歌がどんな曲であったのかを見つけ出し，再現するために，祖母と時間をかけて話をした。祖母は（娘が居なくなってから戻っていなかった）娘のアパートに戻り，音楽に関して残っていたわずかなものを持ってきた。それは，レコードやカセットテープ，そして数枚の楽譜であった。他のものは，襲撃されたときに壊されたり，盗まれたりしていた。

## セッション19

（前の2回のセッションでは，マリエラは「レ」と歌わなかった。）
　私は「レ」と言った。その数分後に，マリエラが「レ」と歌った。私の解釈は，彼女が最初に音を発したときと同じものだった。つまり，マリエラは私とコミュニケーションをしたがっていること，そのためにマリエラは努力して，「レ」と歌っていることを伝えた。そして，今日は，マリエラが私の「レ」に反応することができたことを付け加えた。私は，もはやそれほど危険な存在ではなく，良いママになったのだ，と。マリエラは，ゆっくりと振り返り，玩具に顔を向けた（それまでは決して注意を向けることはなかった）。そして，人形を手にとり，匂いをかぎ，口に近づけてしゃぶりはじめた。彼女の表情には緊張が感じられたが，同時に喜びも示していた。そして，突然彼女はぶっきらぼうに床にその人形を投げて，再び無関心になった。私は，マリエラは私に良いママになって，良い食べ物を与えてほしいと思っていること，しかし一方で自分を傷つける悪いママが怖いし，私も悪いママになってしまうことを恐れていることを伝えた。
　「レ」が私とマリエラの出会いの始まりを示していたこと，そしてここで詳細に示したセッションではより生き生きとしたやりとりが生じたことは確かであったが，分析セッションの中でマリエラが静かで，何も話さず，ぼんやりとした少女であることもまた変わりはなかった。
　このとき，私はある技法的な工夫を実践し，それは有効なものであったと思われる。それは，マリエラが自閉的な世界に引きこもっているときに，彼女とコミュニケーションをとるために音楽的な方法を用いることであった。当然のことながら，こうすることで言葉をないがしろにしていたのではなく，一旦接

触できるようになってから言葉を用いるようにしたということである。このように深刻な障害の患者といると，私たちはしばしば技法の手引書から逸脱しているかもしれないということで，罪人のように感じることがある。しかし，実際にはそうした逸脱は，患者たちの奇妙な防衛的世界，つまり精神病的な創造物に入り込もうという試みを意味しているだけなのである。「私的なものに留まっているはずのものが公的にされる」(Tustin, 1972) のである。私は，マリエラが成長するにつれて，その音楽が変化し，より複雑になってきたことに気づいた。当初は，楽音やメロディーを優しく歌うことによってのみ，マリエラに触れることができた。彼女の心的装置が発達し，より力強くなるにつれて，歌詞が導入されるようになった。そして，彼女の治療の最終段階では，他の人と同じように，その場に応じた替え歌を歌うようになった。この「歌詞」段階の始まりでは，全く同じ方法で繰り返し何度も歌詞を繰り返すことが必要であった。たとえば，私が何気なくほんの少しだけ変化を加えると，マリエラは恐ろしく怒ったのだ。この少女は，多くの子どもたちが物語ですることを歌でしていた。実際，マリエラは音楽家であった。

ここからは，どのような歌がセッションの中に持ち込まれたのか，そしてどのようにして，上述したことについて私が理解するに至ったのかということについて，いくつかの例を提示していくことにしたい。

## セッション27

マリエラは無関心で動かなかった。私は「レ」を歌った。沈黙ののち，私はアルゼンチンで最も人気のある子守唄を歌った（私は彼女の母親がこの歌を歌っていたのを知っていた）。反応はなかった。しばらくして，私は彼女の祖母が持ってきてくれた楽譜の中にあった，ブラームスの子守唄のメロディを歌った。マリエラは生気を取り戻したように見えた。彼女は私を見つめ，玩具があるところに行き，第19回のセッションで選んだのと同じ人形を手に取った（他に2体の人形があった）。そして強い喜びの表情を浮かべながら，今度は長い間，それをしゃぶった。

私がメロディだけを歌った理由は，歌詞はより混乱を与えやすいと感じたからであった。さらに，マリエラが発したのは，言葉ではなく，楽音であった。つまり，彼女が期待していたのはまさに楽音（「レ」以外でも）であった。おそらくこのことから，マリエラが自分の経験を母親と最後に過ごした時期から

遡って思い出していることが示唆された。彼女の母親が抑うつ的になっていたことを考えると，彼女は歌詞をつけずに歌を歌っていた可能性が高い。祖母はこのことに同意はしていたが，確証はできなかった。彼女の娘は，以前ほど歌を歌わなかったが，確かに歌ってはいた。また，ブラームスの子守唄は，たとえ抑うつ的な人が歌ったとしても，十分に優しく安らげる歌であった。マリエラの経験した記憶の一つと触れあったのだろうか。マリエラの反応からするとおそらくそうだろう。マリエラの経験の多くは，歌と関わっているようだった。祖母が言ったように，彼女の母親は何かしているときはいつも歌を歌っていた。そして，マリエラも同じだった。

　マリエラがセッションの中で最初の音「レ」を発するようになった頃，祖母がこの子が自分の声を出しながらより積極的に遊び始めるようになったと私に伝えた。それは，セッションの中ではしなかったことであった。彼女はガーガーと喉をならし，コロコロと音を立てた。彼女が最初に私と出会ったときに発していたお決まりの音は，より豊かになり，他の音と入れ替わった。

　マリエラが表現する必要がある事柄に応じて，歌自体が異なる意味を獲得するようになった。彼女は，それらを順応させ，いくつかのメロディーを歌い，他の部分は省いたり，フレーズを修正したり，リズムやスピードを変えたりした。このようにして，マリエラは歌にさまざまな意味を与えていった。彼女はまだ歌のほうを好んでいたが，歌は少しずつ次第に言葉に取って代わられた。

　楽音が彼女を落ち着かせているように思われる一方，雑音がマリエラに破滅的な影響を与えた。叫び声やノックなどいかなる雑音も彼女を恐怖で満たした。彼女は，面接室の隅に，壁を背にしてうずくまり，完全に固まってしまった。これは，明らかに外傷的な状況の再演であった。

　やがて治療の中では，憎悪やサディズムといった表現が，重要な役割を担うようになった。長い間，マリエラはセラピストを含むすべてのものを激しく叩きながら，狂ったように叫んだものであった。大量の赤いノリを用いて，彼女は私たち2人と部屋を赤まみれにした。そのノリは，私が彼女に必要だと思って用意したものであった。彼女は，私を怯えた子どもや襲われた子ども，襲われた両親にした。このようにして，マリエラが攻撃者と同一化していることや両親像を攻撃するというサディスティックな空想を持っていることが明らかになっていった。

　治療の3年目（治療は4年続いた）に，私はマリエラと祖母と一緒に会った。祖母は，子どもの両親に関する重要なもの，特に写真を持ってきた。マリエラ

は，祖母に質問し，祖母は彼女の両親のことやマリエラ自身のことについて話をした。マリエラが自分のことを知りたいという気持ちは，尽きることがなかった。その後，セッションに来たとき，マリエラは祖母が彼女に話したことを，私がまるでその場におらず，何も聞いていなかったかのように繰り返した。マリエラは，私と一緒になって，実際には状況が許さず両親と経験できなかったことを，経験したことがあるという空想を得意げに楽しんでいた。マリエラは，治療室で自分のアルバムを作った。彼女は自分の生育歴を再構成していたのだった。

## 患者によって発せられた「レ」の音，および楽音や歌の使用についての考察

　フロイトは，心的装置の最初の構造について以下のように述べている。「それは，反射機構に従っている。その結果，そこに作用する感覚的興奮はどのようなものでも，直ちに運動経路によって放出されうる。しかし，生活の中でのさまざまな経験が，このシンプルな機能を阻害する……人生の危機的状況は，最初に基本的な身体的欲求という形で立ちはだかる」。フロイトはさらに，「身体内の欲求により生み出された興奮は，運動によって放出されることを求める。それは，「身体内部の変化」や「情動の表出」として記述できるかもしれない。飢餓状態にある身体は，無力に叫び，足を蹴る」(1900, p.565) と述べた。これより前の論文で，フロイトは身体的欲求を「飢え－呼吸－性欲」と定義し，身体内部の変化を「情動の表出，叫び，脈管神経支配」(1895, p.317) と定義していた。

　この最初の段階では，叫ぶことは単に痛みの感覚を追い出そうとする試みである。しかし，そうすることで痛みから解放されることはない。なぜなら，フロイトが述べているように「変化というものは，何らかの方法を用いて（赤ん坊の場合は外からの助けを通して）内的な刺激に見合った「充足経験」を得ることができて初めて生じうるものである」からである (1900, p.565)。この経験をすることによってのみ，この「放出の経路は，最も高度で重要な第2の機能，つまりコミュニケーションを獲得するのである」(1895, p.318)。

　楽音は，叫びが変形させられたものである。その差異は振動の一定性にある。私が「レ」と同じ音を発したのに続いて，マリエラが「レ」と発声したことは，この種の経験である。また，マリエラと母親とのつながりに関する最も深く覆

い隠された痕跡，すなわち母親の声による楽音につながる表現であった。それを私が認識し繰り返すことができたことにより，意義深い反応が生じた。マリエラが楽音を口にした瞬間が，この上なく重要であった。このとき私は，気落ちしていた。私は，言葉もなく，マリエラのことを見てさえいなかった。このようなことが起こったのは，私がこの子どもを治療するようになって初めてのことだった。それまで私は，マリエラに注意のすべてを集中させており，マリエラも私の言葉や身振りを通してそのことを感じることができていただろう。それまで彼女から目をそらすことも決してなかった。これは，母親との状況の再演なのだろうか。すなわち，「ほどよい」母親が，最初は抑うつ的になり，それからまるでそこにいないかのように感じられるようになり，そして最後に永遠にいなくなってしまった，ということなのだろうか。この見捨てられた瞬間，マリエラは，内的な良い対象に助けを求め，泣き叫んだのである。

マリエラは，外的世界との繋がりを破壊されていた。なぜなら，外的世界は極めて危険なものになっていたからである。退行していく中で，彼女は身振りによるコミュニケーションを放棄した。欲求による緊張が生じると，マリエラはより原初的なコミュニケーションの方法に頼った。それが，楽音であった。ディディエ・アンジュー（Didier Anzieu）によれば，「前言語的な（prelinguistic）意味の獲得（泣くことや，それに続く喃語の獲得）は下位言語的な（infralinguistic）意味の獲得（模倣や身振りの獲得）に先行する」（Anzieu, 1979, p.28）。

セッションの定期性や分析家の恒常性，そして分析家による解釈によって患者の迫害的な不安が緩和され，この「レ」の出会いが可能となった。「遅かれ早かれ，幾度かの出会いののち，精神病患者は自らの習慣をいくらか修正してみせる。このことは，分析家にとって意義深いものである。そのような感知することができる変化というものは，知覚領域の中に統合されてきた一人の人間としての，私たちに向けられた言葉の始まりである。すなわちコミュニケーションが可能となることへの序曲である。……私たちの知覚の記憶，私たちの身体イメージの無意識的隘路を再び通り抜けなければ，どんな言葉も私たちにとっての意味を獲得することはないだろう」（Dolto, 1971）。

マリエラの「レ」は私の中に反響を生み出した。精神分析家として，私はこのサインがいかに重要であるかを理解していた。また，それが，私が受けてきた音楽の訓練のおかげであることを認識することができた。「もし，そのサインが分析家と患者の双方に同じ効果を持っているなら，それが喜ばしいもので

あっても苦痛なものであっても，その相同な反応によって，2人の間には，固有の結びつきが確立することになるだろう」(Dolto, 1971)。そして，マリエラと私の間に起こったのは，まさにそれだった。この思いがけない出来事によって多くのことが回り始めた。もし，マリエラの発した音が理解されなかったなら，この少女は自分自身を理解してもらうための別の方法を見つけ出したに違いない。

　「レ」は長い間，セッションの中に留まっていた。最初の18カ月間はよく用いられたが，それ以降のセッションではそれほど頻繁ではなかった。さらに，一連のセッション中で，彼女は「レ」に異なる意味を与えていった。それは，コミュニケーションの方法として用いられるのではなく，時に合言葉になった。「レ」-「レ」と歌われるまで，マリエラはじっと黙って動かずに待っていた。マリエラが歌わなければ，私が歌わなければならなかった（特に治療の始まりのときはそうだった）。私たちは共に，現実の迫害という外的な危険が存在する状況に曝されていると感じていたが，合言葉はそのような状況との関連で必要とされていたのであった。時間がたつにつれて，「レ」-「レ」は，徐々にそのような意味を失っていき，あまり重要ではなくなっていった。そして最終的には記憶にとどまるだけとなった。

　「レ」が頻繁に使用されていた期間，マリエラは呼気を用いて遊んでいた。彼女は，ガーガーと喉を鳴らし，コロコロと音をたてた。それはまるで3〜6カ月の赤ちゃんのようだった。これは，自体愛的な遊びであり，コミュニケーション的な意義は一切なかった。マリエラは，この行為によって頬咽頭領域を性愛化した。そして，この行為を通して徐々に，両親とかつて共有していた聴覚音声を通じた良い繋がりを回復し，自分自身を認識し始めたのである。マリエラは，家にいるとき，この行為にひとりで没頭しており，それは強烈な快の源となっていた。マリエラの祖母がそのことについて話してくれたところによると，しばしばマリエラは「恍惚状態にあった」とのことだった。ラッカー(Racker, 1952)が述べているように，もし「音楽の起源が，母親からの分離という子どもの外傷的な経験，すなわち妄想的不安やメランコリー不安の基底にあり，それゆえ音楽はそのような分離を打ち消す試みを表している」とするなら，マリエラの恍惚は，理解しやすいものである。楽音を用いること，また後には歌を用いることは，セッションの中でしばしばこのように，排他的で自己愛的な使用という要素を示していた。コミュニケーションの方法として楽音や音楽を用いるということが最終的に優勢となるには，ある程度の時間が必要

だった。

　たとえ音楽を演奏する正常な成人であっても，自分の用いる楽器との間に自己愛的な関係が成立していると考えることができるだろう。まして，自分の声を音楽に用いているのであればなおさらである。それは，身体が重要な役割を担う活動であり，快楽を生み出す自己愛的な活動の昇華である。そして，もし「音楽が，良い対象を手に入れる方法を表すだけではなく，それ自体が良い対象，すなわち愛しそれゆえに愛される対象を表してもいるならば」(Racker, 1952)，聴衆というものは付随的な対象である。

　マリエラが口にした楽音や，言語には反応しないことを考慮して，私は（歌詞のある歌で失敗した後に）メロディーを歌うことを取り入れた。治療状況が，この子どもと両親との間にあった快い関係を再現したのである。マリエラは，両親と暮らしていたときに享受していた良い「音浴」を再び楽しんだ。このことによって，「錯覚（illusion）」という「移行」空間が生み出され，マリエラは現実の生活や心的生活における痛ましい内容を受け入れられるようになっていった。

## この事例における社会的文脈

　極めて残虐な軍事独裁政権によってアルゼンチンの人々が苦しめられているという文脈の中で，私とマリエラは出会い，4年に及ぶ治療にともに取り組んできた。この独裁政権は，数年の間実行していた抑圧的なやり方を，激烈な形で洗練していった。すなわち，現実を誤って認識させるためにマスメディアをコントロールし，人々を孤立させるような恐ろしい空気を作り出し，誘拐と拷問によって社会は無防備な状態に陥っていった。文化の中に体現される超自我の保護的な側面は失われた。法はねじ曲げられ，理想は歪められていた。

　私とマリエラはどちらもこれらの影響を感じていた。マリエラ自身，家族の悲劇を経験していたので，人が失踪していっているという現実に関して，当時，広く用いられていた否定や否認といった防衛機制を用いることはできなかった。しかし，社会的孤立や恐怖は増大し続けていた。空想は，現実と取り違えられた。信頼に足るものがないという状況の中で，現実の基準は歪曲されてしまっていたため，しばしば空想と現実を区別することは本当に難しいことだった。

　治療を中断させられる危機に陥ることもたびたびあった。それは，マリエラの祖母が孫と自分自身の安全のために移住しなければならないと考えたためであることもあったし，私自身が深刻な危険を感じたことが理由であることもあ

った。

　特に,「気が変になる」のは,「失踪した」人々についての新しい分類だった。すなわち,「死亡」,「生存」, そして「墓はないが死亡」。最後のものはつまり, 彼らはもういないということであり,「名前のわからない遺体」となっていることを意味しており, マリエラの両親が属する分類であった。「愛する人が行方不明だという苦情が提出されると, 2種類の状況に直面する。もし, その人が強制収容所で生きているならば, その人はもう死んでいると思うように誘導される。そしてすでに死んでいて, 名前のない遺体として埋められているならば, その人は確かに外国に行ったという答えが返ってくる。この状況によって, 混乱と曖昧さという空気が作り出される。さらに, 葬儀には文化との繋がりを持つためのものをさまざま含んでいるが, こうしたものは失われていく。墓もなく, 遺体もなく, 喪に服すことが不可能であれば, それはそのままで留まってしまう。その結果, 傷は開かれたままとなる。希望を抱き続けるため, 名付けられないままでいるため, そしてわからないという状況に伴うすべてのことのために, 傷は開かれたままとなるのである」(Cecchi et al., 1986)。

　私たち大人には, マリエラにこの状況を説明することはできなかった。彼女の両親に何が起きたのか, そしてそれはなぜなのか。不確かさだけが私たちに残され, 私たちは不確かさとともに生きなければならなかった。はたして生きているのか, あるいはすでに亡くなっているのか, 両親についてどのようにすれば言葉にできたというのか。

　この特殊な喪の状況をワークスルーするためのマリエラの試みと彼女の歌の使用について一つの例を挙げたいと思う。ここでは,「Mambrú se fue a la guerra」[原注2]の歌について述べることにする。マリエラは, この歌に含まれる死の内容とその陽気な音楽とのコントラスト, そして合間に挟まれる合いの手によって, 両親に何が起こったのかということに関連する混乱と自分の感情のアンビバレンスを表現した。アンビバレンスが減少すると, マリエラは, その曲を歌詞に合うように変えた。希望がある時には,「復活祭かクリスマスに彼ら（複数形を使った）は帰ってくる（三位一体の祝日[訳注2]についてマリエラは知らなかった）[訳注3]」というフレーズだけを陽気に歌った。同じレコー

---

訳注2) Trinity Sunday. 復活祭の後の8番目の日曜日。
訳注3) 原注2にあるこの歌の歌詞を参照。もともとの歌詞は「He'll return for Easter or for Trinity」であるが, マリエラはそれを「They'll come for Easter or for Christmas」と変えて歌ったということ。

ドに入っていたもう一つの歌「素晴らしい5月の朝（Lovely May morning）」に関しても「庭で水やりをするお母さんを見つけた（I found my mummy watering the garden）」というフレーズを何度も何度も繰り返した。両親が帰ってくることはないということがぼんやりとわかってくると，マリエラは彼女のMambrúの歌に，「彼らは（いつも複数形だった）戦争で殺された」というフレーズを加えた。埋葬について触れられているこの歌の最後の部分をやっと付け加えたのは，治療が終わりに近づいてからだった。そしてその時には，明らかに深い悲しみを伴っていた。そこには，両親を埋葬したいという強い気持ちが表現されていたが，それは実際には不可能であった。この試みには，両親を死んだと見ることの罪悪感があることが見て取れた。というのは，両親は，外国やどこか遠いところで生きているかもしれないからであった。

## 結 語

2歳になるまで健常に育ったこの子どもは，（妊娠と，これまで述べてきた理由のために）自己愛的に引きこもり，抑うつ的になり，不安に苛まれた母親と突然向き合うことになった。そしてそのために今度は彼女が引きこもっていったのである。

マリエラも，スキゾイド的な防衛機制に頼り，引きこもっていた。分析の過程を通じて確証できたように，彼女の妄想的不安も増大していた。外の世界，すなわち母親は，危険なものになっていた。それは，一つには，母親の子宮を攻撃するというマリエラのサディスティックな空想の投影であり，他方で，実際に外的世界が危険であったためである。また，死の恐怖の犠牲者であり，抑うつ的になった母親は「再接近期」（Mahler, 1979）の最中にいたマリエラに必要なサポートをもはや提供できなかった。

彼女の防衛的な自閉的反応を引き起こした「破滅的状況」は，両親が連れ去られたことであった。マーラーは，母親からの身体的分離によって子どもに引き起こされる外傷的な影響および，その分離がパーソナリティの発達に及ぼす病理的影響について述べた。「分離－個体化」の過程は，母親の身体的存在を前提としている。もし母親の身体的存在がなければ，子どもは破滅的な状況を経験することになる。このようにして，襲撃を受けている間，両親に対するマリエラの攻撃的空想が，現実化されたのである。また一方で，マリエラは攻撃され，傷つけられた。自己のある部分は傷を負い，彼女の両親とともに彼女自

身から無理やり引きちぎられた。彼女は両親を失い，また自分自身の一部を失った。他方で，マリエラは，自分の空想を満たした襲撃者に同一化していた。この幼い少女は，無力感に圧倒され，自閉的状態（autism）へと崩壊していった。それは，きわめて耐え難い現実からの撤退である。

　フロイト（Freud, 1926）によれば，基本的な外傷的状況は無力な状態であるという。それは，（母親，母親の愛，対象の愛などの）喪失の経験によってもたらされる状況であり，後に生じるすべての外傷的状況は，そこに戻っていく。

　マリエラの心的装置は，消化することのできない外的および内的刺激の洪水に突如として飲み込まれてしまった。それから起こったことは，メルツァー（Meltzer, 1975）が脱心理化（dementalization）と呼んだものである。「突然で一過性の心的活動の停止，……文字通り心的生活を麻痺させようとする試み，……心的装置は，二重の意味で崩壊する。すなわち，もはやそれは機能しなくなり，そして粉々に砕け散る」。

　分析の経過の中で，外傷的状況に関わる素材は，ライトモチーフのように絶えず現れた。最初の頃は，分裂的な側面や迫害的罪悪感，報復の恐怖が優勢になったときに現れてきた。そういった空想が徐々にワークスルーされ，患者の万能感が減少していくと，空想と現実が次第に区別されていき，喪失にまつわる悲しみと関連して強烈な感情が現れた。生まれて2年の間に両親と築いてきた素晴らしい関係は，回復を可能にする「両親からの贈り物」であった。マリエラの分析は長く苦しい作業だった。しかし，その作業を通して，心的装置は再建され，マリエラが生き続け，外的世界により信頼をおくことを可能にするに足る良い体験と良い内的対象が取り戻された。

## 原　注

1）この章は，International Journal of Psyhoanalysis 1990, 71 に最初に掲載された。
2）"Mambrú has gone to the war / Chiribin, chiribin, chin, chin / Mambrú has gone to the war, who knows when he'll return / Ahahá Ahahá / He'll return for Easter or for Trinity / Trinity is over / Mambrú will not return / Mambrú was killed in battle / They take him to his grave / With four officers / And a chaplain / Over his grave / A little bird flies / Singing pío-pío pa." この歌は，「Lovely May morning」とともに，マリエラの両親の家から見つかったレコードの中に含まれていた。マリエラは一日中この歌を聴いているときがあった。

## 文　献

Anzieu, D. (1979). The Sound Image of the Self. *Int. J. Psychoanal.* 6: 23-36.
Cecchi, V. *et al.* (1986). *Argentina: Psicoandlisis: Represion Politica.* Buenos Aires: Ed. Kargieman.
Dolto, F. (1971). *Dominique. Analysis of an Adolescent.* New York: Condor Books, 1974.
Freud, S. (1895). Project for a Scientific Psychology. *SE 1.*（総田純次訳：心理学草案．フロイト全集 3．岩波書店，2010．）
Freud, S. (1900). The Interpretation of Dreams. *SE 5.*（新宮一成訳：夢解釈．フロイト全集 4/5．岩波書店，2007/2011．）
Freud, S. (1912). Recommendations to Physicians Practising Psycho-Analysis. *SE 12.*（須藤訓任訳：精神分析治療に際して医師が注意すべきことども．フロイト全集 12．岩波書店，2009．）
Freud, S. (1913). The Disposition of Obsessional Neurosis. *SE 12.*（立木康介訳：強迫神経症の素因．フロイト全集 13．岩波書店，2010．）
Freud, S. (1926). Inhibitions, Symptoms and Anxiety. *SE 20.*（大宮勘一郎・加藤敏訳：制止，症状，不安．フロイト全集 19．岩波書店，2010．）
Mahler, M. (1979). Separation-Individuation. *The Selected Papers of Margaret S. Mahler, Vol. 2.* New York: Jason Aronson.
Meltzer, D., Bremner, J., Hoxter, S., Weddell, D. & Wittenberg, I. (1975). *Explorations in Autism: A Psycho-Analytical Study.* Strathtay: Clunie Press.（平井正三監訳：自閉症世界の探求――精神分析的研究より．金剛出版，2014．）
Racker, E. (1952). Aportación al Psicoanálisis de la Música. *Rev. de Psicoanálisis 9*: 3-29.
Tustin, F. (1972). *Autism and Childhood Psychosis.* London: Hogarth.
Winniciott, D.W. (1958). *Collected Papers: Through Paediatrics to Psychoanalysis.* London: Tavistock.（北山修監訳：小児医学から精神分析へ――ウィニコット臨床論文集．岩崎学術出版社，2005．）

# 第5章 「遊び」療法
## ——自閉症と心的外傷に取り組むこと[原注1]

ポール・バロウズ

## はじめに

　自閉症に関する大半の文献において，精神分析的心理療法はきわめて悪い評判を享受している。それは適切な治療形態と一般的にはみなされておらず，時には，有害な可能性があるように感じられてさえいる。たとえば，ハウリンは以下のように書いている。

> 1987年，ハウリンとラターは「精神分析に効果がないということを，確信をもって結論付けることはできない，それでも，……効果があることを示すエビデンスはほとんどない」と述べた。その約10年後，キャンベルら（Campbell et al., 1996）は「精神分析は自閉症の治療としては限られた価値しか有していない」と結論付けた。……いくつかの事例を聞く限り，治療が子どものさまざまな問題に対処する方法について直接的で実際的なアドバイスを伴っていない限り，その結果は惨憺たるものになると思われる。単に子どもの早期幼児期を想起させることや，あるいは（たとえば）母親－乳児の相互作用の障害に焦点を当てることは，効果的な対処方略が持てるように励ますかわりに，強迫的な反芻思考を引き起こしやすく，現在のあらゆる問題を人への非難に転嫁することになる可能性が高い。
> [Howlin,1998, pp.95-6]

　しかしながら，このような見解は子どもの心理療法士が現在，そうした子どもたちと取り組んでいるやり方についての誤った理解に基づいていると思われる。近年の論文（Alvarez, 1996）は，このような誤解に対処するべく努め，早期発達に関する最新の精神分析的なモデルと，スターン（Stern, 1985）やトロニ

ックとワインバーグ (Tronick & Weinberg, 1997) といった発達心理学者によって提供されたモデルとの両方から得られる治療モデルについて述べている。

　この修正された方法論の重要な特色は，「子どもの早期幼児期を想起させること」よりもむしろ，子どもの注意を引く可能性が最も高いあらゆる方法を用いることにより，子どもと情緒的接触を持つことを強調する点にある。このような作業をすることによって，子どもの心理療法士はおそらく（少なくとも作業の初期段階においては）バロン - コーエンとボルトンが有用だとみなしたタイプの治療を提供していることとほぼ等しくなる。彼らはそれを「遊び療法 (play therapy)」と呼んでいる。

> もし心理療法を（その親ではなく）自閉症を抱える人自身のためのものとして考えるならば，不十分な言語能力しか持たない人には役立たないということを心に留めるべきであろう。自閉症の子どもに変化を促す非言語的な技法が**遊び療法**である。こうした実践は自閉症を持つ子どもが不安をコントロールし，より創造的に遊ぶことを援助する上で有用であるが，もし治療者が子どもの遊びに解釈を行うならば，単に子どもを混乱させることとなり逆効果である。[Baron-Cohen & Bolton, 1993, p.70]

この「心理療法」と「遊び療法」の間を暗に区別することは，いくぶん誤解を招くもののように思われる。子どもの心理療法士たちは非言語的な子どもたちとコミュニケートする手段として遊びを使うことに慣れ親しんでおり，実際，クライン (Klein, 1955) はもともと，彼女の遊戯技法 (play technique) を大人の患者の（言語的な）自由連想の「代替物」として発展させた。子どもの心理療法士はまた，自分たちのコメントはその子どもの理解力に見合った適切な水準に調節されているかを確認することに関心を払っている。違いがあるかもしれないのは，子どもが自閉状態から姿を現し始めたのちに治療の作業が進展する道筋にある。

　もちろん，いずれの種類のセラピストにとっても一つの困難となるのは，（常同的行動ではなく象徴的，創造的な遊びという意味での）**遊び**はまさに自閉症の子どもたちが苦手なものだということである。こうした能力の欠乏こそがウィングとグールドによって述べられた古典的な3つ組みの障害，つまり，「社会的相互作用の障害，想像的・象徴的な関心に代わる常同行為，言語発達の障害」(Wing & Gould, 1979, p.26) のうちの一つを形成している。この3要素は密接に関連し合っており，精神分析的心理療法士は，想像力や言語を子ど

もが発達させるのを援助するように努める上で,子どもと情緒的に関わり合うための道筋として遊びを用いるだろうが,それにより背後にある社会的相互作用の問題にも取り組んでいる。まさにこうした局面で,精神分析的心理療法士は通常の乳児の間主観性の発達過程に関する発達心理学からの見識を参照する。

トレヴァーセンとエイトケンは,「一次的間主観性(primary inter-subjectivity)」に関する,最近の包括的な文献レビューの中で,こうした情緒的な関わりの治療の重要性を強調しており,とりわけ自閉症との治療の仕事や言語発達に言及している。

> 自閉症への特別支援教育の研究において,話し方や言葉の指導はもちろん,大きな重要性を与えられている。しかしながら,言語療法は一般的にそれ自体では効果的ではない……中略……コミュニケーションに非常に大きな問題を抱えているより多くの子どもにとって,背後にある対人面での問題に取り組むアプローチはより効果的である。情緒的な関わりや共同注視は,自閉症の言語発達を促進する上で,言葉の道具的使用よりもより根本的な役割を果たしているように思われる。そして,このアプローチは臨床での介入にも応用すれば,思考や信念のどんな訓練よりも自閉症の子どものコミュニケーションのスキルをより効果的に高めるだろう(Astington & Jekins, 1999; Rollins et al., 1998)。[Trevarthen & Aitken, 2001, p.32]

およそ40年前にウィニコットがすでに「情緒的関わりと共同注視」の重要性を暗に強調していたことに注目するのは興味深い。私の考えでは,彼が「遊び」の重要性について述べた際に言及していたのはこれなのである。彼は遊びが可能ではない時に,心理療法士の第一の仕事は患者が遊べるようにすることであると詳細に説明した。

> 心理療法は一緒に遊んでいる2人の人間に関係している。ここから推論できるのは,遊ぶことが可能ではない時,セラピストがする仕事は患者を遊ぶことができない状態から遊ぶことができる状態へと持っていくことに向けるということである。[Winnicott, 1971, p.38]

## 自閉症の子どもたちのサブグループ（下位分類）

　しかしながら，心理療法の中で出会う自閉症の子どもたちの中には，集中的に多年にわたって心理療法をしていたとしてもほとんど何の進展も認められず，遊ぶ能力が回復することもない子どもがいることは疑いなく事実である。NHS[訳注1]のように，財源が厳しく限られている（これが特に精神分析的心理療法の利用可能性に当てはまる）場合には，そのような乏しい財源を先に述べたような形で用いることを正当化するのは困難だろう。困難さは，もちろん，こうした特定のアプローチから利益を得られるのはどのような子どもたちであるかを同定するところにある。

　アセスメントに関わる問題はたくさんあり，そして複雑であり，私はここではそれらを扱うつもりはない（詳しい議論についてはたとえばReid［1999a］，Rhode［2000］を参照）。私が示したいと望んでいるのは，それでも，こうした形の心理療法が特に適切であるような自閉症の子どもたちのサブグループ（下位分類）がいるだろうということである。私が心に留めているグループはもともとリードによって同定されたものである。彼女は，圧倒的な心的外傷に直面して自閉的防衛に頼るようになっていると思われる子どもたちから構成されている自閉症の子どもたちのサブグループについて述べている。彼女はこのグループを**自閉性心的外傷後発達障害**（Autistic Post-Traumatic Developmental Disorder）と呼び，以下のように書いている。

> 私は自閉症を持つ子どものサブグループの症候学の特徴と自閉的ではない子どもたちにおける心的外傷後ストレス障害（PTSD）の症候学の特徴との間の顕著な類似性に注意を向けたいと思う。私は**生後2年以内**における心的外傷の経験がこのサブグループにおいて自閉症の発達を誘発する要因になりうると仮定している。臨床経験は，この要因が，乳幼児の生理的・遺伝的素因と合わさっているかもしれず，それらは心的外傷化した出来事により活性化されたかもしれないことを示唆しているようである。［Reid, 1999b, p.93；太字は筆者］

リードはまた，こうした子どもたちに精神分析的心理療法がとりわけ役に立つと分かることを観察している。

　これから私は，このグループに当てはまると思われる幼い少年との治療につ

---

訳注1）国営医療制度（National Health Service）の略。英国の医療は，税金を用いて，無料で行われている。

いて述べていく。最初，彼は自閉症を疑われて私の前に現れ，確定診断は躊躇われていたものの，非常に顕著な自閉的特徴を示していた。彼が紹介されてきた時，彼は一言も話さず，視線も合わなかった，そして，彼はある特定のビデオに取りつかれたようになっていた。彼には多くの常同行動もあった。彼は生後5カ月の時に生命が危ぶまれる状態で入院し，非常に侵入的な（そして疑いなく心的外傷をもたらした）医学的介入を余儀なくされており，この外傷的な入院との関連が疑われた。私が彼と会っていた期間に彼が顕著に発達したことこそが，この論文と以下の提言の基礎を形成した。それはある種の「自閉的な」子どもたちにはこの種の治療が非常に有益だと判明するかもしれないということである。

## 臨床素材

　ステファンが，最初に紹介されてきたのは3歳の誕生日の直後だった。彼は健康で思いやりのある家庭に生まれ，3歳年上の姉と弟がいた。紹介状には，巡回保健師（health visitor）によって，彼が生後5カ月の時に生命を脅かす病の診断を受け，病院の入退院を繰り返してきたことが述べられていた。彼は呼吸困難で救命救急に担ぎ込まれ，実際に救命救急病棟にいる間は呼吸停止に陥っていた。彼は数週間にわたる集中治療を必要とした。そのほぼ1年後，さらなる治療を必要とする再発を起こしていた。
　しかしながら，言葉のわずかな遅れを除き，2歳頃までは彼の発達は適度に進んでいたことも付記されていた（もっとも，私のところを訪れた際には，彼は早口で訳の分からないお喋りをいっぱいしていた）。2歳半になっても，ステファンはまだ話していなかった。彼は巡回保健師が訪れていても彼女に気づかず，しばしば彼独自の世界にいるように見えた。彼は言語的にも非言語的にもコミュニケーションを持とうとしなかった。彼はいくつか音声を出したが，それは全く会話的ではない早口のお喋りで，そこには何のアイコンタクトも身振りも指さしもなかった。彼の母親は，彼はベッドの上に寝かせるだけで幸せそうにそこにおり，大声で彼女を呼ぶことも泣き叫ぶこともなかったため，彼がベッドの上でいつ眠っているのか起きているのか分からなかったと報告していた。彼はあやしてもらったり，抱きしめもらうことを求めて母親の元へ向かったりすることはなかった。巡回保健師は，ステファンは，適度に外からの刺激がある，思いやりのある素晴らしい環境で育てられていたと述べていた。

ステファンに，自閉的であることを示す多くの兆候があると巡回保健師が感じていることは明らかで，手をヒラヒラさせることや常同的動作が認められた。彼の両親には，彼が自閉的特徴を示していることが示唆されてきていたが，実際の診断はついてはいなかった。地域の小児科医はステファンの問題は，病院で過ごした時間によって生じた全般的な発達の遅れも含めて，入院時の心的外傷への反応として，理解可能であるという見解を取っていた。しかし，巡回保健師はこれに同意しておらず，彼の発達が実際に退院後は申し分なく続いていたのであり，問題があるようになったのはもっと後になってからだと感じていた。彼女は，原因は，はしかとおたふくかぜと風疹の予防注射だったかもしれないと考えていた[訳注2]。というのも，これが彼の問題が表れ始めた時期に非常に近かったからである。

彼の最早期については，両親たちによる説明では，以下のように述べられていた。「私たちはステファンの行動がますます心配になった。彼は話すことやアイコンタクトをするのをやめ，そして，玩具への関心を完全に失った。彼は『ポストマン・パット』[訳注3]のビデオにのみ関心を持ち，パパの体によじ登り，無茶苦茶な遊びをして……集中できることの範囲はごくわずかになり，彼は自分だけの世界にいた。彼は自分の欲求や選択を伝えようと指差すこともない。頷いたり，首を横に振ったりすることもない。……もしステファンが飲み物を欲しくなったら，カップを取ってみせるし，どこかに連れていってほしいなら，相手の手を取って，ひっぱっていく。」

この間，ステファンの父方祖父が亡くなり，母方祖母は非常に深刻な病に罹っていた。一方，母親は妊娠していた。彼女はステファンが自分との身体接触を避け，膝の上に座ることを拒否するようになっていたことに気づいていた。これは多くの検査がなされる時に（たとえば，医師が彼の耳の中を見ようとする時に）彼が彼女の膝の上に座っていなければならなかったからであり，だから彼の中ではこの2つは密接に関係しているのだと彼女は思っていた。彼が2歳3カ月の時に，弟が生まれた。最初，彼は赤ん坊を完全に無視し，あたかも赤ん坊が存在していないかのように振舞っていた。

### 最初のアセスメント

ステファンとその家族は彼が3歳3カ月の時に最初のアセスメントにやって

---

訳注2）1990年代には遅延型自閉症では三種混合ワクチンが原因かとの懸念があった。
訳注3）英国のテレビで1980年代から放映されているテレビアニメ。

来た。この時,彼の両親はこれに先立つ6カ月の間に顕著な改善があったことを記録していた。それは彼が両親に対してもっと甘えるようになり,より感情を露わに示すようになり,アイコンタクトをより多くするようになったことであった。しかしながら,彼はいまだに全く話すことがなかった。

初回のセッションでは,両親が同席で,アイコンタクトは非常に明瞭だった。しかしながら,彼の視線には,ほとんど動かず,とても鋭いという点で普通とは違う特質があった。同様に,彼は私に何度も直接に接近してきた。それは,こちらを面食らわせるように近くまでやってきて,私の口にペンで触れ,まるで私にキスをしようとしている恋人であるかのように見つめてくるというものだった。このセッションの終わりには,母親は彼が現在,弟にいかに惹きつけられているかについて述べていた。私はまた,生後5カ月頃,つまり彼の最初の入院の時点から便秘が続いているという慢性的な問題があることも知った。

私がステファンのみと会った時には,彼は全く話さず,しばしば自閉症に典型的な常同的な身振りをしていた。彼は非常に反復的な遊びに没頭し,彼にはどのような象徴的な遊びもする能力も全くない(あるいは,きわめて限られている)かのようだった。彼が絵を描くと,それはぐちゃぐちゃで不定形であった。

私はステファンに困惑するとともに興味をそそられた。そのため,私は事実上のアセスメントの延長を提供することに決め,彼と毎週のセッションを始めることを提案し,私たちはそれがどのように進んでいくか,そして,役に立ちそうかどうかを見ていくことにした。これがほぼ3年前のことであり,それ以来,私は彼と週に1回の心理療法を続けている。

### 治 療

それでは,ステファンの心理療法の概要を示したいと思う。そして,彼がこの3年の間に変化してきた有り様のいくらかをなんとか伝えることを試みたい。変化はきわめて劇的だった。私が今日会っているステファンは非常に言葉が達者であり,私たちのクリニックにやって来るとそこの受付係と雑談しており,治療室では象徴的な遊びにたやすく没頭している。常同的な身振りは実質的にはなくなっている。彼の言葉は今でもたまに理解しがたく,そして遊びの中には今でも心配させるような特徴はあるものの,それにもかかわらず彼は全く違う子どもになっている。彼は魅力的で,愛嬌があって,そして可愛らしく,また,会って楽しい子どもであった。それどころか,彼に会うことは楽しすぎて,

むしろ彼は直面化や困難さを避けるために自分の魅力を使うようになっているほどである。

しかしながら，私はまず，ステファンが当初どんなふうだったかを伝えてくれる心理療法のごく初期の記録から引用したい。

> 彼は何本かペンを取り出し，ペンで紙に少し何かを描いた。しかし，そこで彼はそれをやめて，ペンを取り出したり戻したりすることに非常に没頭した。彼はペンをそのプラスチック製の筆箱から出しては，再びそこに戻すことを何度も何度も繰り返した。ある時，彼はプラスチック製の筆箱を壊したが，私にその筆箱を持っていてほしいというのをとてもはっきりさせたので，私はその通りにした。彼はこれを２，３度やってから，筆箱を私から取り戻し，絵を描くために使うことなくペンをその中に戻した。彼はこの間何も話さなかった。
>
> 彼がこうしたことをして，机の上でペンを動き回らせている間，ある時，私は彼の指を自分の指で追い掛けるという一種の遊びを始めた。彼はこれに笑って，それを楽しんでいるようだった。これはセッションでの束の間の接触の瞬間のようだったが，それ以外に本当の接触は全くないような感じだった。後にこの遊びを私の指ではなくペンを使って繰り返そうとした時には，彼からの反応は全く無かった。

ここでは束の間の接触の瞬間には希望があるように思えた一方，私は言葉を話せない別の子どもの患者との治療の初期に同様の希望がありそうな瞬間があったが，実際にはそれはどうにもならなかったことも知っていた。だから，私はこうした兆しにそこまで希望は持てないと感じていた。この段階では，どこまで彼とのより持続的な接触が可能なのかは不透明なように思われた。

この最初の学期[訳注4]の初めから終わりまで，私はほとんどステファンに無視されているように感じていた。しかし，私がペンのバランスをうまく保って立たせると彼がそれを倒せるといったような，私が始めた遊びに，彼は時折，参加することができるようになった。クリスマス休暇の直後の彼の両親との振り返り面接では，彼は持続的な進歩を示しているようだった。彼は少し前から保育所に行き始めていたが，そこへは彼は後ろを振り返ることなく，走っていくのであった。しかし依然として話すことはなかった。母親は最近の彼の家での遊びについていくらか言及した。たとえば，彼は，パワーレンジャー[訳注5]

---

訳注4）英国では，心理療法は通常，復活祭休暇（４月頃），夏季休暇，クリスマス休暇で区分けされる３学期で１年が構成される。
訳注5）日本のテレビの「スーパー戦隊シリーズ」のアメリカ版。

人形を自分の靴の中に入れ，車かボートのようにして遊んだ。母親はまた，彼が車の前の席に座っていると，とても興奮することについても話した。それはあたかも彼が自閉的な引きこもりから出て，強力でコントロールしている人物へ同一化した状態に向かっているかのようであった。そのクリスマス，初めて，彼は，自分のまわりに起こっていることに本当の関心と気づきを示したのだった。

### 攻撃性を導入すること

ステファンの治療の2学期目で，私はセッションや彼の遊びにある種の停滞した性質があることを次第に自覚するようになった。私は彼に私がいることを感じさせる必要性を切迫して感じており，遊びはこのための媒介物であるのは明らかなようであった。しかしながら，私が遊びを通じて彼と関わることができるためには，より一層積極的な役割を取る必要があった。

以下はこの学期に彼といくらか接触を持つことを試みるために導入した遊びの一例である。

> 彼は人形の家の真ん中にあるすき間／戸口に車を突っ込み，それから人を突っ込んでいた。私は自分の指がその家の壁の後ろに「隠れる」ように移動した。そこで，私の指たちは飛び出し，車を彼へと押し返した。私がこれを最初にやった時，彼は大喜びで歓声を上げ，くすくす笑い，とても興奮しており，椅子から転がり落ちてしまうほどであった。……この日，彼は新しく，また違った種類の騒音を立てていたが，しばらくするとこれはとても反復的になっていった。つまり，はじめは何か新しいものを表しているように感じられたが，たちまちのうちにその面白さは失われた。

もちろん，すでにこの種の遊びの中に攻撃性の要素は含まれており，それは私によって導入されている。もっと後のセッションで，攻撃性の要素はより明確になるようになったが，当時は意識的に考え出された方略ではなかったと言う必要があるだろう。むしろ，もしステファンと本当の接触を持とうとするならば，あたかも私の側の何らかの強い反応が必要とされているかのように感じていたのだと思う。そして，それで何かが起こり始めた時には，私はかなりの程度，彼の反応に導かれていたのだった。彼がこのようなアプローチを受容したので，私はより一層それを練り上げていった。しかなながら，先に述べたように，新しい経験はあっという間に不毛で反復的なものになってしまうことも明

らかであろう．そして，私はこのことに常に注意を払っていなければならなかった．

以下のセッションでは，攻撃性のテーマが非常にあからさまになった．

> この日，彼はきわめてたくさんの原－叙述的指差しを使っていた……窓の方を身振りで示したが，何を私に見てほしいと思っているかはあまり確信が持てなかった．何度か，彼は私にしてほしいこと（私たちが以前やっていた，人形の家で私の指が彼を追いかける遊びを繰り返すこと）を非常にはっきりさせたが，彼は私の手を掴んで，その家の方に寄せることによってこれをしようとした．この日，私は，彼が**断固として，そして頑なに話すことを拒否**しているのだという強い感触を持ち，彼の便秘，そして糞便を保持しているやり方を思い出した．
> 私は，人形の家の遊びを何度も繰り返すことに抵抗し，サメの指人形を使った新しい遊びを導入した．私が指人形を手に持つと，彼がやって来て，私にフェルトペンを差し出した．そのサメは少し力を入れて歯でペンを掴んだ．そこで，私は遊びを発展させ，そのサメがステファンの鼻や耳を遊びで「噛む」ようにしてみせた．彼はこれに大喜びし，くすくす笑い，金切り声を上げ，そして逃げ出した．ときおり，あたかも彼の興奮の一部であるかのように，よく用いる常同行為をした．……しかしながら，少し後に彼が遊べるようにサメを渡しても，彼はそれに私を「噛ま」せることはできないようだった．

そして，この種の「戦いごっこ」はしばらくの間，ステファンのセッションの重要な要素として続いた．それはとても楽しいものであり，「攻撃された」際にはステファンはくすくす笑い，そして，もっとしてほしいと要求してきた．それは反復的にはならず，この遊びにさまざまなバリエーションを導入することが可能にもなった．それは自分の子どもとお馬さんごっこをする時に似ている．非常にゆっくりと，ではあったが，ステファン自身がこの遊びにより一層参加し始め，時々，サメの役割を引き継いで，私を（正確に言うと，私が身に着けている指人形を）攻撃することをやってのけるようになり，2つの指人形は取っ組み合いの争いをするようになった．

こうした方法で私からの刺激で遊ぶことが，ステファンがより攻撃的な感情のうちいくぶんかを「所有」し始めることに役立ったようだった．同時に私が思うに，この素材は言語発達との間の繋がりを明らかにしている．つまり，彼が話さないのはより意図的なものであり，本質的には攻撃性に基づく出し控えのようであった．サメの攻撃性を導入する上で私が主導権を取ったことは部

分的には，こうしたことへの反応であり，自分の手をされるがままにするという受動的な役割に対する反動だったと思われる。

　私と彼の両親が進展を振り返るために1年目の最後に会った時には，ステファンは約12語を獲得し，一貫してはいなかったものの，それらを使うようになっており，そして空想と遊びにますますの関心を示していた。しかしながら，彼はそれでも便秘の問題を抱えていた。両親は彼がうんちが出てくるのを止めようとしていると感じていた。巡回保健師は，彼にほとんど変化がなく，ステファンの母親は彼に何かをさせるためには多大な努力をしなければならないと考えていた。彼は車が衝突するビデオへの関心を発展させていた。

**攻撃性と同胞葛藤**

　翌学期が経過する間に，特徴的なパターンがステファンのセッションで確立されるようになった。それは，部屋にあるすべての玩具を，それらが載っているテーブルや他の平面から押しやり，床の上に落ち，雑多なごちゃ混ぜにするというものだった。以下のセッションはその典型的なものである。

　　彼は，手榴弾を手にしたアクションマン[訳注6] 人形を持って部屋に入ってきた……彼はおもちゃ箱を自分の方へと引き寄せ……ここまでのところは視線が合うことはない……彼は紙に一枚一枚何か「お絵描き」をし，それから紙を全部使い切るとそれを脇にのけた。彼は私に背中を向け，依然として視線が合うことはなかった。

　　それを終えると，今度はそれぞれのペンをテーブルの端へと転がし，下に落とした。そして，大きなテーブルに戻り，すべての柵をテーブルの端へと動かし，下に落とした。箱の中身をテーブルの上にあけて，徐々にすべてのアイテムをテーブルから床の上へと押しやった。ティートレイとティーセットを取り上げ，これをテーブルの端へと動かしていき，床に落とした。徐々に部屋中のあらゆるものが床の上に押しやられていき，部屋の一角に積み上げられた巨大な堆積物の一部になるように動かされていった……

　　私が後片付けを始めると，彼は出て行く準備をし，自分のものをすべて拾い上げ，ドアの傍に立っていた。いつものように，私たちには5分残っていることを彼に伝えると，彼はドアのより近くに立ったので，私は彼がいつでも出て行けるようにしているとコメントした…そして彼はアクションマン人形の手榴弾を両脚に挟んで，前へと歩いた。2回目に彼がこれをした時，手榴弾は床に落ちた。私は，これがまるで消えていくうんちのかけらのように思えるとコメントした。さらに私

---

訳注6）英国で1960年代から販売されるようになったアクション系のプラスチック人形。

は，このことが床の上に物が散らかされたこと，そして非常に爆発的なことが起こりそうなことと繋がっているのではないかと，独り言のようにつぶやいて見せた。

当時，私はこうした素材にはどう理解したら良いのか確信を持てないものがあり，それゆえ，私のコメントは何が起きているかの描写にかなり限られていた。おもちゃが単純に床へと落ちるがままにしているというあり方はむしろ受動的な性質を持っており，私はこれがもしかすると彼の心の外へと落ちていくあらゆるものを表しており，床の上のごちゃ混ぜが彼の内的な混乱のイメージなのかもしれないと思っていた。しかしながら，あと知恵の助けで，私はステファンのしていたことが実際は，より正確に言えばウゼル（Houzel）の描写したものではないかと思っている。彼はセッションで（ステファンに）とても類似した仕方で振舞う子どもについて述べ，そして，その子どもにとって部屋の中にあるすべての対象が，その子どものいない時に治療者が会っている他の子どもたちを象徴していることを彼が理解するようになったことについて述べている。彼は以下のように書いている。

> すべての対象がライバルとなる赤ん坊であり……自閉症の子どもから剥奪されているすべてのものの権利を持っていると経験されている。自閉的な苦痛を和らげる唯一の方法は，次のいずれかのようだった。一つは，他者性の存在を否認し，自閉状態の最深部へと潜り込んでしまうことによって**こうしたライバルたちを完全に無視することである**。もう一つは，**どこかへ放り投げてしまうか**，別のやり方で滅ぼしてしまうことで，**ライバルの赤ん坊を消してしまう**かである。したがって，自閉症の子どもは事実上遊びは不可能なのである。[Houzel, 2001, p.135 訳注7］太字は引用者］

ステファンはもともと，赤ん坊である弟の存在を無視していた。今では，彼は私の他の子どもたちを消したいと思っているようだった。他の子どもへの攻撃は，たとえ最初は私がそうは認識していなくても，少なくとも彼が彼らの存在や「他者性」にまさしく気づいているという点で進展を表しているように思われた。この点でステファンは攻撃性をより自分のものにできると徐々に感じてきているようだった。そして，私はこうしたことが少なくとも部分的には，私とのこうした攻撃的な「遊び」の経験から来ていると示唆したい。

---

訳注7）この論文は次章（第6章）として本書に掲載されている。引用部分は本書 p.140 参照。

治療の2年目の終わりまでには，ステファンは大半の時間言葉を用いるようになった。そしてこのプロセスは一旦始まると劇的に進み始めるようだった。それゆえ，私が他の「子どもたち」を心に留めていることを彼がもっと意識するようになったこと，そしてそれに付随して私の「他者性」を認識するようになったことは，攻撃的な感情に気づく能力の出現とも，言語を通してコミュニケートしようという願望の成長とも密接に関係していると思われる。
　このようなライバルの子どもたちへの攻撃はますますあからさまなものになり，治療のセッティングにも持ち込まれるようになった。

　　彼は赤い頭のトナカイを人形の家の部屋の一つに置き，そして，さまざまな動物たちを持って来て，その部屋にさらに置いた。そのトナカイは侵入してくる動物を拾い上げると，その部屋の壁や床に投げつけ，それから家の外へと放り出した。最初，私は彼が何を言っているのかあまり分からなかったが，それぞれの動物たちが放り投げられる際に，「僕の部屋の外」と彼が言っていることがはっきりするようになった。多くの動物に対してこれを繰り返した。その中にはトナカイに比べて巨大な（象などの）大型動物も含まれていた。

数カ月後，彼は遊びながら，これ以上，弟も妹も欲しくないことを囁きもした。
　こうした感情は，まず私が遊びで表現したものを一定の距離を持って探索することから出発したが，ステファンは，徐々に，今度は自分自身のものとしてそうした感情を自分の遊びで表現するようになっていった。こうした経過を辿っていったことが見て取れると思われる。これは以下の後に続く場面によく示されていた。

　　彼は指人形で遊び始めた。まず彼はサメを取り上げ，私には白熊が渡された。彼は私をサメの尾ヒレに噛み付かせ，そして，彼の手に噛み付かせ，怖がったり傷ついたりするふりをした。そして彼はもう1つの同じ白熊を取り上げ，これを彼の逆の手につけたいと思っていることを私に教えてくれた。私はこれを手伝った。私はそれら（2つの指人形）が同じものであるとコメントした。そこで彼は自分の指人形で私のものを噛み付かせた。
　　それから，彼は私と椅子を交換したくて，私の椅子に座りたいと思っているととてもはっきりと言った。私はこれに賛同し，彼の椅子に座って，そこで，彼の指示通りに，私たちは指人形を交換した。そして彼の白熊は私のサメの尾ヒレに噛み付き，私の白熊を壁に投げつけ始めた――これは赤い頭のトナカイが動物を人形の家の壁に投げつけた，以前の遊びへの非常に明白な言及だと思われた。私は，彼がと

ても腹を立てていて，噛み付きたいと思っていることについて話した。

ここでステファンがしている心理的操作を，アナ・フロイトが「攻撃者への同一化」として言及したものであると見てとれるとも思われる。彼女はそれを以下のように述べている。

> 攻撃者のふりをし，その特性を身に着ける，あるいは，その攻撃性を模倣することによって，子どもは，脅かされる人物から脅かす人物へと自分を変えていく。（フロイトの）『快感原則の彼岸』(Freud, 1920) において，幼少期における不快な，あるいは外傷的な経験を消化する手段としての受動的な役割から能動的な役割へのこうした変化の重要性が詳細に検討されている。すなわち「もし医師が子どもの喉の奥を調べたり，小さな手術を行ったりしたならば，このような恐ろしい経験が次の遊びの主題となるだろうと私たちは確信する。しかし，この点で私たちは，こうした遊びにはまた別の快の源があることを見逃してはならない。子どもが経験の受動性から遊びの能動性へと移行しながら，忌まわしい経験を遊び仲間の一人にさせ，こうすることでその代理の人物に復讐しているのである。」[Freud, A., 1936/1976, p.113]

彼が幼少期に病院で心的外傷になるような出来事が実際あったかどうか特定する情報はなかったが，私はこの遊びが，破滅的な攻撃と感じられたかもしれない，そうした経験に受動的に苦しまなければならなかったと彼が感じていることに関係しているのだろうと自分が思っていることに気づいた。上記の遊びで彼は，新しい立場に移行しているように見える。そこでは彼は，自分の怒りを示し，攻撃者に見える者への報復を望むことが徐々に可能になっていた。

### 優しい医師

上述した攻撃性のテーマに取り組む遊びの作業（playful working）は，続く2学期分の作業の間中，ステファンのセッションの主な特徴であり続け，そのおかげで私たちは現在に至っている。この時期の経過の中で，2つの主な発達が生じていった。

第1に，ステファンが対象の遊び心（playfulness）に同一化する傾向も成長していったことである。その結果，たとえば，今では時折，彼が率先して遊びに新しい要素を導入している。これはもちろん完全に直線的な発達ではなく，彼の遊びが反復的で不毛なものに陥ることを用心する必要はあり続け，そうい

う時に彼がまた動き出すように後押する必要があった。しかし，彼はそうした後押しに非常によく反応し，時々，彼が新しい要素を導入するのは，こういう時においてだった。

　第2に，非常に肯定的な発達として優しい医師のような人物や救済者が彼の遊びに登場するようになっていた。これは，馬が怪我をし，そこで，馬の怪我を手当てできるような救済者が現れるという遊びの文脈で登場した。時折，はっきりと医師だと名づけられることもあった。以下の例はこれの典型的なものである。

> 彼は馬のレースで遊ぶという以前の遊びに戻った。彼は（フェルトペンによって表された）馬たちを，一頭（青い馬）を除いてどんどん前に進ませ，その一頭は後ろに置いて行かれていた。そして彼はこのペンのキャップを何やら声を上げながら取り去った。明らかに彼は，自分が青い馬になり，キャップを失ってしまったことで**動揺している**という遊びをしていた。そして彼はワニについて何かを言い，指人形に目をやると，以前にワニとして使われていた緑色の人形を私に渡した。彼はそれを私に与え，ワニがその馬を助ける──少なくとも，助けるのを手伝うことになっていることをとてもはっきりさせた。彼はまた私に，ワニが家を持っており，私の近くの床の上がワニの家だと話した。青い馬／ペンが救出されると，彼がキャップをそこに戻している間，私はペンの本体を持っていた。私，すなわちワニはその馬を自分の家に置いてあげることになっていた。

　私の考えでは，この素材は重要な転換を示している。もはや私は彼が同一化しなければならない単なる攻撃者ではなくなっている。私たちは今や傷ついた馬－ペンを修理する上で協働することが可能になり，私の「家」は彼が助けを受けられるような場所になっていたのである。

## 考　察

　ステファンの素材は多くの論点を提起している。しかしながら，ここで私は特に，外傷的な早期の経験が健常発達のプロセスに強い衝撃をもたらし，自閉的な引きこもりの状態を促進するあり方に焦点を当てたいと思う。私はこれから論じようとしている考えの治療的な含みにも注目してもらいたいと思っている。

## 心的外傷の衝撃

　ステファンは，心的外傷の影響を受けた自閉症児のサブグループについてのリードの記述に非常によく合致するようであった。彼女は心的外傷経験に重篤な医学的状態や，予防接種への重篤な反応，そして，同胞の誕生への極端な反応が含まれるかもしれないと述べている。彼女は次のように続けている。「私たちの症例の生育歴では，このような普通の人生にある状況のうちの一つ以上が，特定の時点で同時発生していることがしばしば明らかになり，こうした状況の同時発生は，傷つきやすい赤ん坊，とりわけ敏感な赤ん坊にとって対処不能になる (Reid, 1999b, p.104)。」ステファンも同様にこうした心的外傷のすべてを経験していた。

　リードはまた，心的外傷が早期乳幼児期に生じるとその衝撃が特に高められると述べている。それは以下のように乳幼児がそこで必要となる「他の人生経験の基盤」を欠いているからである。

> しかしながら，非常に幼い子どもにとって，外傷的な出来事には別の対処の仕方があると想像したり，自分の生育歴を「書きかえ」たりすることは，手の届かない発達上の達成なのである。しかし，乳幼児は自己生成的な感覚の世界へと引きこもることは可能であり，そこで彼らは感覚の強さ，長さ，頻度，そして種類を支配することができて，それによって，ある程度の自己意志（self-will）と有能感（potency）を持てるようになる。[前掲，p.100]

心的外傷と自閉的な引きこもり（解離的反応の極）との間のこうした関連は神経科学の領域での最近の研究でもまた強調されてきている。ペリーは，心的外傷の神経生物学的な影響についての先駆的な論文で，持続的な脅威に直面した際に子どもがどのようになるかを次のよう述べている。

> 子どもは，過覚醒の方向か，解離状態の方向へと変わっていくだろう……解離は外的世界の刺激から離れていき，「内的」世界に向かってしまうことである。白昼夢，空想，離人状態，現実感覚喪失，そして遁走状態などはすべて解離の例である……観察者はこうした子どもたちについて，マヒしている，機械的だ，無反応だ，「白昼夢を見ている」，「彼がそこにいないかのように振舞う」，「生気を欠いた様子で中空を凝視している」といったように報告するだろう……
> 　私たちの臨床経験は，子どもがより幼ければそれだけ，より一層，解離による適応方法を用いやすくなることを示唆している……心的外傷の性質が適応のパターンに大きく影響するようである。**つまり，より身動きができず，助けがなく，そして**

無力だと子どもに感じられれば感じられるほど，より一層，解離的な反応が用いられやすくなる。身体的な傷害，苦痛，拷問……が外傷的経験に関係する時には，子どもはより一層解離的な反応を用いやすくなるだろう。[Perry, Pollard, Blakely, Baker & Vigilante, 1995, pp.281-282, 太字は引用者]

ペリーとその同僚が解離的（あるいは自閉的）反応を引き起こすものとして同定した要因のうち，特に心的外傷を経験した年齢，身動きがとれないこと，苦痛，助けのなさがステファンの状況と関連していた。彼らは続けて，こうした事態による長期間の後遺症の可能性について述べており，そこには早期介入の重要性が明白に含意されている。「もし子どもが解離しており，そして，長時間にわたって解離状態にいるとするなら（たとえば，心的外傷を思い出させるような刺激に再び晒されることによって），子どもは解離に関係する神経生物学的状態を感作され，内在化し，のちにそれは解離性障害を引き起こしやすい基盤となる（前掲，p.283）。」

心的外傷と自閉症との繋がりは，もちろん，目新しいものではない。マイエロは，出生前の心的外傷について書く中で，次のように要約している。「タスティンは自閉症を『心的外傷に特有な一つの反応』（Tustin, 1994, p.14）として考えていた。心的外傷は外的にも内的にも起源を持ちうるものであるが，いずれにせよ彼女がこうした子どもたちの『母親からの身体的な分離性についての外傷的な気づきが……心的装置がその緊張を受け止める準備ができる以前にある』（Tustin, 1986, p.23）と描写したものをもたらす（Maiello, 2001, p.108）。」

私は心的外傷が外的にも内的にも起源を持つ可能性があるという，マイエロのコメントに注意を促したい。ステファンのケースではどちらも存在していたように思う。つまり，彼が早期にやむをえない医学的介入を受けたという外的な心的外傷があり，それに加えて，同胞の誕生に対する自らの反応という「内的な」心的外傷もあった。おそらく，彼の病気に由来する身体への「攻撃」もまた，内部から来るものとして経験されたのだろう。まさしくこのように心的外傷の両方の原因が同時発生したことこそが，自閉的な引きこもりという極端な反応を引き起こしたということなのだろう。

こうした主張は，解離が「ひたすら外的世界の刺激から離れ，『内的世界』に専心することである」というペリーの見解を拡張するものである。なぜなら，解放あるいは退避は実際には外と内の両方からのものだからである。ショ

ア（Schore）は近年，これと非常に類似した指摘を行っている。「外傷的な虐待において，個人が解離するのは外的世界から，つまり，恐怖と結びつく外的刺激を処理することからだけでなく，内的世界からでもあることを強調するのは重要である。身体の内部で起こる苦痛な刺激からもそれは起こる（Schore, 2001, p.233）。」彼はまた続けて，この種の解離的な反応が神経生物学的発達に対して持ちうる有害な影響を明らかにしている。その反応がその時には適応的な戦略である一方で，もしそれが長引いたならば，ある特定の脳構造への変化を引き起こし，恒久的な心理学的損傷をもたしうる危険がある。

> 現在，「極端なストレスに晒された際の解離は脳機能上の長期間の変質が生じるような神経メカニズムの発動の前兆である」（Chambers et al., 1999, p.274）ことが立証されている。換言すれば，恐怖や解離の状態を経験し，**関わりによる修復**（interactive repair）をほとんど経験しない乳幼児，特に遺伝子構成上の素因や，生得的な神経生理学的な脆弱性を伴っている子たちは，後のライフステージで重篤な精神病理を発達させるリスクが高い。［前掲，p.213，太字は引用者］

私はまた後で「関わりによる修復」への言及に戻るつもりだが，ここではショアがさらに以下のように指摘していることを強調したいと思う。そこでは脳機能上のこうした変化と自閉症が関連づけられている。

> 以前の論文で，私は扁桃体（amygdala）・前帯状皮質（anterior cingulate）・島皮質（insula）の辺縁構造（limbic structures）[訳注8]が，生後1年目の早期に始まる前－愛着経験において一定の役割を果たすこと，したがって，それぞれの臨界期の間に起きる心的外傷はこうした辺縁構造の経験－依存的な成熟を妨げるであろうことを提案した。
> 　実際，神経生物学的研究は，早期乳幼児期における扁桃体への損傷が社会的絆や情緒性の形成に甚大な変化を伴うことを指摘している（Bachevalier, 1994）

---

訳注8）自閉スペクトラム症における神経生物学的異常についてさまざまな所見が報告されている。大脳半球においていて白質と灰白質の容積の増大が報告されている。大脳半球皮質のⅢ層におけるコラムの数の増大とコラム間の幅の減少が言われていて，背外側前頭前皮質に特徴的に認められる。扁桃体は環境の危険性を発見したり対人的相互関係のいくつかの様式を調整する役割をもつ側頭葉の部位である。定型発達の男児において扁桃体は異常に長い時間をかけて成長し，8〜18歳の期間で最大およそ40％大きさが増大する。その他の脳領域は，接続と機能の精密化のために，同期間に約10％縮小する。一方，自閉症男児では，扁桃体は8歳までに成人の大きさに達し，精密化が生じない可能性がある。自閉症において一貫した所見は小脳プルキンエ細胞の数が少ないことである。小脳は感覚，認知，社会，情動機能に関与している。

……扁桃体の社会的機能の異常者は自閉症と関係があるとされており（Baron-Cohen, Ring, Bullmore, Wheelwright, Ashwin & Williams, 2000），ここには自閉性心的外傷後発達障害（Reid, 1999）が含まれているだろう。[前掲，pp.221-222]

### 心的外傷，攻撃性，そして言語

次に私は，以上のことが情緒的なレベルでは何を意味するかについて考えたいと思う。私は特に，子どもの心的外傷の経験と，攻撃性の取り扱いを伴う通常発達との間の繋がりに関心がある。クラインは，どのように乳幼児が通常，生来の攻撃性と折り合いをつけるか，そして，このプロセスが外的現実との相互作用によってどのように手助けされているかが極めて重要であることを詳述した。「精神分析は，その始まりから，常に子どもの早期の経験の重要性を強調してきてはいるが，私たちが早期の不安の性質や内容，そして実際の経験と空想生活との間の連続的な相互作用についてより多くを知るようになって初めて，外的要因がなぜそれほどに重要なのかを完全に理解できるようになったと私には思われる（1935, p.285）。」彼女の念頭にあったのは，良性の外的現実が子どもの攻撃的な空想を修正しうることである。しかしながら，子どもが心的外傷に晒されると，外的現実は，対照的に，自分の攻撃性についての子どもの恐怖を和らげるよりもむしろ強化するだろう。

私の印象では，こうしたグループの子どもでは，非常に特有な繋がりが，心的外傷の経験と，攻撃的な感情と折り合いをつけるという通常発達の課題との間にできる。そのため，たとえば，心的外傷化した出来事は，攻撃的な感情を持つことへの暴力的，迫害的，そして報復的な攻撃に感じられるのである。そこで，こうした子どもたちは，あらゆる攻撃性を取り除くことによってこれに反応し，現実の生活とのどんな関わり合いも起こらないようにし，生命のない自閉的引きこもり状態にまでになるのである。

とするならば，こうした状況を乗り越えることができるのは，攻撃性という考えを漸進的に統合できるように，セラピスト（または親）が，それを十分に修正された遊びの形式で導入するような積極的な関わりだけだろう。しかしながら，そうした状況では子どもにとって外傷的となった同じ経験が等しく親にとっても心的外傷化してしまっていることが残念なほどに多くある。その結果，彼らにはこの種の調整する役割を果たすことができなくなってしまってい

る。ゲーンズバウアー（Gaensbauer）という心的外傷の領域を専門とするアメリカの心理学者もまた、「外傷的に引き起こされた怒りの幼い子どもの発達への破壊的な影響と、外傷的な経験が完全に解決されるために、この怒りの適切な表出を促進することの重要性」（Gaensbauer, 2000, p.374）に言及している。

同じ論文で、彼はまた「言葉が流暢に話せるようになる前に受けた医学的疾患とそれに関連する治療が心的外傷化していた」子どもの事例について報告している。ステファンに似た、その子どもの家庭は、「親密で暖かい家庭」であり、直接的な怒りの表出は難しかった。ゲーンズバウアーは、心的外傷の衝撃を彼が述べているような仕方で理解することが治療に対して持つ含みを強調している。「治療技法の見地から見ると、このような立場の治療作業は幼い子どもの外傷的経験の内的な再加工を積極的に促進する上でのセラピストや保護者のきわめて重要な役割を浮き彫りにしている（前掲論文, p.383）。」彼は「**子どもの症状の多くが和らぐ重要な転換点としての怒りを表出する能力の出現**（Drell, Gaensbauer, Siegel & Sugar, 1995; Gaensbauer, 1994）」について書いている（前掲論文, p.384, 太字は引用者）。

ステファンにとっても、彼に自閉的な引きこもりから出てくる強さを持つまでに至らせたのは（指人形での遊びを通した）怒りや攻撃性を表出する能力の出現だったと思う。攻撃性は、クラインが言及しているように、肯定的な側面もまた有している。「感情やパーソナリティの攻撃的な成分は、力、有能感、強さ、知識、そしてその他の多くの望ましい性質と心の中では密接に結びついている」（Klein, 1946, p.8）のである。

興味深いことに、ゲーンズバウアーもまた言語の役割との重要な繋がりを強調しており、なぜ非言語的な入力（遊び）と言語的な入力の両方が提供される必要があるのかについて示唆している。

> 幼い子どもたちは……彼らの経験に対して心理学的説明や情緒的なラベルを提供してくれる養育者に強く依存している（Nelson, 1990）。**セラピストや親は幼い子どもたちが彼らの理解を表出する機会を提供するだけでなく、非言語的な行動から推論を行い、それを言語的な表現に翻訳していくのが、最も効果的である。**[Gaensbauer, 2000, p.383, 太字は引用者]

それゆえ、私が攻撃的な指人形の遊びをステファンのセッションに導入したことで、彼が攻撃的な感情を表出する機会と同時に、私が必要な言語的コメントをそれらにする機会もまた提供された のである。

## 同胞葛藤の役割

ステファンが紹介されてきた際，病院への入院と続く医療的介入の持つ劇的で外傷的な性質は目立っており，それ以降の彼の自閉的な引きこもりとの何らかの繋がりがあるものとみないではいられなかった。しかしながら，巡回保健師がこのことに疑念をもっており，また病院を退院した後の時間も彼の発達は続いているように見えたという事実から，単純な因果関係で考えていくことに慎重にはなった。

さらには，ステファンのセッションからの素材は，実際には同胞葛藤が彼の心理学的構成において重要な役割を果たしていたことを示していた。リード（Reid, 1999b）もタスティン（Tustin, 1990）もある種の特に敏感な子どもたちにとって，同胞の誕生は外傷的に経験されうると示唆している。ステファンの場合でも，弟の誕生が，通常の環境では十分に取り扱いうるものだったかもしれないが，実際には彼には外傷的なものとして，つまり，一連のすべての心的外傷の頂点として経験されていた可能性が高いと私は指摘したい。

私はまた，紙幅の都合で詳しく論じることはできないが，親の役割が子どもへの心的外傷の衝撃を和らげる上で極めて重要であることを強調しておきたい。しかしながら，ステファンの両親が外傷的な彼の入院によって影響を受けていたように，親もまた同じ心的外傷に影響を受けている場合には，こうした資源は一般的に利用できない。ステファンの両親はその上，自分たちの両親の死や病気にも対処しなければならなかった。

## 治療的な含み

最後に，ステファンの改善をもたらす上で働いていた要因について考えたいと思う。私は，因果関係を明確にすることが難しいことも，両親による世話と特別支援の教師と言語療法士からの援助によってももたらされた主要な貢献が大きいこともわかっている。しかしながら，彼の心理療法に関しては，私が描写してきた作業のように，遊び心（playful）をもった能動的なやり方が（少なくともこのサブグループの子どもたちにとっては）彼らの言語と想像的な遊びの発達を促進する上で役に立つようであることを指摘したい。私はまた，こうしたより能動的な役割には攻撃的なテーマを率先して遊びに導入することが含まれていることがとりわけ重要だったことを示唆したい。

こうする際に，私は，自分がステファンに提供したと思うのは，彼の心的外傷の特定の細部を再演する機会ではなく，攻撃性，攻撃的な感情，そして怒り

を安全に私たちの関係性に持ち込み，遊びの中でそれを用いたりそれになったりすることで，探索することができるという経験だったと考えている。これは，そうした感情が正確に誰に帰属するか，つまりそれらが誰の感情であるかが，それが存在するという事実に比べれば，この段階ではあまり問題にならなかったということも意味していた。

　私たちの作業で治療的だったものをこのように概念化するのは，『国際精神分析研究誌（International Journal of Psychoanalysis）』での最近の招待論説（Guest Editorial）でのフォナギー（Fonagy）の見解と合致するだろう。彼は記憶の顕在的な（explicit）回復の重要性に異を唱え，治療的行為を，他者と共にいる新しいやり方，つまり手続き記憶の性質の変化の獲得にあるものとして概念化する方をより好ましく考えた。「転移の中での集中的な作業は，相対的には表層的な自伝的記憶の変化という目標よりもむしろ，潜在的な（implicit）記憶を修正するという非－顕在的な（non-expicit）目標を持っている……精神分析は語りの創造以上のものである。つまり，それは他者と共に自己を経験する新しいやり方の積極的な構築である（1999, p.218）。」ステファンとの作業でも，彼が他者とともにいる自分自身を新しいやり方で経験することを私は「積極的に構築して」いたと信じる。

　このアプローチの鍵となる特徴は，このように開始された遊びの持つ互恵的な性質である。ここで，ショアが言及した「関わりによる修復」（上述論文）の重要性に戻る。彼はこのような視点が持つ治療的な含みもまた強調している。「治療関係に内在する，関わりによる調整が『成長促進的環境』として機能し，特に，右眼窩前頭系の経験－依存的な成熟に役立つ（2001, p.245）。」

　実際，私の積極的な励まし により，ステファンは，指人形どうしの戦いの遊びに非常によく反応し，そこには真の関わりあいがあった。彼がこのようによく反応したのはおおむね，病気になる以前に彼が肯定的な経験をもっていたことによるものなのは疑いがなかろう。

　要するに，私は，攻撃性の問題に相互性と遊べる能力をもって取り組んだことがきわめて治療的だったと考える。ステファンと私がこうした仕方で遊んでいる時，私たちは共に楽しんでいた。私はこの楽しみという要素を過小評価するべきではないと思う。

## 謝　辞

本論文の準備は，タヴィストック医療心理学研究所（Tavistock Institute of Medical Psychology）の研究助成によって可能となっており，私は非常に感謝している。マーガレット・ラスティン（Margaret Rustin）にもステファンの素材についてのいつも思慮深く，思考を触発する議論をしていただいたことに謝意を表する。

## 原　注

1）本論文は International Forum of Psychoanalysis 2004年13号にて発表された。また，より技法的なバージョンは Journal of Child Psychotherapy 2002年28号1巻に出されている。

## 文　献

Alvarez, A. (1996). Addressing the Element of Deficit in Children with Autism: Psychotherapy which is both Psychoanalytically and Developmentally Informed. *Clinical Child Psychology and Psychiatry 1*: 525-537.

Astington, J.W. & Jenkins, J.M. (1999). A Longitudinal Study of the Relation Between Language and Theory-of-Mind Development. *Developmental Psychology 35*: 1311-1320.

Bachevalier, J. (1994). Medial Temporal Lobe Structures and Autism: A Review of Clinical and Experimental Findings. *Neuropsychologia 32*: 627-648.

Baron-Cohen, S. & Bolton, P. (1993). *Autism: the Facts*. Oxford: Oxford University Press. （久保紘章他訳：自閉症入門――親のためのガイドブック．中央法規，1997．）

Baron-Cohen, S., Ring, H.A., Bullmore, E.T., Wheelwright, S., Ashwin, C. & Williams, S.C.R. (2000). The Amygdala Theory of Autism. *Neuroscience and Biobehavioral Reviews 24*: 355-364.

Chambers, R.A., Bremner, J.D., Moghaddam, B., Southwick, S.M., Charney, D.S. & Krystal, J.H. (1999). Glutamate and Post-Traumatic Stress Disorder: Toward a Psychobiology of Dissociation. *Seminars in Clinical Neuropsychiatry 4*: 274-281.

Drell, M.J., Gaensbauer, T.J., Siegel, C.H. & Sugar, M. (1995). Clinical Round Table: A Case of Trauma to a 21-month-old Girl. *Infant Mental Health Journal 16*: 318-333.

Fonagy, P. (1999). Guest Editorial: Memory and Therapeutic Action. *International Journal of Psychoanalysis 80*: 215-223.

Freud, A. (1936). Identification with the Aggressor. In: *The Ego and the Mechanisms of Defence*. London: Hogarth. （黒丸正四郎他訳：攻撃者との同一化．自我と防衛機制．岩崎学術出版社，1982．）

Gaensbauer, T.J. (1994). Therapeutic Work with a Traumatised Toddler. *The

*Psychoanalytic Study of the Child* 49: 412-433.

Gaensbauer, T.J. (2000). Psychofherapeutic Treatment of Traumatized Infants and Toddlers: A Case Report. *Clinical Child Psychology and Psychiatry* 5: 373-385.

Houzel, D. (2001). The "Nest of Babies" Fantasy. *Journal of Child Psychotherapy* 27: 125-138.

Howlin, P. (1998). *Children with Autism and Asperger Syndrome*. Chichester: Wiley.

Klein, M. (1935). A Contribution to the Psychogenesis of Manic Depressive States. In: *Love, Guilt and Reparation and Other Works*. London: Hogarth, 1975.（安岡誉訳：躁うつ状態の心因論に関する寄与．メラニー・クライン著作集3．誠信書房，1983.）

Klein, M. (1946). Notes on some Schizoid Mechanisms. In: *Envy and Gratitude and Other Works*. London: Hogarth. 1975.（狩野力八郎・渡辺明子・相田信男訳：分裂的機制についての覚書．メラニー・クライン著作集4．誠信書房，1985.）

Klein, M. (1955). The Psycho-Analytic Play Technique: its History and Significance. In: *Envy and Gratitude and Other Works*. London: Hogarth. 1975.（渡辺久子訳：精神分析的遊戯技法——その歴史と意義．メラニー・クライン著作集4．誠信書房，1985.）

Maiello, S. (2001). Prenatal Trauma and Autism. *Journal of Child Psychotherapy* 27: 107-124.

Nelson, K. (1990). Remembering, Forgetting and Childhood Amnesia. In: R. Fivush & J.A. Hudson (Eds.), *Knowing and Remembering in Young Children*. Cambridge: Cambridge University Press.

Perry, B.D., Pollard, R., Blakely, T., Baker, W. & Vigilante, D. (1995). Childhood Trauma, the Neurobiology of Adaptation and "Use Dependant" Development of the Brain: How "States" Become "Traits". *Infant Mental Health Journal* 16: 271-291.

Reid, S. (1999a). The Assessment of the Child with Autism: a Family Perspective. In: A. Alvarez & S. Reid (Eds.), *Autism and Personality*. London: Routledge.

Reid, S. (1999b). Autism and Trauma: Autistic Post-Traumatic Developmental Disorder. In: A. Alvarez & S. Reid (Eds.), *Autism and Personality*. London: Routledge.

Rhode, M. (2000). Assessing Children with Communication Disorders. In: M. Rustin, & E. Quagliata (Eds.), *Assessment in Child Psychotherapy*. London: Duckworth.

Rollins, P.R., Wambacq, I., Dowell, D., Mathews, L. & Reese, P.B. (1998). An Intervention Technique for Children with Autistic Spectrum Disorder: Joint Attentional Routines. *Journal of Communicative Disorder* 31: 181-192.

Rollins, P.R. (1999). Early Pragmatic Accomplishments and Vocabulary Development in Preschool Children with Autism. *American Journal of Speech-Language Pathology* 8: 181-190.

Schore, A. N. (2001). The Effects of Early Relational Trauma on Right Brain Development, Affect Regulation, and Infant Mental Health. *Infant Mental Health Journal* 22: 201-269.

Stern, D. (1985). *The Interpersonal World of the Infant: a View from Psychoanalysis and Developmental Psychology*. New York: Basic Books.（小此木啓吾・丸田俊彦監訳：乳児の対人世界．岩崎学術出版社，1989/1991.）

Trevarthen, C. & Aitken, K.J. (2001). Infant Intersubjectivity: Research, Theory and Clinical Applications. *Journal of Child Psychology and Psychiatry 42*: 3-48.

Tronick, E.Z. & Weinberg, M.K. (1997). Depressed Mothers and Infants: Failure to From Dyadic States of Consciousness. In: L. Murray & P.J. Cooper (Eds.), *Postpartum Depression and Child Development*. New York: Guilford Press.

Tustin, F. (1986). *Autistic Barriers in Neurotic Patients*. London: Karnac.

Tustin, F. (1990). *The Protective Shell in Children and Adults*. London: Karnac.

Tustin, F. (1994). The Perpetuation of an Error. *Journal of Child Psychotherapy 20*: 3-23.

Wing, L. & Gould, J. (1979). Severe Impairments of Social Interaction and Associated Abnormalities in Children: Epidemiology and Classification. *Journal of Autism and Developmental Disorders 9*: 11-29.

Winnicott, D.W. (1971). Playing. A Theoretical Statement. In: *Playing and Reality*. London: Tavistock.（橋本雅雄・大矢泰士訳：遊ぶこと——理論的記述．改訳 遊ぶことと現実．岩崎学術出版社，2015．）

# 第6章　心的スペースの創出,「赤ん坊たちの巣窟」空想, エディプス・コンプレックスの出現[原注1)][訳注1)]

ディディエ・ウゼル

　『今日のエディプス・コンプレックス』の序文でハナ・シーガル（Hanna Segal, 1989）は，まず乳房と良い関係を築きあげていることが，赤ん坊がエディプス状況の痛みに取り組める必要条件であるというメラニー・クラインの見解を強調している。シーガルは，ブリトン（Britton, 1989, 1992, 1998）が提起した，心的スペースは，乳児が両親それぞれと異なった関係を維持することができるエディプス三角形の中心に立ち現れるというモデルを採用している。ブリトンは，そのスペースはビオンが記述したコンテイナー－コンテインド関係を拡張したものとして考えている。このスペースにおいて乳児は，両親間の良い関係にも遭遇する。それはコンテイナー－コンテインドの関係なのだが，乳児自身は排除される関係なのであり，もともと乳児の持っていた，母性的な乳房との関係と対照的である。ここから乳児は，自分が両親それぞれと持ってきたつながりと両親間の関係の性質を区別するようになり，抑うつポジションに特徴的な分離と個体化に取り組むようになる。シーガルは，このスペースの出現に新しい赤ん坊のための場所が暗黙のうちに含まれていると，ブリトンのモデルを補足している。

　　私はブリトン博士が記述した考えに一点補足しようと思う。乳児の両親それぞれとの関係と両親間の関係との違いの重要な部分は，後者が相互に性器的な満足を与えるだけでなく，特に重要だと私が思うのは両親の性交が新しい赤ん坊を作るという事実である。これはたとえ実際には新しい同胞はいなかったとしても，いつも空想の中にある。ブリトン博士による三角形が，子どもと2人の親との間でそれぞれ築かれる異なったつながりのあるスペースを明確にするものだと見なすと，私はその

---

訳注1) 原文は仏語。David Alcorn と Paul Barrows による英訳から翻訳。

> スペースは暗に新しい赤ん坊の場所を含んでいると考える[訳注2]。もしそのようなスペースが確立しておらず，幼い乳児が母親の体内に戻るという空想に依然としてひどく依存しているときに，［……］新しい赤ん坊が母親の中に現れると，容易に精神病的な混乱が引き起こされるだろう［一部，筆者による省略］。[Segal, 1989, pp.125-138]

このように自分の同胞である新しい赤ん坊の場所は，それぞれの人物の間の関係に区別が生じてくるエディプス・スペースが創出すれば生じてくるはずである。その関係には，赤ん坊と母親的コンテイナーとの親密な関係（Meltzer, 1971）や，赤ん坊とそれぞれの両親との独自の関係，原光景の空想にある両親の愛と性による関係がある。このスペースが生じる前に家族の構造の中に誕生した弟や妹は，年上の子どもにとっては，そこで心的生活を発達させ始めようとしていたまさにそのスペースを破壊しようと脅かす（征服者とまでは言えないまでも）侵入者や迫害者として経験される。おそらく，精神病的な状態，もしくは自閉的な状態は常にそのような破局の反響なのである。

しかし，実際であれ想像上であれ弟や妹に関連する空想や感情が，子どもの心を形づくる家族構造の一つの構成要素として認識されたとしても，最近になるまで（Mitchell, 2000; Coles, 2003），精神分析家はそれらについて両親に関する空想や感情と比べてはるかに乏しい研究しかしていない。もちろん，心的現実におけるきょうだいの果たす役割についての関心の欠如の歴史には，いくつかの注目すべき例外がある。本章では，私はフランセス・タスティンの貢献に焦点を当てようと思う。彼女は「赤ん坊たちの巣窟」[訳注3] 空想についての記述を通して，自閉症の子どもにとって想像上の弟や妹がもつ重要性を強調している。

しかし，その前に私は少し遠回りをして精神分析とその創始者の歴史を見ていきたいと思う。それが，フロイトの文献だけでなく一般的な精神分析の文献に，きょうだい関係がほとんどない理由を説明する手助けになるだろう。

---

訳注2）クラインは子どものいまだ生まれてこない同胞への嫉妬に常に注意を払っていた。
訳注3）nest of babies. タスティンの用いた言葉。『自閉症と小児精神病』（Tustin, 1972）においては，「恵まれた赤ん坊」と訳されていたが，本書では，心的スペースと併記されており，そのような赤ん坊がいる場所という意味合いが強いと考えられ，「赤ん坊たちの巣窟」空想と訳した。

## フロイトと同胞葛藤

　同胞葛藤という論点は，フロイトの著作の中でほとんど議論されていない。これは彼の弟のユリウスの生後数カ月という若さでの死と，それが赤ん坊のジーギスムント（その当時はジークムントではなく，そう名づけられていた）に与えた衝撃と関係しているかもしれない。フロイトの詳細な自伝の中で，ジョーンズはこの時期を以下のように説明している。

> より重要な出来事といえば［……］フロイトが生後19カ月の時に，弟のユリウスが生後8カ月の若さで死んだことであった。新しい赤ん坊が生まれるまで，赤ん坊のフロイトは母親の愛情とミルクを独占的に手に入れていたが，生まれたことで弟への嫉妬がいかに強いものかを学ばなければならなくなった。1897年の手紙で，彼はライバルに対して持っていた邪な願望を認め，さらに弟の死でその願望が達成されたことに自責の念が生じ，それ以来その傾向はずっと続いていることを付け加えている。[Jones, 1953]

　ジョーンズが言及したこの手紙は，1897年10月3日にフリースに宛てられたものだった。そこで，フロイトは自分を母親の愛における特権的な地位から退けた弟のユリウスへの嫉妬を感じていたことを認めている。フロイトはすでに自己分析に着手していて（Anzieu, 1988），エディプス・コンプレックスを発見しつつあった。エディプス・コンプレックスでは，小さな男の子の嫉妬は，母親を性的に所有したいという空想に従ってライバルである父親に向けられる。しかし，幼い頃に起こった出来事をめぐるフロイトの説明がいくぶん混乱していることを考慮しておくのは有益である。彼は弟の死と母親への性的な目覚めとの間の期間を縮めているようで，彼による時系列の間違いは，問題の出来事がかなり前に起こったからという事実だけのせいにはできない。ジーギスムントの母親へのエディプス的な感情は，まるでユリウスに対する罪悪感に満ちた原始的な嫉妬を覆い隠す役割を果たしたかのようである。アンジュー（Anzieu, 1988），ゲイ（Gay, 1988），ロドリゲ（Rodrigué, 1996）による研究は，フロイトの手紙の中に見られる事実や空想のもつれた網を解くのに役立つだろう。

　ここで1897年の10月3日に書かれた手紙をより詳細に見ていこう。その中で，フロイトは自己分析の進展を喜んでいて，自分の直近の発見を友人のフリースと共有している。これらは2つの論点と関わっており，彼はそれを順次述べている。1つは幼い子どもとして母親に感じていた性的な魅力であり，もう1つ

は弟への残忍な嫉妬である。以下の段落はよく知られている。

> 後に（2歳から2歳半の間），**母親**[訳注4]に向けたリビドーが高まりました。それは，母親とライプツィヒからウィーンに旅行したときに違いありません。その間，私たちは夜を共にしていて，母親の**裸**[訳注5]を見る機会があったに違いないのです（あなたのこれまでの感想に見られるように，あなたはずっと前にこうしたことが自身の息子にどのような意味を持つか結論づけていましたね）。そして，私は1歳年下の弟に対して邪な願望と，全く乳児的な嫉妬を向けたのです（彼はその数カ月後に死にました）。そして彼の死は私に罪悪感の芽を残したのです。[Freud, 1954, p.219]

この引用部は，後にエディプス・コンプレックスとしてフロイトの理論に表現されるようになるものを予想させる決定的なものである。実際，彼はちょうど12日後にフリースへの別の手紙（1897年10月15日）で，それに言及している。しかし，そこには，ある種の防衛機制が働いていると思わざるをえないようないくつかの時系列上の間違いが含まれている。ライプツィヒからウィーンへの旅行では，その間フロイトは母親と一緒の寝室で寝ていて，おそらく母親の裸を見ただろうが，それは2歳か2歳半の時ではなく，彼が4歳頃であった。フロイトの家族がフライベルグ（モラヴィア）を離れたのは，ジーギスムントが3歳頃であった。彼らは，最初にある期間ライプツィヒに定住していたが，正確な期間は知られておらず，少なくとも数カ月から，せいぜい丸1年ぐらいであったに違いない。つまり，フロイトがその手紙で言及している旅というのはライプツィヒを離れ，ウィーンへ永住するためのものであった。さらに，ユリウスはジーギスムントの最初の誕生日前には生まれておらず，生まれたのはピーター・ゲイ（Peter Gay）によればフロイトが生後17カ月の時であった。「フロイトは1856年5月6日に生まれ，ユリウスは1857年10月に生まれ，1858年4月15日に死んだ（クリュル［Krüll］による『フロイトとその父親』[訳注6]の中の「年表」［p.214］を参照）。これらの詳細には，クリュルはジョセフ・サジナー［Josef Sajner］の研究を参照している」（Gay, 1988）。

正確に記述しようとすれば，ジーギスムントが2歳半の時に，妹のアナが生まれたことを含めなければならないだろう。知られているところでは，彼は妹

---

訳注4）原文ではラテン語「matrem（母親）」ラテン語部は太字で訳出。
訳注5）ここでも原文はラテン語「nudam（裸）」。
訳注6）日本でも思索社から1987年に訳書が出版されている（水野節夫・山下公子訳）。

をずっと好きではなく（Jones, 前掲書），その感情はお互いに持っていたようだ。ロドリゲ（Rodrigué, 1996）は，アナがウィーンでフロイトが自分の部屋を持っていたけれど，姉妹はみんなで一つの部屋を共有しなければいけなかったと不満がちであったと言っている。ロドリゲはピアノの件にも言及している。アナはピアノを弾いたのだが，その音はフロイトの勉強の邪魔になった。そこで彼は両親にピアノを売るようにひたすら説得したのである。このようなわけで，フロイトが言及している，ライプツィヒからウィーンへの旅は，弟ユリウスが死んで（生後23カ月時）から，妹アナが生まれる（生後30カ月時）までの間の時期である。ここには2つの記憶の圧縮のプロセスが働いているのは明らかである。圧縮には，ある出来事を別の出来事によって印象を弱めたり，覆い隠したりさえすることが含まれている。私の仮説では，4歳の時の**母親の裸**（彼は気を利かせてラテン語で言っている）を見た記憶が，赤ん坊のジーギスムントが弟の誕生とその6カ月後の死によって受けた衝撃と，同時に（程度は弱いにせよ）母親の次の妊娠と妹のアナの誕生による心的外傷を部分的に覆い隠していたと思われる。

しかし，フロイトは，これらの誕生が自分の空想生活と後の人間関係にいくぶん影響していると認識している。フリースへの手紙では，彼は自分のユリウスへの嫉妬と，ジーギスムントより数カ月年上の甥のジョン（腹違いの兄弟であるエマニュエルの息子）との同盟関係が後のすべての関係の決定的な要因になったことを認めている。この点について彼は，『夢解釈』の以下の引用部でさらに明確にしている。

> 私の情緒的な生活は，私には親しい友だちと憎むべき敵がいるに違いないと常に示し続けている。いつも私は新たにその両方を持つようになってきたし，一人の人物が友だちにも敵にもなるという子どもの時の想像上の状況が完璧に再現されるのもまれではなかった。もちろん，それが両方同時に起こったり，両者の間を揺れ動き続けたりはしない。それは私の幼少期も同様であっただろう。[Freud, 1900, p.483]

このような告白は，この熱烈な友情と諍いがフロイトの生活すべてに浸透し，結果的に精神分析の歴史に影響してきたことを考えれば，私たちの関心を引かずにはいられない。上述した引用部で述べている同胞イマーゴの分裂は，ユリウスが生まれ，そして死ぬ時に経験した心的外傷に起源があるだろう。ここで彼の『日常生活の精神病理』（Freud, 1901）における遮蔽記憶（screen memory）の分析が思い起こされる。その記憶では，乳母が窃盗で訴えられ捕まったことと妹のアナが生まれたこととが混同されていた。彼は，その記憶の中で，腹違いの兄のフィリップが，乳母がいなくなった原因を作り，母親の子宮にライバルの赤ん坊がいることに責任があるのではないかとも思っていた。それにもかかわらずフロイトの考えと，理論的なモデルの中では，同胞はあまり重要とされず，兄弟姉妹間の競争に関する論調は弱まり，同胞間の愛情や近親姦空想は不明瞭になり，すべてはエディプス的な愛情と嫉妬という名に収められた。フロイトの記憶と，自身の説明の際に思いがけずにした記憶の間違いについての精神分析的な解釈からは，エディプス的な空想と感情のより穏やかなものとは全く異なり，両親カップルに関してよりも兄弟姉妹を含めた空想と感情の方がより原初的でさえあって，残忍であるかもしれないと思える。ある現象が偽装され，覆い隠されねばならなければならないほど，その無意識的意義はより重大になっていくのである。

　若きジーギスムント・フロイトのこの時期の生活を要約すれば以下のようになる。父親にはすでに成長した子どもがおり，ジーギスムントは，父親には3人目，母親にとっては初婚により生まれた第一子である。母親は夫よりも20歳も若かった。生後17カ月の時に，弟の誕生によって母親の愛を奪われ，まさにその理由から彼を憎むようになったと後にフロイトも認めていた。そのライバルの乳児は6カ月しか生きず，ジーギスムントが生後23カ月の時に死んだ。ユリウスの死によって，赤ん坊のジーギスムントは，通常の同胞の競争と言えるものに取り組み，それを統合していくことを妨げられた。結果的に強まった罪悪感によって，友人イマーゴに対する分裂の機制の作動がおそらく促進されたのだろう。一方には，彼が一生を通じてさまざまな友人関係に求めていった理想的なイマーゴがあり，他方には，熱烈な友情関係において突然諍いを生じさせる迫害的なイマーゴがあった。彼が2歳半の時に，妹のアナが生まれた。彼は一生を通してずっと彼女に敵意を向けていたことは明白で，その感情は相互のものだったようだ。彼が4歳の時，ライプツィヒからウィーンへの旅の間，彼は母親と部屋をともにして，母親の裸を見て興奮の高まりを感じた。その出来事は遮蔽記憶として，より早期の外傷的な出来事，特にユリウスの誕生とその死に関連する出来事を部分的に覆い隠すように作用し，そしてこれらの出来事はほぼ同時期に短縮され，時系列的な混乱を生じさせたのであった。その結果，母親の身体はライバルの赤ん坊を身ごもり誕生させるといった罪から放免され，代わりに圧倒的に魅力的な対象となり，すべての競争はエディプス的な

ライバルである父親に置き換えられることになる。この幼い少年の競争的な空想の父親的な人物への置き換えにより，また，私が指摘してきたような同胞イマーゴを2つの部分に分裂させることにより，これ以降，原初的な同胞葛藤は無意識の深みに埋もれたままになるのである。

　フロイトの理論が発展していくにつれて，兄弟はライバルとしてはもう現れず，共犯者の役を果たす。この主題は『トーテムとタブー』(Freud, 1912-1913)全体に展開されている。兄弟は父親，すなわち原始的な群れの中の専制的な長を集団で襲って，殺して，その力を得るために肉体を食べる。そして後の世代にこの種のすべての行動を禁じるために，父親の象徴的な代理物をトーテムに変えるとフロイトは論じている。

> その後の長い期間にわたって，社会的同胞感情は，社会変化全体の基礎となり，社会の発展に強い影響を及ぼし続けてきた。このような感情は，血縁を神聖化し，同族内の全員が団結して互いを守ることを強調する中に表現された。このようにお互いの命を保証し，父親にしたようなことを兄弟にしてはならないと宣言していた。彼らは自分たちの父親の運命を繰り返す可能性をなくそうとしていた。トーテムを殺すことに対する宗教的な禁止に，いまやきょうだい殺しへの社会的な禁止が加えられた。[…] 家長的な集団は，まずきょうだい集団に取って代わられ，その存続は血縁によって保証された。いまや社会は共通の罪の共謀に基づいていた。宗教は，罪悪感と，それに付随した良心の呵責に基づいていていた。一方で，道徳性はある部分はこの社会的必要性に基づいており，また別の部分では罪悪感から要求される懺悔に基づいていた。[p.146]

フロイトがこのように兄弟同士，そしてさらに一族の成員間を結びつける，罪悪感と贖罪の必要性を強調していることは，確かに，幼いジーギスムントがライバルの弟の死によって経験し，後に彼が暴力的に壊れてしまう熱烈な友情を通して一生ずっと贖罪をせねばならなくなった，彼の罪悪感について考えさせられる。では，彼の同胞葛藤空想とそこに潜在する死の願望はどこにいってしまったのだろう？　それらは相当過大な抑圧の支配を受けていたようだ。しかし，それらはフロイトの著作の中で再び現れることになる。それは女性性に関する論文の中であった(Freud, 1933)。彼は女性のリビドー発達の中で，幼い女の子は最初は母親に愛着を持つが，乳房を失う最初の失望と母親から少なすぎるミルクしかもらえていないという空想から，この愛着を諦めて，対象を変えて，その後は父親に愛着を持つと主張している。フロイトは以下のように続

ける。

　　子どもの母親に対する次の非難は，次の赤ん坊が子ども部屋に現れた時に，激しくなる。口唇的な欲求不満との結びつきが維持される場合もある。なぜなら，母親は新しい赤ん坊のための栄養が必要なため，その子どもにそれ以上ミルクをあげられなかったり，あげようともしなかったりするからである。2人目の子どもの妊娠によって授乳期間が短縮されるほど2人の子どもの年齢が近すぎる場合，この非難は現実的な基礎を持つようになる。上の子が幼く，その年齢差がたとえ11カ月でも，起こっていることに気づいているということは注目すべき事実である。子どもが望まない侵入者，ライバルに奪われたくないものは，授乳だけではなく，その他の母性的なケアすべてである。子どもは正当な権利のある地位から追い出され，それを奪われ，侵害されたと感じる。そうして新しい赤ん坊に嫉妬による憎しみを募らせ，母親の不誠実さに対する不平を発達させ，その不平はしばしばその振る舞いを不愉快な方向に変えてしまうことに現れる。[p.123]

　これはフロイトが「最もクライン派的」であった瞬間であるという論者もいる。彼は，母性的対象への原初的な備給において，ライバルの赤ん坊が果たす役割について明確にしている。しかし，フロイトは，自身の心的現実の中では認められも受け入れられもできなかった空想を女性に投影しているかのように見える。母親から，新しい赤ん坊の妊娠も含めた，いくつもの失望を味わわされて，母親に対する恨みを抱くと言われているのは幼い女の子だけなのである。フロイトは，男の子は，母親への愛情も，反対に母親からの愛情にもアンビバレンスは感じないと装い続けている。したがって，彼はこのようにして自身の原初的なライバルへの空想を取り除こうとしていた可能性がある。しかし，私は彼の『精神分析入門』（Freud, 1916-17）の一節を引用して，私が論じてきたことには一定の限定があることを示す必要があるだろう。そこで彼は，子どもの同胞に関する競合心のみならず憎しみさえも普遍的なものであると述べている。しかし，私の考えでは，彼はここから導き出しえたかもしれないメタ心理学的結論を導き出し切ってはいない。

　　これと関連して，子どものきょうだいへの態度と両親への態度を比較することは興味深いだろう。幼い子どもは必ずしもきょうだいを愛するわけではない。しばしば，明らかにそうでない場合がある。子どもがきょうだいを競合者として憎むことは疑いもなく，このような態度は成熟するまで何年もの間途絶えることなく続くことは

珍しくないし,もっと続くことさえある。確かにしばしば,それらはより愛情のある態度に引き継がれる。あるいはそうした態度に覆われるといった方がいいかもしれない。しかし,敵対的態度が先行するのがごく一般的である。この敵対的態度は,子どもが2歳半から4,5歳ぐらいの間で,弟や妹という新しい赤ん坊が現れた時に,最もよく観察される。たいていとても冷たい歓迎に会うだろう。「こいつ嫌い」「コウノトリさんもう一度こいつを連れてって！」のような言葉は全く普通のことである。ご存知のように,この後子どもは,新しく生まれた子をいつもけなそうとしたり,傷つけようとしたり,殺そうとしたりさえするのである。[p.204]

フロイトがメタ心理学的結論を導き出し切っていないと私が言うのは,この原始的な競合心についての言及がこの講義の残りにないからである。唯一の言及はエディプス的な競合心と子どもが両親に向けるアンビバレントな感情であり,フロイトは母親と息子の間の関係にはアンビバレンスはないと主張し続けていた。「最後のもの（母親と息子との関係）は,どんな利己的な理由にも傷つけられない変わることのない愛情の最も純粋な例を提供する」(p.206)。ここにフロイトは,息子が母親を裏切るかもしれないという疑いを,それがたとえわずかでも,脇に置いておかなければならないと感じていたようである。彼がこう感じたのは,新しい赤ん坊を妊娠し誕生させた罪と私が呼ぶものから母親を免罪したからである。

## フロイト後

最近になるまで（たとえば Mitchell, 2000; Coles, 2003など），フロイトの後に同胞葛藤についてのテーマを探求した精神分析家はほとんどいなかった。ここでは包括的に展望することはやめ,フランセス・タスティンの貢献を詳しくみていく前に,ジャック・ラカン（Jacques Lacan）とメラニー・クラインの貢献にふれていこう。

ラカンは1938年に『フランス百科事典（Encyclopedie Française）』に「家族コンプレックス」という項目で書いた文章で,彼が「侵入コンプレックス」と呼んだものについて記述した。「侵入コンプレックスは,原始的主体についての経験を表していて,それは主体が家庭内の関係に自身と同様に参与している存在がいる,たいていは何人かいるということを見るときの経験である。言い換えれば,自分にきょうだいがいるという実感である」(pp.35-36)。

ラカンは，このコンプレックスを同定する上で，鏡像的同一化と一次的マゾヒズムについて言及している。ラカンは，この論文では生後6カ月過ぎとしている離乳の末期にかけて，乳児は鏡に映ったものが自分であるという認識がある「鏡像段階」という発達段階に至る。この統一された像は，子どもの心的経験の統一と，「寸断と身体の崩壊の空想」（前掲書，p.44）との格闘への基盤として役に立つ。

> このように見ていくと，この段階は，離乳の末期，すなわち生後6カ月の終わりに相当しており，精神的には不安定感，そしてそれと密接に関わる身体的成長の遅さに支配されている。それは，私が述べてきたように，人間の誕生の早熟性を表現しており，人間が離乳に向かう上でのまさに基盤なのである。主体が鏡の中に自分の鏡像を認識する時，この現象はこの段階での分析にとっては二重の意義がある。それは生後6カ月過ぎに現れ，その時点でその主体の現実を構成する，さまざまな傾向を明らかにする。[前掲書，p.42]

主体と類似しているきょうだいは，当初，鏡像的に同一化できる対象として備給され，それは主体を統一し，かつ疎外する。そのようなわけで，同胞は侵入者として経験され，ラカンが一次的マゾヒズムと死の本能に比した原始的攻撃衝動の的になる。

> その類似性が，一次的な役割しか果たさない，つまり表情だけに限定される限り，それは少なくともその時点での心的装置の構造が許す範囲で，主体に同様の情緒と態度を生じさせる。しかし，人がそのような情緒的，もしくは運動性の誘引に左右されている間は，自分の鏡像と実際の自己との区別はできない。実際には，鏡像は，この時期に特徴的な不整合さとともに，異質な傾向の一時的な侵入をさらに増すにすぎない。私はそれを自己愛的な侵入と呼ぼうと思う。なぜなら，それにもかかわらず，それはさまざまな衝動を統一するので，自我のまとまりに貢献するかもしれないからである。ただ，自我がおのれの同一性を主張する前に，おのれを形作り，かつ根本的にはおのれを疎外するイメージと混同されてしまうことになる。[前掲書，p.45]

この論文で，ラカンが原始的競合を強調し，それをエディプス的競合と区別したことは彼の偉大な功績である。ここではエディプス的競合の方が，はるかに暴力的ではなく迫害的でもないとされている。「他方，もしエディプス・コンプレックスの後に侵入者が現れたら，たいてい親との同一化が援用されるが，

情緒はより濃密で，構造はより豊かである」(前掲書，p.47)。

ラカンはゲシュタルト理論に言及し，それは50年代に構造主義者たちのモデルになっていったものではあるが，対象関係の力動的側面と情緒的側面を取り除く傾向があるという点では明かに問題がある。彼のモデルは，新しい赤ん坊の登場によって母親の注意や情愛の中心から多かれ少なかれ締め出されるようになることへの感情ではなく，母親の乳房をめぐる競合のイメージというものに基づいている。こうした側面は，私たちがその同胞のドラマを子どもと母親との間の力動的な関係の枠組み（もしくは，分析の中で自分よりも他の対象に関心を抱いている疑いのある分析家に子どもがもつ原始的転移の力動）の中に位置づけられるようになって初めて理解できるようになる。

メラニー・クラインは原始的同胞葛藤と嫉妬をとても重要なものと見なしている。彼女にとっては，それはエディプス・コンプレックスの早期段階の一部であり，生後1年の間に始まる。子どもは，男の子であれ女の子であれ，乳房によって欲求不満にさらされ，母親の身体はその子が欲しているものを無制限に使うことを阻む妨害物を生み出していると経験されるため，その中身への攻撃に駆り立てられる。標的にされた，母親の体の中身とは，父親のペニスとそれが母親に授けたと想像されている体内の子どもである。子どもの攻撃は，過度にサディスティックなもので，それによりこれらの中身はひどく恐ろしい迫害的なライバルに変容していく。クラインは，この状況を，彼女の有名なリチャードの分析において記述している。「彼は母親の身体の中の想像上の赤ん坊を攻撃し傷つけ，それらが敵になってしまったと感じた。この過大な不安が，現実世界の子どもに転移された」(1945, p.375)。

母親の乳房によって失望させられ，子どもは，父親のペニスに向きを変え，赤ん坊を授けてもらえるのではとの願望を抱く。同時に子どもの自身の口唇的，肛門的，尿道的なサディズムを父親のペニスに投影することで，父親のペニスを，母親の体内に邪悪でサディスティックで脅威的な赤ん坊をつくる邪悪でサディスティックなものに変容させる。

> （リチャードの）子どもへの憎しみと恐怖は，部分的に父親のペニスに対する態度から生じていた。母親を枯渇させ，最終的には破壊してしまう破壊的なペニスと破壊的で強欲な子どもが彼の頭の中で互いに緊密に結びつけられた。彼が無意識のうちに強く維持していたのは，「ペニス＝子ども」という等式であった。彼は邪悪なペニスは邪悪な子どもしか作らないとも感じていた。[p.393]

クラインによれば、エディプス・コンプレックスの早期段階において、内的なエディプス三角形には、子どもと、子どもの母性的部分対象と父性的部分対象（それぞれ乳房とペニス）が含まれている。これが、赤ん坊が母親との関係で経験する欲求不満のすべてを含める、最も広義の意味で言う離乳を引き継ぐのである。この早期エディプス状況は、子どもが理想化された満足を与える乳房と、迫害者として経験される欲求不満を与える乳房が全く同一のものであると認識するのと同時期に確立される。このようにクラインが記述した部分対象のエディプス的布置は、実際には、妄想分裂ポジションに特徴的なさらに原初的な三角関係から引き継がれる。妄想分裂ポジションにおいては、乳児が扱わなければならない2つの対象は理想化された良い乳房と迫害的な悪い乳房である。このような乳房の2つのイメージへの分裂が減少すること自体が、早期エディプス・コンプレックスを出現させるし、同時に乳児がリビドーと攻撃性のいくらかを乳房から父親のペニスへと置き換えていく。ライバルや迫害的な赤ん坊でさえ、父親のペニスと母親の身体との生殖的な関係の産物である。そのような両親の関係が、乳児によるサディスティックな攻撃によって傷ついてしまったと体験される母親の身体を修復し回復させる良い内的な赤ん坊も生み出す。乳児が母親に赤ん坊を与える父親のペニスの修復的な役割を認めることができれば、母親の身体への空想上のサディスティックな攻撃に関連した気遣いの感情と罪悪感が前面に出てくる。それらの感情は抑うつポジションに特徴的なものである。クライン（Klein, 1955）は、一人っ子や家族の中で一番幼い子どもはこれ以上新しい赤ん坊が生まれないように実際にしてしまったように感じられているので、こうしたことを認めるのがより困難であると強調している。彼女は「母親が父親に愛され、妊娠させられる代わりに、欲求不満にさせられたり無視されたりしているのではないかという子どもの不安」についても言及し、以下のように続けている。「この不安は、末っ子や一人っ子に特に強い。なぜなら、他に子どもが生まれていないという現実が、自分の憎しみや嫉妬と母親の身体への攻撃によって、両親の性交、母親の妊娠、新しい赤ん坊の誕生を妨害してしまったという罪悪感に確証を与えるからだろう」（p.158）。

これらの引用部は、クラインが、男女に関わらず、原始的同胞葛藤があることに特に注意を喚起したかったことを明らかにしている。しかし、彼女はそれをそれ自体が独立した競争心の一形態としてではなく、エディプス・コンプレックスの早期段階の派生物として扱っていた。実際であれ空想（まだ生まれて

いない子ども）であれ，弟と妹というライバルへの憎しみや迫害感を導くのは，母親の身体に悪い赤ん坊を作る悪い父親のペニス（子ども自身のサディズムが投影されている）という空想なのである。

## 「赤ん坊たちの巣窟」空想

　フランセス・タスティンは，子どもの自閉症の探究をしていく中で，同胞葛藤への精神分析的な理解における新たな地平を切り開いた。最初の著作の『自閉症と小児精神病』（Tustin, 1972）で，彼女は自閉症の子どもの治療の2つの主要な段階を記述した。最初の段階は，子どもは自分の中に心的生活があるという感覚がなく，これを生き返らせることが分析家の仕事である。第2段階では，子どもはまさに自分の心があるという事実，すなわち他の誰の心とも異なる心があることに気づくようになる。競合の空想，特にタスティンが「赤ん坊たちの巣窟」空想と呼んだものが現れ始めるのが，この段階の始まりである。

> この段階では，子どもは自分と他者との間に明確な区別があるという意識に耐えることができ始めているが，そこで例外なく，私が「赤ん坊たちの巣窟」空想と呼ぶようになった空想が発達する。これは「特別の食べ物」を与えられている「特別な赤ん坊たち」がいるという考えと関わっている。［……］私が自分の考えに没頭し子どもの方を向いていないときに，私が食べ物を与えていると子どもが感じる，私の心の中の他の子ども，すなわち私の「頭の中の子ども（brain children：考え）」が，ときとしてこの特別の食べ物の受け取り手であると感じられる。子ども（すなわち，私の治療的なミルクを受け取っている患者）は，獣のようなライバルと競合状態にあるという空想を持つ。そのライバルは，「おっぱい」の反対側にいて自分から乳首を奪い去って生きるチャンスと栄養物を取り去ろうとしているのである。［pp.177-8］

　タスティンにとって，個人の根本的なアイデンティティと自身の心の発見と表裏一体の関係にある他者性に気づくことが，競合心を初めて抱かせるのである。それはエディプス・コンプレックスの早期段階でさえ確立するずっと前のことであり，性的アイデンティティが構成される前のことである。子どもが自身の心的な生活を持ち始めるようになると，すべてを所有したいという無制限の願望が生じる。そして，乳児が所有できないと悟ると，「でも，それをもっているやつがいる」と思うようになり，その後に「それは自分ではない」が続く。

これによって失望，憤怒，嫉妬，羨望，競合といった情動が生じるが，すべて特別待遇を受けている想像上の者たちとの関連で起こる」（前掲書，p.178）。

「赤ん坊たちの巣窟」空想は，子どもが競合を経験するのが早すぎるときに，発達していく。タスティンはこれと自閉症の子どもの中核的な経験とを結びつけている。それは，本能的な満足を与えてくれる対象との身体的分離性，別の言葉で言えば「世界は自分自身によって形成された身体の中身そのものではない」（前掲書）ことへの早すぎる気づきである。

「赤ん坊のたちの巣窟」空想では，子どもは莫大な数の貪欲で脅威的な口という迫害不安の主要な源泉に直面する。この不安は，自閉症の幼い患者であるジョンがある日に彼女に言った自閉的な「ブラックホール」のどこかに潜んでいる。自閉症の子どもの分析的な治療の主要点の一つは（そして他の病理的な状態の多くに飛び地的にある自閉的領域を扱う時も同様だが），この原初的な不安をいかに特定し，その表出に耐え（しかし，これが暴力的なことが明らかになるかもしれない），そして，その子どもとその意味を理解しようとすることである。このようにする代わりに，子どもをどうにかして安心させようとすることは，単に子どもの万能感空想を助長するだけであろう。クラインは患者のリチャードについてこう書いた。「しかし，彼自身の口唇サディズム的な衝動への無意識的な恐れや罪悪感によって，彼にとって乳児たちは主に口唇サディズム的な存在を表していた」（Klein, 1945, p.393）。ヒッチコックの1963年の映画『鳥』は，この空想の卓越した実例であるように私には思える。それは，無数の恐ろしいくちばしが，最も私的な避難所にいる人間を攻撃するというものである。

タスティン（私信）は，精神分析による治療を受けた自閉症の子どもの発達においては，エディプス的な三角関係（すなわち男女の性別の違いを考慮に入れられる）の最初の形態は，実際は「赤ん坊たちの巣窟」空想から生じるとさえ論じていた。すなわち，父親は，その赤ん坊たちの中では最も大きい存在となり，それゆえ特に危険なライバルとして体験される。

タスティンは最後の論文で，自閉症の精神病理モデルの重要な変更をした。まず，彼女は正常な一次的自閉期の仮説を明らかに放棄したが（Tustin, 1994a），それは初期の方の文章では持続させていた仮説で，マーガレット・マーラー（Mahler, 1968）から当時借りてきたものだが，マーラーも後には誤りだと認めている。さらに，タスティンは，一般的には乳児は母親との融合状態と分離した状態との間の揺れ動きを経験していると認めた。他方，自閉症を発

達させるリスクのある乳児は自身の母性的対象（それは命の無い対象として経験される）と一体であるという錯覚にはまり込んでいると考えた。

> すべての精神病状態と同様に，健常な反応が誇張されるようになる。自閉症においても，それが固定化したものとして現れる。**健常な**乳児期では，「流れ出て一体になること（flowing-over-at-oneness）」と，母親や外界との分離性に気づくこととの間を揺れ動く。グロットスタイン（Grotstein, 1980）<sup>訳注7)</sup> が名づけた，この「複線（dual track）」では，乳児と母親との間の「スペース」への気づきがある状態と，間に「スペースがない」状態とが交互に揺らぐ。自閉症の子どもの乳児期には，このような正常の揺れ動きが起こらない。通常は流動的なものが固まってしまっているのである。そのような乳児は，生きていないのでつかむことができる対象として経験される母親に付着的な方法でくっついており，パニックをきたした状態で心的外傷を受け，凍りついてしまうのである。[Tustin, 1994a, pp.14-15]

タスティンの最後の論文である「脳損傷ではないと査定された自閉症の子どもたち（Autistic Children who are Assessed as Not Brain-Damaged）」では，彼女は乳児と母親の一体性という病理的な錯覚を記述している。その空想の結果，乳児が母性的対象との分離性に気づくようになった時それは心的外傷的な断裂にしかならないのである。

> 自閉症は2段階の病理である。最初は，母親と子どもの親密すぎる結合があり，そして，外傷的に引き離される感覚がある。自閉症は壊れたという感覚に対処するために発達していく。それはその崩壊を食い止めるためのギブスのようなものである [Tustin, 1994b]

このようにタスティンは，子宮外の存在であることが始まった途端から生じる第三の領域の存在を，ブリトンが記述する心的スペースとシーガルが述べる「新しい赤ん坊のための場」への先駆けとして仮定しているようだ。自閉症の

---

訳注7) グロットスタインは複線論において，自己内省や間主観性を達成するために，心は，常態であるいは一過性に解離し，もう一人の心に留意することができるのかもしれないと提案した。自己内省では心はそれ自体が分かれて，それが感じていること，考えていること，経験していることを静観でき，そして間主観性によってもう一人の観点を考慮して他人の身になれる。グロットスタインはタスティンの『神経症患者における自閉的バリアー』に序文を寄稿している。その最後で彼は，「本書は重要な業績であるし読んでわくわくする。多くの読者も私と同じように思うのは確かである。これは私の患者に当てはまるし，これはあの患者に当てはまる。ちょっと待てよ，私に当てはまる！」と記している。

子どもに，決して発達してきていないのはこのスペースである。そして，競合的な同胞は，母親と子どもが生きている一体性の幻想を壊すために現れた恐ろしい迫害者としてのみ登場する。

　このようなタスティンの最終的な仮説は，対象関係の発達の全く新しいモデルを導いてくれる。このモデルは，母親と子どもとの融合や共生の状態から分離個体化の段階へと至る経路があり（Mahler, 1968），そこからまず父親という第三のものの出現に席を譲り，次に同胞が出てくるというものではもはやない。むしろ，それは母親と子どもとの関係にすでに存在していたものが展開したものと想定している。そのスペースは両親間の関係（原光景）の中に包容されており，それ自体が新しい赤ん坊のための場所を潜在的に包容している。私は別稿（Houzel, 2005）で原初的な心的コンテイナーの両性性が重要であるという仮説を発展させた。両性性は乳児の心的な発達に不可欠だが，自閉症の子どもの場合は，それは分裂され，コンテイナーの男性的な側面は脅威的で破壊的であると経験され，外界に投影される。私は，ビオンが記述した母性的コンテイナーは，母親が自身のコンテイン機能を遂行する上で，母性的な内的対象と父性的な内的対象の両方の支持を必要としている点で，両性的であると捉えている。このように母親の内的対象群と，それら内的対象間の関係が，最初のスペースを規定するだろう。そして，さらに乳児が自身で発達させるエディプス的スペースがそれを支持するだろう。タスティンが言及している心因性自閉症の場合，母親は乳児にこの最初のスペースを提供できず，そのため乳児は母親と付着的ではない関係を確立させられず，象徴的な思考の能力も発達させていくことができない。その代わりに，単に感覚的で付着的な関係が発達し，それでは象徴化が進む余地はない。この付着的な関係に含まれた一体性の錯覚により，子どもが母親と持つ関係に第三の対象が侵入した時はいつでも破局的なほどに引き裂かれる経験となる。タスティンに記述された，母親の乳房の中の特別な食べ物を楽しんでいる「巣窟の中の赤ん坊たち」は，迫害者として，このような関係の魔力を途絶させ，その基盤となっている錯覚を粉砕するようにやって来ると感じられる。

## 臨床例

　「赤ん坊たちの巣窟」空想と，心的スペースを創出する際に直面する困難を例証するために，シリルという自閉症の子どもとの分析からの抜粋を記述しよ

う。この治療は別稿（Houzel, 1999）により詳細に論じている。この素材の助けを借りて，私は特にこの空想の一側面を例証しようと思う。タスティンに従って，私はこの空想を以下のように表現したい。すなわち，子どもが他者性を認め，自身の心的機能に気づき始めるようになると，セラピールームにあるすべてのものがそのセラピーの設定の中に恒久的にいるライバルの赤ん坊たちを表象するものとして体験されるだろう。そのような赤ん坊たちはその子どもの患者の不在につけこんで，タスティンの言う分析の「特別な食べ物」をすべて食べつくしてしまうと想像され，患者はそれらをセッションの合間に剝奪されることになる。

　私としては，これが発達の道筋にある妨害物の一つであると感じる。通常これを乗り越えることで，ふり遊びが生じていくのであり，その結果として空想生活がますます豊かに表現されていくことで，子どもが欲求不満，待つこと，分離，違いといったものに耐えられるようになるはずなのである。自閉症の子どもは悪循環の中にいる。なぜなら，子どもが他者性を発見することに関連した耐え難い不安を表現するために用いる手段こそが，その不安をあおる空想の一部であるので，それを用いることができないままであるからである。

　数人の分析家は，自閉的反応と，自閉的状態もしくは自閉的構造との間を明確に区別している。私が記述しようとしているものの中に，これらの2つの側面を区別する1つの基準が見られることを示していきたい。自閉的反応の事例では，それが分離，情緒的な剝奪，乳児的抑うつ，あるいは単に「無表情（still face）」の実験（Tronick et al., 1978）の時などに顕在化するが，通常子どもは即座に2つの方法を取ろうとする。1つは，他の人物との関係を復活させようとすることで，もう1つは実際の対象を移行対象として用いること，言い換えれば，その対象を投影のための手段として用いたり，心がばらばらにならずに欲求不満や待つことに耐えられるようにする想像のシナリオをその対象をベースにして作ったりする。それに対して，狭義の自閉的構造では，これは不可能である。なぜなら，すべての対象がライバルの赤ん坊（巣窟の中の赤ん坊）であり，自閉症の子どもが剝奪されているすべてのものの権利を持っていると経験されるからである。自閉的な苦痛を和らげる唯一の方法は，これらのライバルを完全に無視するか（他者性の存在を否認し，自閉的状態の深みへと戻っていく），ライバルの赤ん坊たちを排除することであるようだ（彼らを捨てるか，さもなければ壊す）。それゆえ，事実，自閉症の子どもにとって遊びは不可能である。

シリルの分析は，彼が3歳の時に始まり，私は週に3回彼に会った。彼は自閉症をもっていると診断されていた。彼は2人兄弟の長男であり，弟は彼より2歳下であった。両親ともにとても教養高い家族背景がある。父親は知的専門職についており，母親は高等教育を受けていたが当時は仕事をしていなかった。母親には子宮の奇形があり，妊娠は困難であった。彼女がシリルを妊娠しているのがわかったのは，3回の自然流産の後であった。彼女はシリルの妊娠中ずっとベッドに寝ておらねばならず，非常に不安な時期を過ごした。赤ん坊は子宮内でわずかにしか動かなかった。母親の印象では，子どもはとても静かになることで，子宮の収縮から自身を守っていて，彼女は収縮が子どもを脅かし，子どもには限られたスペースしか与えられていないと感じていた。そのため，まさに最初から，母親は自身が赤ん坊にとって良いコンテイナーであるという感覚を持つことが極度に困難であった。また彼女は自分が子どもを脅かしており，子どもは自身を守らなくてはならないという感覚さえ持った。

シリルは大人しい赤ん坊であった。彼の睡眠はすぐに規則正しいパターンに落ち着いた。彼は生後6週までは母乳で育っていたが，母親の乳房の感染症のため，唐突に中断された。この突然の離乳のときに特に気づかれるようなことはなかった。シリルの運動発達は遅れ，1歳でようやくお座りができ，生後22カ月なって始めて歩いた。

シリルが生後15カ月の時に母親は次の子どもを妊娠した。妊娠期間の最後の3カ月に問題が起こり，そのため母親が早産する危険があって，ずっとベッドに寝ておらねばならなくなり，最後の1カ月は入院しなければならなくなった。シリルの両親は，運動発達の遅れと，特に言葉が発達しないことを心配し始めた。その上，彼らが「奇妙だ」と表現する行動に注目していた。シリルは床や壁に頭を打ちつけたり，前後に体を揺り動かしたりした。両親は，彼が生後20カ月の頃には，外界から引きこもっている，「自身の泡の中にいる」といった印象を持った。彼はとても限られた関心しか示さなかった。たとえばドアを開け閉めしたり，音楽を聴いたりといったものである。彼は象徴的な遊びを発達させず，ふり遊びをほとんどしなかった。そして，彼は自分が欲しいものを得るために指さしをするのではなく，大人の手を取った。

分析の最初の夏休みの後，シリルはセッションの中で新しい行動を始めた。彼はおもちゃ箱を空にして，私が小さなテーブルの上に用意していたペンと紙を投げ捨て，勝ち誇ったようにテーブルに上り，そこから私の膝に乗って，「おっきい，おっきい，おっきい」と叫んだ。私はこれを，大きな少年になっ

て，私のもとに来て，私から助けを引き出したい彼の願望として解釈した。私は最初，彼が競合していると感じていた対象を投げ捨てるというテーマではなく，大きくなりたい願望に同調していた。しかし，彼が投げ捨てた対象は，長い夏休みの間（それは2カ月を少し超えるほどあった）もずっと私と共にいたライバルの赤ん坊を表象していたと考えられる。次のセッションでは，以下の抜粋が示すようにこの側面がより明らかになった。

> シリルはペンを床に投げ，それから水で遊んで，私が禁止したにもかかわらず部屋中を水浸しにしようとした。そして，彼は小さなテーブルの上にあった紙をすべて床に投げ，テーブルに上って，勝ち誇ったような口調で「大きくなった！」と言った。そこから私の膝に乗って（その際に私の助けを借りる），そしてテーブルに戻った。彼はペンを拾い，私に渡して，それを再び床に投げた。そのペンのうちの一つで，彼は何枚かの紙に長い線を何本か描き，それらを「小さい猫たち」だと言った。そして，彼はそれらの紙を床に投げ，一連の流れ（テーブルに上り，そこから膝，そしてテーブルに戻る）を再び繰り返した。彼は私に噛みつこうとしているかのようなふりをした。
>
> シリルは小さな猫を描いたが，そののちにテーブルや私の膝の上に自分の場所を得るために床に投げた。この小さな猫は，私を一人占めするために追いやりたかったライバルの赤ん坊たちを表象していると私は感じた。私はそのような意図について解釈をした。彼は私を噛もうとしたが，それは私が体の中に含んでいるものに対して口唇的に攻撃する空想と対応しているようだった。同時に，彼は小さい猫に脅かされていると感じているようだった。これは，彼が描いてすぐ後に捨てようとしたことに現れていた。私が解釈したのは，彼が攻撃したい小さい猫が，彼が自分のものにしたい場所を占めているが，その猫に**彼が**攻撃され追いやられるかもしれないという恐れを表しているということであった。

その後のセッションでは，シリルは反復的なシナリオを遊びで表現した。彼はまず自分の箱をすっかり空っぽにして，ペンと紙を床にすべて投げた。そして，タンブラーを用いて，箱を水でいっぱいにした。彼はしばしば箱の中に流れる水に全く魅了されていた。私はこの遊びを，彼が自分を脅かす硬いものと思っているライバルの子どもたちを表している，おもちゃ，ペン，紙をどこかに追い払いたい願望の現れとして解釈した。また，彼はそれらをママ－水で取り替えたいと思っている，なぜなら彼は，私を全部自分のものにしたいのであり，私が蛇口のように欲しくなればいつでもひねって出せる良い食べ物でいっぱいのママのようになればいいと思っているからとも解釈した（時々，彼は水でい

っぱいの箱の中に入って立った)。彼は徐々に水の中におもちゃやペンを入れて動かすことができるようになった。彼は，それらに母親の要素がしみこんでいるほど，脅威がより少なくなると感じていたようだ。

　以来私は，「赤ん坊たちの巣窟」空想がセラピールームの中の物に関連して現れることに関してさらに確証を得た。私が彼のために用意したペンや紙を彼がテーブルから床に投げるとき，私は彼が以前に描いた絵(まだなぐり描きの段階であった)を中に入れている厚紙のフォルダーは守ろうとしていた。たとえば，それを持ち上げておいたり，椅子の上に置いておいたりした。私が最近のセッションでこれをしたとき，シリルはフォルダーの中を開け，自分の絵を一枚ずつ取り出し，憤然とできる限り遠くへ投げ飛ばした。私はこれを，彼がこれらの絵－赤ん坊たちに私がそのような良いケアをしているのを見て感じた嫉妬の表れとして解釈した。別の時には，彼はおもちゃの箱の中身を自分の頭の上で空にして，それが自分の頭を傷つけたと言った(それらは実際に彼の頭に落ちていた)。私はそのおもちゃはおそらく彼がこの部屋で私といつも一緒にいると感じている子どもたちであり，彼が攻撃して追い出したい子どもたちなのだが，彼らに反撃されることをとても恐れていると伝えた。

　この頃になると，シリルは言葉を発達させ，私に自分の空想をはるかに存分に伝えることができるようになった。彼は私に弟のトリスタンについて話した。彼は，弟の誕生後に自閉的な防衛に退避していた。彼が言ったトリスタンへの不満の大部分は，彼は迷惑なやつで，ばかなことばかりして，家の中のすべてをめちゃめちゃにするといったことであった。あるとき彼は，トリスタンのことを話しながら，「お前をばらばらにする」と何回か言ったが，私は最初にそれがフランス語の「失せろ」を意味する言い回しと似ていることを理解して，そのように解釈した。しかし，そうすると彼ははさみを振り回し，ちょうど真っ二つに私を切ろうとするジェスチャーをした。そこで私は彼に，トリスタンが生まれた時におそらく彼は母親が真っ二つに切られてしまったような印象を持ったことを伝え，それは同時にちょうど終わったばかりのクリスマス休暇の間に私が他の子どもで余裕がなくなったのではないかと恐れ，さらに私を真っ二つに切ってしまったのではないかと恐れているかもしれないと伝えた。

　彼は次第におもちゃをもっと使うようになり，特に粘土を使うようになった。しばしば，彼は粘土の塊で人を作り，鉛筆の先で2つ穴を空けて目を作り，1つ穴を空けて鼻を作り，切れ目を入れて口を作った。いつも，そのうちの1人は父親であり，もう1人は母親であり，3つ目は赤ん坊であった。以下のセッ

ションの抜粋では，彼が心的スペースを構築し，そこを内的対象群で埋めようとする努力が見られる。

**2005年11月24日**

　彼は粘土で遊ぼうと決めた。自分でそれを箱から取り出した。しばらく，それを箱の上で叩き，それが落ちていくことで遊んでいたが，箱の中に戻した。その後，彼は未使用の粘土の一塊を取り出し，それはとても柔らかいものであったのだが，それがまるで彼を愛撫しているかのように自分の首に持って行った。そして，お父さんとお母さんと赤ん坊を作ろうとして，とても雑にそれを3つに切り，鉛筆の先で目と鼻と口を作った。彼は最初にお父さんを作り，次にお母さんを作り，最後に赤ん坊を作った。彼はお父さんをとてもかわいがったかと思うと，すぐにぺちゃんこに押し潰した。

　そして，彼は私を侮辱しようとし始め，私のことを汚いおっぱい，くそ，ばかなどと呼んだ。私は，かわいがられたと思ったらぺちゃんこに潰されたお父さんのように，侮辱することで私をぺちゃんこに潰したいかのように見えると言った。彼は粘土人形のお母さんを見て，怯えているかのように泣き声を上げ，私の膝の上に寝そべり，その上で寝返りをして，落ちそうだと言いながら助けを求めていた。私は，お父さんが潰されてしまうと，お母さんが危険な人となり，私の膝から落ちそうで危険だったようにお母さんの目の中に落ちてしまいそうになると解釈した。すると，彼はこれまでになく明瞭な話し方で私に，彼の家族がいくつかのスーツケースを持って家を出て，おじいちゃんとおばあちゃんのところに行ったことを話した。そして，彼は学校にいる大きな少年のことを私に話し，その少年が彼を侮辱し，ばかと言ったと話し，もう彼とは遊びたくないと言った。

この抜粋は，コンテインする機能が父性的要素と母性的要素の必須の結合を必要としており，シリルがこれを達成することが困難なことを明らかにしている。母性的対象は，父性的な面がすべて取り除かれてしまうと，呑み込むような危険なものとなる。しかし，一方でシリルはたとえ父親にいくらか情愛的な感情も抱いていたとしても，父親を排除したいと思っている。彼はまるで父親が場所を占めすぎているかのように，父親を押し潰す。そのとき父親は，タスティンが記述するように「赤ん坊の巣窟」の最も大きいものと混同されている。父親が分化していくようになり，シリルが父親の修復的な機能を見出していくようになっていくのは，ほんの少しずつである。エディプス的三角形は，保護的で修復的な父親とライバルの赤ん坊たちとの，この区別を基盤にしているが，この区別はシリルには最近になってようやく生じてきている。これを達成

するために克服しなければならない邪魔物は，特に，修復的で保護的な父親イマーゴときょうだいのライバルたちのイマーゴとの間に生み出される混同である。それらライバルたちが利用可能な母性的スペースをすべて占有しているので，彼らを残酷に押し潰してでも，そのスペースを取り戻さなければならないのである。

　父親の修復的な機能の一側面は，（タヴィストック・クリニックで1997年9月1日から4日に開催された）第2回国際乳児観察学会で発表されたシモネッタ・アダモ（Simonetta Adamo）とジャンヌ・マガグナ（Jeanne Magagna）による論文で強調されている。父親のおかげで，乳児は新しいスペースを引き継ぐことができ，それによって乳児は原光景で占められるスペース，そして新しい赤ん坊のために場所を空けることができる。このように獲得された新しいスペースは母親との親密な関係の産物ではあるが，それが変形され，象徴化され，内在化されたものである。実例として，私はこの獲得と，飛行機が同じ航路を飛べるようにするために課せられる高度制限とを対比しようと思う。同じ航路を飛んでいた2機の飛行機がいるとすると，衝突の危険があるだろう。しかし，もし十分な高度の差を持たせられれば，衝突は決して起こらなくなる。父親は，新しく生まれた子がより下のレベルで場所が得られるように，最年長の子を「大きい子」というレベルまで上がれるようにする必要がある。これがまさに自閉症の二次元的な世界に欠けているものであり，それはレベルの変化の可能性を全く排除する。私はシリルに，父親を潰した時に父親の保護的な機能を失ったことを解釈したが，それによって彼は父親イメージとライバルのきょうだいイメージとを区別し始めるようになったようだ。彼は自分のスーツケース（彼の内的世界）を持って「パパ」と「ママ」の所に行くことを明瞭に話した。そこはいつも安心な場所として思い出される所で，家族の家から少し離れていて，弟とは離れて自分だけで滞在したことのある場所である。

**2006年1月25日**

　セッションの始めに，シリルは私に「先生は理解しようとしてるんだね！　私の命を助けようとしてるんだね！」と言った。彼はとても小さいということと難しいことについて話した。それで私は，難しいことを経験している赤ん坊シリルの命を私に助けてほしいとお願いしているんだねと言った。彼は瓶に水をいっぱいにして，別の瓶や流しに水を空けるという，何度も繰り返している水の遊びに没頭し始めた。私は彼にこの遊びをやめるように言った。彼はやめずに，私を罵倒し始めたが，下

品な言葉を使ったことを謝った。

　私は，私が彼に水を止めるように言った時に，彼は私をいつも彼に良いミルクをくれるわけではないお母さんのように感じ，とても腹を立てて，私を罵倒したのではないかと言った。彼は，私に会いに来る前にお母さんが彼にお茶を入れてくれたと言った。そして，彼は，お母さんは優しくて，彼は彼女のことが本当に大好きで，彼女を独り占めしたいのだと話した。水遊びを続けている間，彼は私に話しかけ続けてもいた。彼は，ある女の子たちが自分に優しくないこと，ピエール（学校の友達）が自分に優しくなくて，お尻を蹴られたこと，そしてそれを両親に話したことを私に伝えた。もしピエールがもう一度してきたら，彼はピエールと闘って殺してやるつもりであった。

　私は彼に，ピエールが彼のお尻を蹴ったことを両親に言った時のように，彼に優しくない人たちから守ってくれることを私に期待しているのではないかと尋ねた。彼は少なくとも3人の登場人物がいる状況を述べ始めた。それは，ある人たちが他の人に対して同盟を組み，殺してやると脅すといったものであった。時には，それは父親と母親を殺したい彼とトリスタンであり，殺したい相手が父親と母親と私になったりもした。また，ある時には，同盟を組むのが彼を殺したい父親と母親となったり，父親と母親と私となったりした。さらに，彼は母親を自分で独り占めするために，父親とトリスタンと私を殺したがった時もある。別の時には，私たち2人を食べようとする狼がいたことや，彼が狼を環状道路（セッションに来る時に通る道）に投げ捨てて殺そうとしていたことを話した。その狼は車に轢かれて潰されることになるのだった。彼は話を終えて，これらの冒険で死んでしまった人たちのために泣いてくれるよう私に求めたが，一方で彼は自分は幸せだと宣言していた。私は彼に，怒った時に死んでほしいと望んだ人たちへの悲しみすべてを私に負わせたこと，それは彼が幸せを感じて，悲しみを取り除くためだったことを指摘した。

このような3人の人物がいるシナリオは，そこで同盟が代わる代わる築かれたり解消されたりしているが，ずっと迫害者の役割で固定されるようになる対象はおらず，エディプス的構造の特徴がある。乳児は，同性の親との同一化を基盤にして性的アイデンティティを築けるようにするために必要なバランスを見出すために，それぞれの同盟とその内的対象群の布置全体への効果を探索する必要がある。ここではシリルが抑うつ的な感情へとシフトし，エディプス的構造の中心にあるスペースを獲得することに伴う罪悪感に取り組もうとしていることが見て取れる。このときシリルは分析家に投影することで排除した悲しさを経験している。

　彼はまだエディプス的な冒険を完遂していくための長い道のりの途上にいる。

彼は自分の両親という存在それぞれに向けているアンビバレンスを認める必要があるし，父親の修復的な役割を十分に認識し，世代間の違いを受け入れていく必要がある。そして，最後には，現実であれ想像上であれ，他のきょうだいを許容し，両親のよい原光景という生殖的な関係の産物として彼らにしかるべき居場所を与える必要がある。これには彼自身の肛門期性の十分な統合が前提条件である。それは，彼が否定的な感情により耐えられるようになり，もはや外部にそれらを投影しなくなって，自身の攻撃性を自分の個体化のために活用できるようになるということである。ここで個体化と言っているのは，母性的対象との間に一定の距離があって当然と想定し，他者のスペースを尊重しながらも自身のスペースを主張することである。

　最近，シリルはこの葛藤を感動的な方法で表現するようになっている。彼は全身をとても緊張させて，「ぼくに最後まで話させて，そしたらあなたに話させてあげるから」と言った。彼は私に夜や死について話した。その時は週末休み直前だったので，私はこの素材をセッションが無いことと結びつけた。私は彼にセッションの合間の夜について話し，その時に起こるであろうことについての彼の不安について話をした。彼は「先生は誰か他の人といるんでしょ」と答えた。彼は粘土を手に取り，こねて小さくして，「はい，これプレゼント」と言いながら，私に差し出した。私はお礼を言って，これで私たちはお休みの間全く離れ離れになってしまわないということなんでしょうと言った。しかし，彼の肛門性の肯定的で修復的な側面はすぐに圧倒され，彼は排泄衝動をコントロールできなくなりそれに圧倒されてしまった。私は彼がトイレに出て行くのを許容しなければならなかった。

　シリルがさまざまなやり方で実演したシナリオは，自閉症の子どもがこのエディプス的三角形に近づこうとする際に経験する困難の特定の一側面を明らかにしているように私には見えた。彼は両手で流しにつかまり，私の助けを求め，そこから引き離すのを手伝ってほしいと求めた。彼は手に接着剤を塗り，私にも同じように塗って，そしてすぐにその接着剤の跡をすべてなくそうと洗い流したがり，私にもそうするよう誘った。私はこの素材を，彼を離れさせてくれない母親のように私にくっついたり，貼りついいたりしてしまう恐れの表れとして，そして彼を引き離させてくれるウゼル－お父さん－手を求めていることとして解釈した（私はこの素材を彼に制限を設定するために私が自分の手を用いる必要性が頻繁にあったこととも結びつけた）。私の解釈は，彼の母親との話し合いで確認された。母親はシリルが泣いたときのことを話した。それはか

なり珍しいことであった。私はシリルが悲しさを扱うのがとても難しいようだと彼女に伝えた。母親は私の言葉に驚き，自分が悲しくなったとき（彼女は産後うつに罹っていた可能性が高く，うつ的な気質がある），シリルは母親から悲しみを取り除こうとするかのように彼女を笑わそうとあらゆることをしようとしたことを話した。そして，そのような時には彼は母親にくっついてきたのだが，母親は調子がよくない時には，一人にさせてもらうことだけを望んでいたので，耐え難かったと付け加えた。彼女は以下のような悪循環を私に述べた。それは，彼が母親にくっつこうとすればするほど，彼女はイライラして，そうなると彼はますます彼女にくっつこうとするというものである。この状況で両者に欠けていたのは，両者それぞれに距離を維持させ，それぞれのスペースを保たせる父親的な第三の人物であったようだ。その欠如は，連続性という錯覚が致命的になるというタスティンの仮説につながる。

## 結論

　同胞葛藤の起源は，「他者性」の出現と関連していて，それゆえ，自身の性や自分とは違う性に属する問題より前にある。母親が他者であるという考えが定着しようとするやいなや，母親の関心をすべてもしくは部分的にでも要求する第3の人物という考えが出現する。子どもの自閉症と飛び地的な自閉症領域についての精神分析的な研究は，タスティンとその後の分析家によって発展したが，他者の最初のイメージが相対的に分化しておらず，それは，第3の人物としての父親的な対象よりも，自分と類似した人物で，すなわちライバルの子どものほうがはるかに近いという仮説が確証される傾向にある。これがエディプス状況よりも同胞葛藤への研究が従来はるかに少なかった理由を説明するだろう。エディプス的競合は，同胞とのより原初的な性質の競合を多かれ少なかれ曖昧にする。この原始的競合は，しばしばエディプス的競合によりもはるかに無情で厳しいものである。エディプス状況は，原始的競合が模範的な形態で具現化したものではなく，より穏やかな形態での現れである。しばしば，同胞葛藤はエディプス的競合の単なる置き換えに過ぎないとされ，エディプス的競合こそが心の成長にとって主要な問題であり，中枢の葛藤を構成すると見なされることもある。しかし，私が言及してきた精神分析的研究に焦点を当てれば，同胞葛藤はエディプス的競合よりも原始的であり，はるかに冷酷である。異性愛的対象関係と同性愛的対象関係がリビドーの文脈上に据えられることで，エ

ディプス的競合とそこに含まれる感情のアンビバレンスが生じ，原始的な同胞葛藤という前エディプス状況においては不可能であった類の，葛藤から抜け出る道を見つけることができるようになる。

　私は，他者性が可能になり，乳児が自身の心的スペースを確立できるようになるために，子どもと母親の関係の最早期から，コンテインする機能の両性性と関わる，早期形態のエディプス的布置が存在することが不可欠であるという仮説を提起してきた。それは，母親の中にある両親的対象群とそれらの保護的で生殖的な関係に基づいているのである。私はこれが心的スペースと，その中にある新しい赤ん坊のための場所の発達の前提条件であると考えている。

**原　注**
1）これは，もともと Journal of Child Psychotherapy, 2001, 27(2) において出版された論文に修正を加えたものである。

**文　献**
Anzieu, D. (1986). *Freud's Self-Analysis*. London: Hogarth.
Bion, W.R. (1962). *Learning from Experience*. London: Heinemann. Reprinted London: Karnac, 1984.（福本修訳：経験から学ぶこと．精神分析の方法 I ――セヴン・サーヴァンツ．法政大学出版局，1999.）
Britton, R. (1989). The Missing Link: Parental Sexuality in the Oedipus Complex. In: J. Steiner (Ed.), *The Oedipus Complex Today*. London: Karnac.
Britton, R. (1992). The Oedipus Situation and the Depressive Position. In: R. Anderson (Ed.), *Clinical lectures on Klein and Bion* (pp. 34-45). London: Tavistock/Routledge.（平井正三訳：エディプス状況と抑うつポジション．クラインとビオンの臨床講義．岩崎学術出版社，1996.）
Britton, R. (1998). *Belief and Imagination: Explorations in Psychoanalysis*. London: Routledge.（松木邦裕監訳：信念と想像：精神分析のこころの探求．金剛出版，2002.）
Coles, P. (2003). *The Importance of Sibling Relationships in Psychoanalysis*. London: Karnac.
Freud, S. (1900). The Interpretation of Dreams. *SE 5*.（新宮一成訳：夢解釈．フロイト全集 4/5. 岩波書店，2007/2011.）
Freud, S. (1901). The Psychopathology of Everyday Life. *SE 6*.（高田珠樹訳：日常生活の精神病理学．フロイト全集 7. 2007.）
Freud, S. (1912-13). Totem and Taboo. *SE 13*.（門脇健訳：トーテムとタブー．フロイト全集 12. 岩波書店，2009.）
Freud, S. (1916-17). Introductory Lectures on Psycho-Analysis. *SE 15-16*.（新宮一成・高田珠樹・須藤訓任・道籏泰三訳：精神分析入門講義．フロイト全集 15. 岩波書店，2012.）

Freud, S. (1933). New Introductory Lectures on Psycho-Analysis. *SE* 22.（道籏泰三訳：続精神分析入門講義．フロイト全集 21．岩波書店，2011.）

Freud, S. (1954) *The Origins of Psycho-Analysis: Letters to Wilhelm Fliess, Drafts and Notes 1887-1902* (M. Bonaparte, A. Freud & E. Kris, Eds.) London: Imago.

Gay, P. (1988). *Freud: A Life for Our Time.* London: J.M. Dent & Sons.（鈴木晶訳：フロイト．みすず書房，1997/2004.）

Grotstein, J. (1980). Primitive Mental States. *Contemporary Psychoanalysis* 16: 479-546.

Houzel, D. (1999). Séduction et conflit esthétique. *Journal de la Psychanalyse de l'Enfant* 25: 122-127.

Houzel, D. (2005). Splitting of Bisexuality in Autistic Children. In: D. Houzel & M. Rhode (Eds.), *Invisible Boundaries* (pp. 75-95). London: Karnac.（木部則雄・脇谷順子監訳：自閉症児のスプリッティング——心的バイセクシュアリティ．自閉症の精神病への展開．明石書店，2009.）

Jones, E. (1953-57). *Sigmund Freud: Life and Work.* London: Hogarth.（竹友安彦他訳：フロイトの生涯．紀伊國屋書店，1969.）

Klein, M. (1945). The Oedipus Complex in the Light of Early Anxieties. In: *Love, Guilt and Reparation and Other Works.* London: Hogarth, 1975.（牛島定信訳：早期不安に照らしてみたエディプス・コンプレックス．メラニー・クライン著作集 3．誠信書房，1983.）

Klein, M. (1955). On Identification. In: *Envy and Gratitude and Other Works.* London: Hogarth, 1975.（伊藤洸訳：同一視について．メラニー・クライン著作集 4．誠信書房，1985.）

Lacan, J. (1938). *Les Complexes Familiaux.* Paris: Navarin, 1984.

Mahler, M (1968). *On Human Symbiosis and the Vicissitudes of Individuation. Vol. I: Infantile Psychosis.* New York: International Universities Press.

Meltzer, D. (1971). Sincerity: a Study in the Atmosphere of Human Relations. In: A. Hahn (Ed.), *Sincerity and Other Works: Collected Papers of Donald Meltzer* (pp. 185-284). London: Karnac: 1994.

Mitchell, J. (2000). *Mad Men and Medusa: Reclaiming Hysteria and the Effect of Sibling Relations on the Human Condition.* London: Penguin.

Rodrigué, E. (1996). *Sigmund Freud: El Sigh del Psicoanálisis.* Buenos Aires: Editorial Sudamericana.

Segal, H. (1989). Introduction. In: J. Steiner (Ed.), *The Oedipus Complex Today: Clinical Implications* (pp. 1-10). London: Karnac.

Tronick, E., Als, H., Adamson, L., Wise, S. & Brazelton T.B. (1978). The Infant's Response to Entrapment between Contradictory Messages in Face-to-Face Interaction. *J. of Child Psychiatry* 17: 1-13.

Tustin, F. (1972). *Autism and Childhood Psychosis.* London: Hogarth.（齋藤久美子監訳：自閉症と小児神経症．創元社，2005.）

Tustin, F. (1994a). The Perpetuation of an Error. *J. Child Psychotherapy* 20: 3-23.

Tustin, F. (1994b). Autistic Children who are Assessed as Not Brain Damaged. *J. Child Psychotherapy*, 20: 103-121.

# 第7章　人間の家族の中に加わること[原注1]

マリア・ロウド

　自閉症スペクトラムの子どもたちとの精神分析的な作業は多くの問題を明らかにしており，それらは極めて重要なものである。おそらくこれらの中で最も根本的なものは人間の家族に迎え入れられるプロセスに関わるものである。ここ25年にわたって行われた発達研究や観察研究は，ごく幼い赤ん坊が社会的な関係においてどのようなことが可能であるかについての私たちの理解を非常に豊かにしている。精神分析の中では，これまでも常に行われてきたように，問題があるときに何が起こっているか，とりわけ，こうした問題が乗り越えられ始めた時に何が起こっているかを臨床的に研究することで，健常発達プロセスの中では順調でほとんど自動的な性質があることで覆い隠されている発達の細部を，明らかにしていくことが可能になる。

　精神分析家や発達研究者はパーソナリティが他の人々との関係性の文脈の中で発達していくことについて合意しており，精神分析家は，発達研究者と同様，そうした経験がどのように内在化され，どのように自己感の成長に貢献するかについて述べている。本稿で私は，他の人間と同じように人間であるという感覚を前提条件とする（それを強化もする）特定のタイプの模倣の重要性に焦点を当てたいと思う。

　模倣の中でもいくつかのタイプは発達や学習の中心となる。他のタイプのものは自己と他者の間の違いを覆い隠すことに役立ち，その結果，子どもは，たとえば，習慣的に自分自身の声よりもむしろ大人の声で話すかもしれない。これはもっぱら精神分析によって探索されてきたタイプの模倣であり，子どもたちは自己感が脆弱になる時にそれに頼る傾向にある。しかしながら，長期的に見るとそれはこのような脆弱性を永続させる。なぜなら自分自身と周囲との間の差異を習慣的に不鮮明にする子どもたちは，相互的な関係性や環境が提供する可能性のある学習の機会から利益を得ることがあまりできなくなるからである。

## 第7章 人間の家族の中に加わること

　上記とは異なる，互恵的な（reciprocal）関係性の文脈で生じるようなタイプの模倣は，新生児期の赤ん坊たちにおいて観察され，その特徴は成長するにつれ変化していく。このタイプの模倣はもっぱら発達研究者によって研究されてきており，それは，コミュニケーションを生じさせ，感情を共有するチャンネルの一つである。明らかに，それはパーソナリティの発達に貢献する。精神分析家の間では，ガディーニ（Gaddini）とサンドラー（Sandler）はいずれも，このプロセスが人間の関係性において重要な役割を果たしていることを示唆している。サンドラーはこれを，フロイトの一次的同一化に比し，その使用法の一つである，早期の即時的な同一化のプロセスと結びつけている。

　こうした示唆は特に価値を持つと思われる。なぜなら，それらは明らかに発達上中心的であるもののこれまで精神分析家や心理療法士にほとんど理論化されないままになっていた現象を精神分析理論の文脈に位置づけてくれるからである。自閉症スペクトラムの子どもたちとの心理療法は，この問題の情緒的な様相の探索を可能にする。このような子どもたちは他の子どもたちの特徴である即時的な模倣をする傾向にない。たとえば，彼らがアイコンタクトを避けるのはよく知られたことである。多くの自閉症の当事者による報告は，自分が違うと感じる経験，他の人々の世界に所属できないという経験を強調している。彼らは，発達上の重要な出来事を通じて安定した自己感が得られていないようにみえる。それはまるで経験を取り入れる能力が冒されているかのようである。セラピストたちだけでなく，親や教師たちも，このような子どもが特定の状況でできることが他の状況でできなかったり，多くの異なる発達水準が不可解な継ぎはぎ状態で共存するように思われたりすることを知っている。

　本章で私は，自己の感覚と人間性を共有しているという感覚の出現に影響を及ぼす要因という観点から，自閉症スペクトラムにある2人の子どもの治療からの臨床素材を検討する。彼らがアイコンタクトを解釈するやり方が最も重要であるという考えは，驚くべきことではないかもしれない。ウィニコット（Winnicott, 1967）は，自分が何者であるかという私たちの感覚の最も深いものは私たちが自分の母親の顔に映った私たち自身の姿に由来すると主張している。一方，クライン（Klein, 1961）は子どもが母親の性格や行動のさまざまな側面を擬人化することについて詳細に述べている。それは一種のおとぎ話の世界であり，母親は文字通り，たくさんの部屋のある家のように体験され，それぞれの部屋には特徴的な姿を現す住人がいる。神経学的資質や感覚的資質を含めた多くの要因が，自閉症を持つ子どもが世界や他の人々と関係を持ちうるや

り方に関わってくるだろう。しかしながら、私は、他の子どもたちと同じように彼らは、世界との関係を、母親の体の中にいると想像されている内的家族の性質についての空想を通じて解釈していると示唆したい。それらは、母親のパーソナリティや行動に現れていると感じられている。さらにとりわけ、こうした内的家族との関係で、そのような家族を圧倒するのでもなく、圧倒されるのでもないバランスを保っていると感じることができて初めて、子どもは、自分も他の人間と同じく人間の仲間であると感じ、関係性を内在化して成長できるようになると主張したい。

　非常に早期の模倣[原注2]についての研究を切り拓いたのは、1973年のオルガ・マラトス（Olga Maratos）の論文であった。今では私たちは、安心できる状況で覚醒状態にあれば、早ければ生後45分の赤ん坊が見知らぬ人物による舌出しを模倣することがわかっており、それはつまり学習の影響を除外することができる時期に模倣が始まるということである（Kugiumutzakis, 1988）。生後一年の間に模倣の質は進歩する。模倣する行動の種類や数は変化していくし、手本を示している大人を観察し、再現する努力を続ける意図が明瞭になっていく。対照的に、非常に早期の模倣は関係性のためだけでなく、本能的に生じるという性質を持つ。こうした研究において大人が手本を示す行動、すなわち舌出しは新生児の行動のレパートリーに入っていることは強調しておく価値がある。新生児から模倣行動を引き出すためにはそうする必要があるというのはもちろんだが、それはまた、大人が、赤ん坊に対して、自分がいわば赤ん坊の用いる身振り言語で話しかける会話のパートナーであることを示しているとも考えられる。

　発達研究者たち（Trevarthen, 1979, 1998; Beebe, 2006）は対面で関わり合う母親と幼い赤ん坊をビデオ録画しているが、そこでは相互的な模倣が感情を共有するために用いられていることが明瞭に見てとれる。この中のいくらかは厳密な意味での模倣である。つまり、母親と赤ん坊はお互いの表現、身振り、発声を再現する。時にそれはダニエル・スターン（Daniel Stern, 1985）の言葉を用いると、互いの「生気輪郭（vitality contours）」を別の感覚様式で再現する。赤ん坊は自分の腕や足を母親の言葉のリズムに合わせて動かし、母親は自分の声を使って赤ん坊の動きのリズムを映し返し、赤ん坊の発声に合わせて頷くだろう。こうしたプロセスが日常場面で起こっていることを示す、乳児観察の報告からの2例を提示しよう。1つ目の（ある同僚による）観察は生後2週の赤ん坊のジャックに関するもので、彼は4人きょうだいの末っ子であり、母

## 第7章 人間の家族の中に加わること

親はとても気楽で,リラックスしており,注意が行き届いていた。

> 母親はジャックを膝の上に抱え,背中をなで,顔を覗き込んで,観察者との会話の合間に優しく話しかけていた。観察者はこんなに幼くてもジャックがいくらか首が座っているようであり,母親が支えていなくても彼の頭が揺れ動いたりしていないことに気づいた。おむつ交換の時,彼はどこかぼんやりと天井を見入っていたが,彼が頭を動かした際にほとんど偶然に観察者の視線を見つけると,観察者の目をまっすぐにじっと見つめてきた。母親が話をすると,彼の目が彼女を見つけるまで,頭を彼女の声の方向に動かした。その後で,母親がジャックの手の平で自分の指をリズミカルに動きまわらせると,観察者はジャックが自分の指をちょうど同じリズムで母親の親指のまわりで動かしていることに気づいた。実際,彼の手は非常に表現豊かだった。彼は自分の親指を口へと持って行こうとしている間,親指を同じ手の他の指でギュッと握りしめており,それはまるで乳首の形を囲んでいる口の形という彼の望む布置を実演しているようだった。また別の瞬間には,彼は4本の指を手の平の内側へと曲げ,表側の関節の並びにそって親指を前後に動かしており,彼の親指はまるで,母親の顔を見まわしている視線のようであった。あるいは,それは,彼が窓から熱心に雲の流れを見ているときの視線のようでもあった。

ジャックは,母親と愛情ある関係性を持っている赤ん坊であり,身体的統合やアイコンタクトの能力,周囲の環境への関心はよく発達している。母親の声の方に頭を向ける生後2週の赤ん坊についてのこの観察は異なる感覚チャンネルの統合を例証している[原注3]。日常場面で観察された他の赤ん坊(Bick, 1964; M. Haag, 2002)と同様に,ジャックは,彼の他の指で親指のまわりを囲んだ時のように,母親との関係性の基本的な側面を具体的に表現するために自分の手を用いているようである。最終的に,彼が,同じ触覚様式で,手の平で母親が彼女の指を動きまわらせた際のリズムを採用していることが見て取れる。これは他者の性質を奪い取ろうと目論むような模倣には感じられない。それはコミュニケーションや調律に役立つ,協働的な模倣の一例のようである。

ダニエルという赤ん坊の観察(Barker, 2002)はどのようにしてこのプロセスが次第に同一化のように思われるものへと変化していくかを例示している。

> 赤ん坊のダニエルを生後3週で初めて観察した時,授乳が終わったところで母親の膝の上に横たわっていた。目は閉じられており,乳首を吸うことなく口に咥えたままにしていた。観察者は,穏やかで調和した雰囲気であると感じた。クラシック

音楽が流れていた。そのとき，落ち着いて静かなままだった音楽が，活気のあるピアノソロへと変わった。ダニエルは目を開けずに，音楽と同じくらい元気よく口を吸うように動かし始め，リズミカルに頭も動かしていた。母親は自分の指を彼の口に入れて，彼をおっぱいから離した。彼は母親の指を勢いよく吸い，腕や足を動かし，声を出した。

ダニエルは，環境のリズミカルな生気に，まるでそれが彼の母親の持つ特徴であるかのように反応したこと，そして，そのリズミカルな吸啜は，ジャックとは異なる感覚様式であったが，母親の触覚的なリズムをジャックが採り入れたのと類似していると考えられるかもしれない。私が特に強調したいのは，ダニエルが母親の指を吸った時にそれ伴奏するようにリズミカルに声を出したことである。後の観察で，彼は，乳房であっても自分の手であっても，吸啜に伴って声を出し続けていた。言い換えれば，豊かな情緒を伴った，発達的，協働的なタイプの模倣（この特定の事例では異なる感覚様式にわたっている）から，吸啜時に音楽が流れていなくてもそれに合わせて発声し続けるプロセスがダニエルに生じていることを見てとれる。そのプロセスは私には，表面的，一時的なものまねというよりも，真の摂取同一化，すなわち経験の内在化を通して自己が豊かになるような同一化であるように思える。興味深いことに，ホブソンとリー（Hobson & Lee, 1999）は，自閉症を持つ子どもたちは行動の機械的な模倣は可能だが，大人の様式への同一化ができないことを実験で示している。

私が認識している範囲では，精神分析の文献でこのタイプの発達的な模倣の理論化を試みているのは，ユーゲニオ・ガディーニとジョセフ・サンドラーによるもののみである。ガディーニ（Gaddini, 1969）は早期乳児期の模倣が同一化へと発展していくことを示唆した。しかしながら，彼はこれがどのように生じるかを詳細に述べてはおらず，彼の臨床例は，実際は模倣を発達に役立てるというより，むしろ自己と他者の違いを不鮮明にするために用いる患者に関するものだった。

サンドラー（Sandler, 1973）は，私たちが大人になっても保持している反射的・共鳴的なタイプの模倣を一次的同一化というフロイトの概念に結びつけている。歴史的には，この概念は二通りの意味で用いられてきた。一方では，自己と他者の間の境界が不鮮明にされているタイプの同一化を指しており，現代フロイト派ではこの意味で使われ続けている[原注4]。しかしながら，フロイトはまた「一次的同一化」という言葉を「一次的」が「早期」という意味に等し

いものとして使ってもいる。すなわち，それは「どのような（他者への心理学的備給）より早期に生じる，直接的で即自的な同一化」(Sandler, 1923, p.31; 1921, pp.105ff) なのである。これは「所与のもの (given)」，つまり説明を必要としない真に一次的または原初的なものという性質を持ち，そして，非学習的な新生児の模倣や，私が関心のある人間の家族へ迎え入れられることといった領域をまさしく扱っているように思われる。

　サンドラーは本能的・共鳴的模倣の例として自分自身の経験を挙げている。歩道を歩いている間，前にいる人が躓いたことに気づき，まるで自分も躓いたかのように本能的に体勢を立て直した。彼はこのタイプの直接的な反応は情緒的なコミュニケーションで重要な役割を演じているかもしれないと示唆している。より具体的には，それは分析家の無意識が患者の無意識に波長を合わせるやり方である。これは乳児と母親が「右脳から右脳」(Schore, 1994) へと共鳴するという，ショアの定式化を先取りしているようである。それは，他者がある行動をするのを見た時に，自分がそれをした時と同じように発火する，いわゆるミラーニューロンに関する最近の研究とも軌を一にしている。この現象は共感の生物学的基盤の一つの可能性として援用されてきた（たとえば，Mitrani, 2007; Trevarthen, 2005; Music, 2005参照）。私が先に論じたように，生後２週の赤ん坊のジャックの観察は，こうした基本的な模倣的共鳴が，どのようにして分離したものと経験されている母親との間の協働的な互恵性の要素になっていくかを例証している。

　ここからは，臨床素材に照らして模倣のこうした発達的側面の構成要素を解明してみよう。自閉症の子どもたちは模倣されることに反応する。これは彼らへの多種多様な介入プログラムの必須の構成要素を形成しており，精神分析的心理療法も例外ではない。しかしながら，彼らは自分自身では，他の子どもがするように自然に，即時的な方法では模倣しない。生後18カ月以前に自閉症の信頼に足る診断を行う困難さは，最早期の自閉症を持つ子どもたちの能力についての情報が全体として遡行的に得られるものであることを意味しており，それぞれの赤ん坊の模倣のパターンがその後の診断に仮に関係するとしてもどのように関係するかは明らかではない。それでも，模倣は，自閉症を持つ子どもたちにおいて障害があるか普通でないものとして，診断スケールに含められるほどには広く認められている。

　こうした子どもたちの一次的同一化の能力は，発達的にうまくいっていないところがあるようである。私は大半の臨床家が，自閉症を持つ子どもが，もの

まねや演技という文脈よりも，むしろ関係性の文脈で模倣を始めた時に心強く感じることに同意してくれるだろうと思う。この区別に注意を払い，模倣の持ちうる発達的重要性をはっきり理解することがきわめて大切である。たとえば，ドナ・ウィリアムズによる，自閉症を有するという経験についての本は，多くの臨床的発見を確証し，斬新な見識も提供している。彼女は，子どものとき反響言語をもちいているとき，実際にはメッセージを伝えようとしえいたことを説明している。つまり，彼女は，「見て！　私は付き合えるよ！　私もその音を出せるよ！」と言いたかったのである（Williams, 1992, p.188）。明らかに，反響言語は，他のタイプの模倣のように，ものまねにすぎないとされることが多いが，常にそうである訳ではない。同じく，ドナ・ウィリアムズは，彼女に言われていたことの意味には関心を払っていなかったことも明らかであるが，他の人間がするようなことをする人間として認められようとしていた。自閉症を持つ子どもとの臨床の仕事は，健常発達においてはまるで自動的にできるように見える，このタイプの模倣が可能になるのに必要な条件を明らかにする上で助けとなりうる。

　自己感を築き上げ，維持することは，身体的にであろうと情緒的にであろうと，経験を摂取し，同化する能力，すなわち私たちが摂取と呼ぶプロセスに依存している。これは自閉症を持つ子どもたちや自閉的特徴を持つ大人たちにとっては，どれほど記憶の能力がよく発達したとしても困難が生じうることである（たとえば，Barrows, 1999, p.559参照）。困難さはしばしば，自閉症を持つ子どもたちが経験を理解する際の具象性と関連している。つまり，彼らは何かを精神的なレベルで取り入れることと，身体的なレベルで奪い取ることを区別するのが困難かもしれない。この最も初期の例はタスティンのデイヴィッドという患者であり，彼は「まるで父親が生命のない物であるかのように」父親から奪い取った特徴で自分のための鎧を作っていた（Tustin, 1972）。私自身の患者では，ボトル入りのレモネードを飲んでいる間，ボトルの飲み口と彼の口の間でプラスチックの輪を前後に動かしていた。それがボトルにある時には，彼は私に自分の口が穴の形に空いていることを見せた。それが彼の口の中にある時は，彼は恐ろしそうにボトルを見ており，まるで自分が攻撃されるのを恐れているかのようであった[訳注1]。実際，ボトルが空になると，彼はそれをゴミ箱に投げ捨て，そこから後ずさりしていた（Rohde, 1997）。言い換えれば，栄養を取り入れることはその源（ボトルまたは養育者）を略奪するように感じられ，そうすると，それが損傷されるか復讐しようとするようになるかもしれな

## 第7章 人間の家族の中に加わること

い。この子どもも，私が会ってきた他の子たちのように（Rohde, 2004），2つの対象（彼の口とボトル）が3番目のもの（輪）を求めて争っているということにおいて，非常に原始的なヴァージョンのエディプス・コンプレックスを実演しているように思われた。口もボトルも，完全になるためには，どちらも輪を必要としているが，それは一つしかなかった。そのようなモデルでは，子どもが自分を他の人と基本的に同じだと感じることは許容されない。一方，発達的な模倣が可能であるためには，そのように感じることができなければならない。このような子どもは，他者から損傷を与えることなく何かを取り入れることはできないのである。

このようなわけで，私は，摂取するため，すなわち経験を取り入れ，築き上げ，同化するためには，母親との関係での赤ん坊のポジションが発達的なタイプの模倣を含むポジションでなければならないことを示唆したい。このポジションでは，赤ん坊は基本的に母親と同じような（彼女と全く同じではない）存在として経験され，そして自分自身を経験し，それゆえ，（ドナ・ウィリアムズが人の言葉を反響したのと同じように）調和すること（matching）で母親とやりとりをすることができる。レモネードのボトルの例と対照的に，お互いのリズム，身ぶり，発声や行動を合わせる母親と赤ん坊はいずれも完全である。これは彼らの関係性が競合的であるというよりもむしろ相補的で互恵的であることを意味している。

## 臨床例

### アンソニー──発達的な模倣に向かって

アンソニーは中等度から重度の自閉症の男の子で，私は彼が6歳の時に会い

---

訳注1）タスティンの著作『子どもと成人における保護的殻』（Tustin, 1990）の表紙はヘンリー・ムーアの彫刻「母と子」の写真で飾られている。母親と乳児はそれぞれ布でくるまれ覆われ，互いの身体に触れられない。巻布が解かれた母親の左側の乳房にはかつて乳首があったはずのブラックホールがある。乳児は母親の膝に乗っているが巻布のために接触していない。乳児の口にはコルク栓のような突出物があり，これが乳房からのミルクの流れや吸うことを阻止している。乳房と口の現実的機能は妨げられている。タスティンはこの身体的分離性という外傷経験によって惹起された広汎な反応のシステムが自閉症であると考えている。

ヘンリー・ムーアは，母親と融合し無生物である感覚にあった母親身体から，突然分離する破局であるブラックホールに耐えられ，客観視でき，表現できた。ムーアは常にこの無生物へと引き戻される力に抗っていて，自閉症を発展させるよりも創造性の刺激となっていた。こうタスティンは記述している。

始めた。私が検討しようと思う素材は，発達的な模倣のポジションへの途上で遭遇するであろう問題をいくらか例示している[原注5]。

アンソニーの話し方は，情緒を伴っており，伝達力があり，詩的でさえあったが，聞き手はそれを覚えておくのは難しかった。というのも彼は大抵，彼自身のものではないさまざまな声で，バラバラの言葉や文章を話したからである。これらには『ジャックと豆の木』の残酷な巨人の声が含まれており，それは彼を呑み込んでしまうと脅していた。さらに，「残酷なママ」と彼が呼ぶ人物の声であり，それは（彼の実際の母親とは異なり）彼を真剣に受け取らずに，むしろ彼を面白がらせる人物のようだった。彼は，ウィニコット（Winnicott, 1949）やタスティン（Tustin, 1981b）が描写したような，破局的な誕生の場面らしき一連の場面を繰り返し，そこでは彼は机から落ち，椅子の安全地帯にたどり着こうともがいていた。そうしながら，彼の口はひどく苦痛そうで，歪な形に曲がり，ズボンの腰ひもを，まるでそれが彼を支えられると思っているかのようにしっかり握っていた。彼は苦しんでいるように見えた。次に彼はその苦痛を鼻づらや蹄，耳，尻尾を切り落とすことによって，今度はおもちゃの動物たちに負わせ，それは彼が自分自身の体の一部を失う危険を感じていることを示唆していた。その動物たちは「お願いだから，僕にこんなことしないで」と嘆願していたにもかかわらず，彼はきまって私が止めるまでそれを続けた。

そのような瞬間には，アンソニーの残酷さは2人の攻撃者への同一化を含んでいるようだった。つまり，こうした苦痛を積極的に課してくる冷酷な巨人の父親と，何も気づかない鈍感な母親である。実際，彼はこの両親カップルを，他の誰にも目を向けることのない，お互いの鏡像になっているとみなしているようだった。たとえば，彼はおもちゃの牛を鏡の上に自分の鼻先で立つように前の方に傾けたが，その鏡像を指差し，彼が言ったのは「ママとパパ」だった[原注6]。

## 視覚ベースの同一化と皮膚ベースの同一化の間の尖点

10歳の時，アンソニーは待合室で突然，私に飛びかかってきて，巨人の威嚇する声で怒鳴ってきた。面接室に入ると，彼は機関車トーマスについての話を引用して言った。それはトーマスが太っちょの局長に背き，採掘坑に落ちて，助けてもらわなければならなくなったというものだった。アンソニーにとって，境界（セッション間の間隔）を突破するために父親的な人物の力強い声を奪い取ることは，母親

としての私の内側や面接室の内側の深淵に文字通り，落ちていくことを意味すると感じられているようだった。

　彼は壁にある3つの小さな窪みに気づいた（彼によって作られたものではない）。それらは偶然にも三角形に配置されており，まるで2つの目とその下に口があるかのようだった。彼はそれらのまわりを指で辿って，顔の輪郭を作り，「哀れな目 (eye)，哀れな目」（それはもちろん「哀れな僕 (I)」の語呂合わせである）と言った。彼はその目のために布切れで絆創膏を作り，接着剤でその窪みを覆うように壁に貼り付け，まるで彼がそれらを直しているかのようだった。その布の一端は張り紙のように壁と反対に反り返っていた。アンソニーはそれを力いっぱい引き，あたかも彼がそれを剥ぎとれるかどうかを試しているようだった。そして，彼は靴の舌革を力いっぱい引き，そして，自分の歯で指の皮膚が剥がれかけている一片を引っぱった。私がセッションを終わるために布の「絆創膏」を壁から外すと，アンソニーは残った接着剤を丸めて鼻くそに似た小さなボールにして食べた。彼は自分の鼻から鼻くそを少し取り出し，それも食べた。

アンソニーは，顔にある開口部，すなわち目と口は，（おそらくセッションとセッションの間の私のように）彼に全く気づいていないと彼には感じられている「レンガ壁」の人物（「残酷なママ」）に子どもが激突することでできた損傷の痕跡だと思っているようだった。彼はこれらの穴を，機関車トーマスが太っちょの局長に背いた時に落ちてしまった炭鉱と等価だとみなしているように思われた。アンソニーにとって，あたかもセッションの合間を待つことは，支配的な父親的要素による禁止によって課せられていると感じられているかのようだった。壁の「顔」で言えば，この禁止は布だっただろう。つまり，布は，「顔」の目から彼を見えないようにした。しかし，それは，布，接着剤，穴たちから構成される3部構造の「顔」，すなわち原始的エディプス構造の必須部分でもあった。アンソニーの私に向けた突然の攻撃的なジャンプは，思うにこうした禁止に逆らったものだが，私を彼に気づかせるという目的には役立っており，彼の表現で言えば，それは顔に目を作ったのだった。（実際，家でも学校でもアンソニーは悪いことをすることで自分に注意を向けてもらおうとする傾向がついていた。）しかしながら，気づいてもらうことは母親的人物としての私を傷つけることと不可分なようであり，それで，彼は私の中の「採掘抗に落ちて」救助を必要とした。このタイプの子どもと作業をする心理療法士にとっては適切な距離を取ることの不可能さは慣れ親しんだものである。このような子どもは互いに表裏一体の2つの危険の間を永遠に揺れ動いているよう

である。すなわち，アンソニーが机から落ちたように，縁から落ちて空間に放り出される危険と，治療者の中へと落ちて（「炭鉱に落ちる」），呑み込まれる危険である。この揺れ動きは大人ではシドニー・クライン（Sydney Klein, 1973）によって，またアンリ・レイ（Henri Ray, 1979）によって描写されている。レイはそれを「閉所恐怖−広場恐怖のジレンマ」[訳注2]と呼んでいる。

　このジレンマのもう一つの側面は，3部構造を再建することで壁の損傷を「直すこと」（接着剤を使って布の皮膚を穴−目に貼り付けること）が，目を再び盲目にすることにつながることに現れている。つまり，子どもは鈍感な対象と壊れた対象の間に捕らわれているようである。それゆえ，食べること（この例では，鼻くそのような接着剤を食べること）は発達には役立っていない。その代りにそれは，レモネードのボトルのヴィネットのように，「顔」の2つの必須部分をくっつけ，それゆえ構造の統合性にとって必須のものを奪い取ってしまうことを意味している。お乳を飲んでいる赤ん坊がその母親の顔を覗き込み，そこに認められる悲しみや引きこもりはすべて哺乳のせいにしているのが想像できるかもしれない（Meltzer, 1975b）。治療の後の方では，アンソニーはこのジレンマに対して何とかより良い解決ができるようになった。布を目の「穴」に貼りつける代わりに，フェルトペンで色のついた瞳を付け加えることによって，彼はそれを見つめる目に変え，それはもはや壊れているようには見えなかった。彼は，エディプス三角形に助けになる第三者いう概念を発展させた。それは大人とのアイコンタクトの領域に位置するものであった。

### 発達的な模倣と「助けになる第三者」

　アンソニーの素材は，一方に付着的機制と，他方に発達的なタイプの模倣に含まれると私が考える一次的同一化との間にある微妙な尖点を例示していると思われる。まず，皮膚ベースの付着的機制について吟味したい。「目」が布で「直された」時に，アンソニーは，はみ出ていた「顔」の皮膚を強く引っ張ったのとちょうど同じやり方で，自分のあま皮を引っ張り，靴の舌革を強く引っ張った。言い換えると，彼の皮膚の統合性は，他者の皮膚の統合性に依拠しているようだった。同様に，彼は自分の鼻くそと，布−絆創膏−皮膚を剥した後に「顔」から集めてきた接着剤のかすとを等価視していた。そして，それは，彼が自分の鼻の穴と損傷を受けた「顔」の穴とを等価視していたことを意味す

---

訳注2) ジョン・スタイナーは『こころの退避』（Steiner, 1993）において閉所恐怖−広場恐怖のジレンマをさらに融解か幽閉のジレンマへと展開している。

る。「顔」の目は，損傷を受けていようと閉じられていようと，「一次的」同一化（発達的模倣）のために必要となるやり方で，彼を見たり，認識したりすることはできない。対照的に，瞳のある目はもはや何も見ていない訳ではない。それは3番目の対象を含んでいるが，子どもを排除するものというよりむしろ，生気を与え，同一化が可能なものである。これは発達的な模倣を可能にするような，鏡映するアイコンタクトである。

　この議論において，私は2つの主要な精神分析理論の流れに依拠している。1つはウィニコットの「子どもの発達における母親と家族の鏡役割」についての論文（Winnicott, 1967）である。そこで彼は，赤ん坊は基本的な存在の感覚や良さの感覚を母親の顔に映し返されているものを見ることから得ていると主張している。基底において，私たちは私たちが見るものなのである。もし母親が大半の時間何か他のことに心が奪われ，そのことが母子関係に過剰に侵入するなら，赤ん坊が母親の顔の中に見るのは自分自身ではなく，母親の心配事なのである[原注7]。アンソニーは，目に瞳を加えたことを通して，目を空っぽの穴から見つめる目へと変形したが，これは，ウィニコットの思考の流れを，メラニー・クライン（Klein, 1961, pp.46-9）の観察，すなわち小さな子どもは母親の性質を擬人化しがちであるという観察と結びつけることが有益であることを示唆している。子どもはこれらの性質を，母親の心や性格の抽象的な性質であるかのようには考えず，まるでそれらが文字通り母親の体の中に住んでいる人々であるかのように，そして，母親の行動を通してそれらの存在が現れているかのように考える。母親は，子どもを愛情深く受け入れる優しい内的家族を内側に持っていると感じられているかもしれない。あるいは敵意のある内的家族を持つと感じられており，それが母親を怒っている人に変えてしまったり，子どもと母親との関係に入り込んできたり，子どもの自己感を蝕んだりするかもしれない。このようなわけで，母親の心配事は，貫通不能な布の瞼，すなわち他の誰かのための余地が全く残されておらず，内的家族によって完全にいっぱいになってしまっている母親を意味するだろう。そして，虚ろで，損傷された目は，幽霊に住まわれている母親の内的世界を意味するだろう（Barrows, 1999）。アンソニーの「哀れな目（eye）」と「哀れな僕（I）」という語呂合わせは，このようなタイプの基本的な視覚ベースの同一化を指し示している。もっともアンソニーの場合，それは損傷されたと感じられている他者との同一化であった。

　損傷した他者へのこの視覚ベースの同一化と，発達的模倣である視覚ベース

の互恵的やりとりとの間の相違は、第3の対象の在、不在にあるようだ。つまり、アンソニーが後に、目を自分を見ることのできる目にするために加えた瞳である。この内的住人こそが母親の目に活気という必須の性質を付与する。もちろん、これは子どもに侵入的と経験されるほどに極端にならない場合においてである。たとえば、アンソニーは鏡に心を奪われていた[原注8]。彼は通常、自分が存在していることの確証を求めてそれを覗き込んでいるようだった。しかし、彼は、私が先に述べたような、牛とその鏡像という「ママとパパ」の布置に起こっているような、鏡像との一体感を実演していたのかもしれなかった。いつも彼は鏡の中の私の目と視線を合わせるのを拒否しており、私はまるで彼と鏡像とのカップル関係から排除され続けているかのようだった。彼が私を無視していた時、彼はこの自己愛的な両親融合体（parental unit）に同一化しているようだった。そして、実際に彼は「はい、わかったわ、あなた」と、電話をしている母親になりきったり、手にしたマイクが鏡であるかのように、そしてあたかも熱狂した大衆の賞賛を受けているかのように歌っているパフォーマーになりきったりした。しかしながら、彼は、自分が脆弱でないと感じているような場合には、鏡の中の私の目と視線を合わせたのだった。彼は微笑み、「こんにちは、鏡さん」と声を上げて言った。私は、このとき私の鏡像は、彼が空の目に描いた瞳と同じ機能を果たしていたようだったことを強調しておきたい。鏡に活気を与えた私の鏡像は、その結果、機械的に反射する対象である代わりに、私たちを共に含むことができるような人間的に映し返す主体（agent）となったのである。

### リーナ——「私は自分自身を探しているの」

次に、私はリーナという自閉症スペクトラム障害を持つ小さな女の子についてこの主題を発展させたい。私は彼女が6歳半の時に会い始めたが、それは彼女の近親者の死の後だった。幼い時から、リーナは反響言語を繰り返しており、きわめて引きこもっていたが、他国であるセラピストとの治療で一定の満足が得られるほどよくなっていた。アンソニーと同じように、彼女は取り入れることと母親的人物としての私を損傷することとの間の混同によって抑制されていた。アンソニーのように、彼女は私の持つさまざまな特性を自分の邪魔をするライバルととっていた。しかしながら、アンソニーと違って、彼女は、こうした特性や内容と私を区別することができ、私は完全にはそれらに占拠されていないと感じるようになっていった。そしてそれゆえ、私を壊すことなく、それ

第7章　人間の家族の中に加わること　163

らに接近することができると感じるようになった。母親の栄養分を，母親的人物の構成要素を結び合わせ，それゆえ取り入れてはならない（アンソニーの鼻くそのように）一種の必須の接着剤であると見なす代わりに，リーナは，それをカップの構造を損傷することなく，そのカップから飲むことができる液体と見なすようになった。これは彼女が，自分が取り入れるものを所有し，消化し，関係性の文脈の中で成長し始めることができることを意味していた。私はこれを，母親的人物が内部に持っていると想像されている内的家族との関係でのリーナのポジションと結びつけることを試みようと思う。

　リーナは常に私の性質が私の内的住人たちの持つ機能であると確信していた。彼女は腹部が妊娠しているように見えるプラスチックのおもちゃの人形を持ってきた。そして，そのお腹の部分を回して，目の表情を「楽しい」から，「悲しい」，「怒った」，「驚いた」へと変えた。それはあたかも，実際に母親的人物の気分が彼女の想像上の内的赤ん坊の現れであるかのようだった。それに加えて，彼女は鏡の反射面と不透明な木製の裏板との相違に夢中になっていた。彼女は木の部分を，セッションとセッションの間に閉ざされていると感じられる面接室のドア，そして通り抜けようとして，やっぱり痛い目にあった壁とも関連づけた。対照的に，鏡の中に映っている自分自身を見ているのは，私の目や心への入り口を探そうとしているようだった。彼女はまだ呑み込まれてしまう危険があると感じているにもかかわらず，より一層，アイコンタクトに耐えることができるようになった。彼女は決まって，おもちゃの動物たちのために，彼らが流し台の中で溺死し，底にいるワニに食べられてしまうことから救出するためのいかだを作った。

　これらは，リーナが必死になって不安定なバランスを保ちながら表面にしがみついていること，そして他の人々や自分自身の中にある危険な深淵への恐怖を生々しく表していると理解したい。しかしながら，彼女はなんとかこの有害な内的家族を，支えを提供できる，助けになる内的家族から区別できるようになった。これは水切り板の上にある鉢植え植物の硬い幹によって表され，そこに家畜たちは深淵へと沈まないための避難所を見つけ出した。リーナはこの植物を攻撃しがちで，まるでそれを部屋の中に常にいるライバルだと感じているかのようだった。しかし，徐々に彼女はその世話をしたいと思うようになり始めた。それはあたかも，取り除こうとしても辛抱強く存在し続けた対象を評価するようになってきたかのようだった。そして，その堅固さは，ちょうど，父親がいることが母親と子どもの間の距離を調整するのに役立っているように，

呑み込まれることから彼女を救出してくれているかのようだった。アンソニーとは異なり，リーナは，親的機能を破壊することも，「採掘抗）に落ちて」しまうこともなく，情緒的に人とつながることが可能であると感じ始めていた。

　こうした発達に並行して，リーナは勇気を出して「悪い子」になり，反抗的になった。以前は，ある種の自閉症スペクトラムの子どもに特徴的な，どこか妖精のような非現実的な性質があった。彼女は，初めはこの統合されていない自分自身の悪い子の面を，まるでそれが，ビオンの想像上の双子（Bion, 1950）のような，分身もしくはもう一人の自分であるかのように体験しているようだった。私と部屋を共有している同僚の使っていたおもちゃが，全面がガラス張りの戸棚の中に存在していたことは長い間，彼女の苛立ちの種となっていた。彼女自身もそれに似たおもちゃを持っていたが，戸棚の中のものは，彼女の表現では，「遊べない」という事実が当然のことながらじれったく，そして挑発的に感じられ，それで，それらは彼女の心の中で想像された私自身の内的住人たちと繋がるようになった。

　ある日，流し台でのいくらかの遊びの後に彼女は水を一口ふくみ，戸棚の中を凝視して立っている間，それを飲み込むことなく口の中でそのままにしていた。彼女は飲み込むと，激しく苦しむようになった。彼女は泣き叫びながら，「妹のフロー（Flo），私は妹のフローを探している」と言い，トイレに走らなければならなかった。私は彼女を待ちながら，彼女のパニックが飲み込むという行為によって引き起こされたという考えが心に浮かんだ。それは，あたかもその行為が破壊的な結果となるかもしれないと彼女が恐れているかのようだった。彼女はトイレから戻った時もまだ取り乱しており，部屋に入ると，戸棚の正面に立ち戻って，妹のフローに会うことのできないことを話した。私は彼女に，もしかすると，戸棚の中，あるいは私の中にある彼女の邪魔をしているように思えるものに苛立ちを感じた時，彼女はものを取り入れるのにいろんなやり方があることで混乱するように感じたのかもしれない，と言った。やり方の一つは，飲み込むことと関わっていて，それは成長するために行う必要があった。しかし，おそらく彼女はこれと，以前，怒った「怪物の口」と呼んでいたものが，破壊的な結果を生み出すこととと混同してしまっていたのだろう。その口は自分を妨害するどんなものにもどんな人にも噛みつくのだった。それは彼女に，水を内部に飲み込み，保持することに罪悪感を抱かせたかもしれず，それに代わって，彼女はすべてのものを自分から「流れ（Flo(w)）」出させた。穏やかになると，彼女は鏡の中に自分自身を見に行き，それはまるで，そこに

今でも自分がいることを知って安心するためであるかのようだった。次のセッションでは，彼女は戸棚の正面に立ちながら，再び一口水を飲んだ。私は彼女が妹のフローを探しているのかどうか尋ねた。「いいえ」と言い，彼女は自信ありげな口調で「私は自分自身を探しているのよ」と答えた。私の戸棚の（または私の）中の想像上のライバルに対する彼女の敵意の衝動について話したおかげで，彼女は自分自身の鏡像を，それがライバルを全滅させると感じずに探せるようになり，水が「流れ（Flo'ed）」出る誰かとしての私と自分自身を等価視することなく，飲み込んだ水を保持できるようになっていた。

　数週間後，転換点となるセッションでリーナは，母親の内的住人と関係する上での彼女のポジションという主題を発展させた。

　　リーナは鏡の表面に多くの小さな円をそれぞれ異なる色で描いた。（以前，これは赤ん坊がどのようにして作られるかについて思いめぐらせるという文脈でなされていた。彼女はその円たちが「グリーンさん」や「ブルー卿」等々によって作られたと言っていた。）このときは，彼女は，少し防衛的に，「私はステンドグラスを作ろうとしているだけよ」と言った。私は，おそらく，ステンドグラスは，すべての色に光が通り抜けてきれいに見えると彼女は思っており，それがどのようにしてできているのかを知りたがっており，それを自分で作り出したいと思っていると言った。彼女と私との関係で言えば，これは，私が彼女を見た時に，私の目に表情，すなわち色を引き出したのが彼女であると感じるようなものであろう。つまり，私の内側の赤ん坊が私の表情を決めたと想像する代わりに，彼女が何か素敵なことをできたと感じたのが大切であった。彼女は円を鏡から拭き取り，「今は灰色よ」と言って，ごみ箱にティッシュを投げ入れるとき，こそこそと彼女の手をお尻の方にやった。実際彼女の鏡像の邪魔になっていた，色のついた円を拭き取ったことは，私の鏡－凝視が空っぽに，すなわち灰色で，台無しになり，落ち込んでおり，アンソニーの「哀れな目」のようになったと彼女に感じさせたのだった。
　　次に，彼女は鏡に雄牛を描き，それは怒っているように見える目をしており，まるで出血しているかのように赤い色がつけられていた。彼女は鏡をひっくり返したが，木製の裏板に自分自身を見ようとしたようだった。私は，そちら側には誰も自分自身を見ることはできないこと，けれども，おそらく彼女は雄牛の絵がやって来るのがそこからなのかどうかを考えてもいるとコメントした。彼女は鏡を窓の方の角度にかざして，「光が透きとおって見えるわ」と言った。実際は，もちろん，そうではなかった。しかし，私は，彼女は絵によって妨げられることなく光が透きとおることができる状況を探しているのではないかと言った。そしてそれは，私の目の向こうに，彼女を包含し，彼女の感情のための場所を妨げずに［私の内的家族が］

生きていけるための空間があるところなのであろうと続けた。
　リーナは「先生は他のこともできるわ」と答えた。彼女は鏡を流し台に持って行き，注意深くバランスを取って，それを枠の縁まで水でいっぱいにし，その結果，雄牛の絵は今では水面の下になった。彼女はその上に身を屈め，まるで再び自分自身を探しているかのようだった。しかしながら，今度は「自分自身が見える」と言った。私は，水が鏡と違うこと，なぜなら水には実際に深さがあり，それで，雄牛の絵は彼女が反射された自分自身を見ることを妨げてはいないことに同意した。

　私は，これら相互に関連する2つの問題，すなわち第1に，想像上の母親の内的住人との関係で子どもがポジションを占めるやり方に関するもの，そして第2に，この住人で一杯になっていない母親の中の深さに関するものが，一次的同一化，すなわち発達的なタイプの模倣が可能になるために極めて重要であると示唆したい。

　このような条件が整っていれば，子どもの側の入り口は塞がれておらず，空間が情緒的なコンテインメントのために利用可能である。「透きとおる」光は，子どもに自分が反応を引き出すことが可能だと感じさせる。そして同時に，内的対象の存在は，呑み込まれる危険，あるいは，空っぽになっている母親的人物に責任を感じる危険が子どもにはないことを意味している。言い換えれば，母親と子どもはどちらも完全である。つまり，彼らは，赤ん坊のジャックと母親のように，互恵的なやりとりを発展させることができて，赤ん坊のダニエルのように，子どもはそれを内在化することができる。私は，これが自閉症の子どもたちにセラピストの模倣を始めることを可能にするようなタイプのアイコンタクトの基礎となる布置だと考えている。

　この転換点となるセッションの後，リーナは大きな前進をいくつか見せた。彼女の流し台での構築物は水平軸（動物たちのためのいかだ）に加えて，垂直軸（帆のついたサーフボード）も含むように発展した。同様に，彼女の空間についての概念も発達した。彼女は図案を作るために紙から形を切り抜き始めたが，以前であれば，彼女はその穴のことに心を煩わせたであろう。彼女は，人からかけらを切り落とし，かみちぎることによって自分自身に付け加えるというモデルを放棄して成長しているようだった。すぐ後に9歳の誕生日を迎えることで彼女は勇気づけられ，自分が成長しており，いつの日か子どもを持つことができると感じられるようになった。彼女は私を，他の誰とも異なる彼女の個性（separate individuality）が熟考される（reflected upon：鏡映される）

ための十分な場所を内側にいる夫や子どもたちが空けてくれている女性として見ており，そのような私との同一化を通じてそうしたことが可能になったのであった。

## 考　察

### 子どもと母親の内的住人との間のバランス

　母親の内的対象との関係での子どものポジションは，アイコンタクトとの関連でのエディプス的布置の一表現であると思われる。これは，自分が存在しているという子どもの経験に関わる非常に原始的なレベルにおけるものである。発達的な模倣や摂取が発達していくために，こうしたエディプス状況が適切に起こらなければならない[原注9]。

　自閉症を持たない子どもたちは，たとえかなりの障害に苦しんでいたとしても，自分が認識されるという経験から，自分を認識してくれる人の経験に興味を持つことへとたやすく移動していく（Schacht, 1981）。自閉症の認知理論で言うなら，心の理論を発達させている。実際，非自閉症の子どもの治療では，こうしたことはとても早く起こるため，障害されていない自然なプロセスの展開が示される。その一方で，自閉症を持つ子どもたちにとっては，この移動は，もしそれが起こるとしても，多くの時間と労力を伴う。タスティン（Tustin, 1990）は，彼らが共感を発達させるのに失敗するのは，十分な強さのない自己感に由来するかもしれないと示唆している。つまり，彼らが他の人の身になってみることは，彼ら自身の同一性の感覚を失くすことのように感じられるのかもしれないのである。そのような事態は，子どものポジションと母親の内的対象のポジションとの間での不均衡を意味している。

　子どもが侵入されているというよりも支えられていると感じるためには，親の内的家族が最適な「深さ」に位置していると感じられなければならない。たとえば，治療の初期には，リーナは2匹の仔牛を向いあわせて，1つは皿の上に，1つはその外に，それらが縁から等距離にあるように注意深く配置した。このバランスが適切だと感じられる場合，赤ん坊は，発達的な模倣におけるように，自分の性質を母親の性質と関わらせることができる。反応を引き出せないか，認識してもらえない場合には，子どもは，アンソニーの「可哀そうな目／僕（eye/I）」におけるように，これを親の内的家族が深いところにいすぎることを意味していると（誤って）解釈する。母親が何か他のことに没頭し

すぎているため，子どもが自分が映し返されることを経験しない（Winnicott, 1976）か，コンテインメントのための十分な空間を見つけられない場合，内的家族があまりに表面に近いところにあると（誤って）解釈し，それが母親の内部への入り口を塞いでいると感じるだろう。（もし母親の心配事が世代を超えた問題であるなら，フライバーグの赤ちゃん部屋の幽霊［Fraiberg, 1975］のように，子どもは自分自身の「場所（niche）」が過去から来た誰かによって具象的に埋められてしまっていると感じるだろう。）摂取に関しては，母親が自分の内的住人と現実の外的な赤ん坊とを区別できることは，赤ん坊が同じように母親自身と母親の内的住人を区別できること，それゆえ，彼女から取り入れることを彼女から奪うことや彼女の構造を損傷することと取り違えないようにすることを可能にすることを手助けする。

大変図式的ではあるが，リーナが，自分が私のように胎児を内部に持っていると思い始めた時のように，このようなバランスが適切な時に子どもは親的人物に同一化することができると推測することができるだろう。このバランスが適切ではない時には，自分の親の死んだか損傷した同胞に同一化していたケイト・バロウズの成人の患者（Barrows, 1999［本書収録］）のように，子どもは代わりに親の内的住人に同一化するだろう。たとえば，あるアスペルガー症候群の少年は，親的人物の幽霊のような住人に同一化していた時には，非常に引きこもった状態だったが，その代わりに，自分を攻撃するためにテレビからやって来ると彼が考える報復的で迫害的な同胞的人物に同一化すると，奇怪な空想を伴う，非常に興奮しやすい状態に変化した。

私が母親－乳児のやりとりと自閉症スペクトラム障害との間に因果関係があると言いたいわけではないことは強調しておく必要がある。というのも，抑うつ的な母親たち，あるいは「赤ちゃん部屋の幽霊」に比べて，自閉症を持った子どもたちははるかにわずかしかいないのである。私が指摘したいのは，むしろ母親の内的住人についての空想は，子どもが生活環境を経験する仕方の地図となるということである。このような環境には親が注意を払う能力も含まれるだろう。そこには神経学的基盤による，大きな音に対して侵入される感覚を持ちやすいことも同様に含まれるであろうし，それは侵入的な父親的人物あるいは同胞的人物として擬人化される（Rhode, 1997）。これらの空想は，アイデンティティの感覚にとって極めて重要なものであると考えられ，自閉症の子どもたちとの心理療法は私たちにそれらがどのような帰結につながるかについて探求させてくれるのである。

## 第7章 人間の家族の中に加わること

　子どもと母親双方にとって情緒的に重要だと感じられるアイコンタクトは，子どもと母親の内的住人の間の適切なバランスを意味しており，それゆえ，原始的（あるいは一次的）同一化，すなわち発達的なタイプの模倣を生じさせる。これは臨床的には即時の模倣と延滞模倣のいずれに関しても観察することができる。たとえば，深いアイコンタクトがあった稀有な瞬間ののちに，言葉をまだ話せない，4歳の自閉症の男の子は，「オー」という音を発した私の口の丸い形を苦心して模倣した。時々，人から取り入れることと人から略奪することとの違いにまだ自信がない子どもたちは，取り入れてきたものを所有し示すことができるようになるために，自分自身と人の内的住人との間の適切なバランスで，アイコンタクトを再び確立する必要がある。たとえば，クリスチーヌ・ロブソン（Christine Robson）が治療していた自閉症を持つ3歳の少年は彼女の目の中を深く凝視し，そして自発的に彼女が前回のセッションで歌っていた歌を口ずさんだ。これは発達研究者たちが延滞模倣と呼ぶプロセスの例とみなすことができるだろう。延滞模倣のこの例がアイコンタクトで情緒的に満たされた瞬間の後に生じたという事実は，この子どもが，セラピストの歌の記憶を所有することで具象的に彼女を損傷していなかったことを確かめるためには，自分が彼女の内的住人と適切な距離にあると感じられるような一次的同一化の「ポジション」を再確立する必要があったということを示していると私には思える。彼はいったんこれをしてしまうと，自分が何を覚えているかを示すことができたのである[原注10]。このことが意味するのは，一次的同一化のための適切にバランスの取れたこうしたポジションが，摂取や同化が可能となり，それゆえ子どもが関係性の枠組みの中で成長できる条件を提供するということである。

　自閉症スペクトラムにある子どもたちは他の人々のいる世界の中で異質だと感じたり，「見知らぬ土地にいる余所者」のように感じたりするかもしれない。当事者による本の題名はしばしば，このような疎外感を証言している。たとえば，『誰でもなくどこでもない（Nobody Nowhere）』[訳注3]（Williams, 1992），『普通であるふりをすること（Pretending to be Normal）』[訳注4]（Willey, 1999），そして，『本当の人：外側での生活（A Real Person: Life on the Outside）』[訳注5]（Gerland, 1996）などの3冊を挙げることができる。これを説明するために引き合いに出されてきた要因には，感覚障害や心を読み取る能力の神経学的基盤

---

訳注3）河野万里子訳『自閉症だった私へ』（新潮文庫）
訳注4）ニキ・リンコ訳『アスペルガー的人生』（東京書籍）
訳注5）ニキ・リンコ訳『ずっと普通になりたかった』（花風社）

を持つ欠損などが挙げられる。本章の目的は，何がそれらを引き起こしていたとしても，そうした経験を伴いうる感情や空想の布置の幾ばくかを例証することにあった。リーナがセラピストの内的家族に対するバランスのとれたポジションを確立し，自分自身の反射像を鏡の中に見つけられるためになされなければならなかった作業は，発達的な模倣や摂取が進むために整えられていなければならない条件をいくらか明らかにしている。これが進行すれば，子どもは，それぞれの持つ限界内ではあるが，人間の家族の一員としての可能性を開花させるべく成長し始めることができるのである。

## 原 注

1) これは Journal of Child Psychotherapy (2005) にて発表された論文の改訂版である。いくつかの素材は異なる理論的文脈で別のところで論じられたものであるが，許可を得て再版している。
2) Nadel & Butterworth, 1999 を参照。
3) これは数多くの精神分析家たち (Bion, 1950; Meltzer, 1975; S. Klein, 本書第8章; G. Haag, 2000) が自己感の基盤となると考えたプロセスであり，その見解は，「感覚統合訓練 (sensory integration training)」がしばしば自閉症を持つ子どもたちに良好な結果をもたらしていることからも支持される。
4) たとえば，Kut Rosenfeld & Sprince (1965) は，分離した人としての不安定な感覚を維持しようとするボーダーラインの子どもの努力を描写している。ストレス下では，彼らは「一次的同一化」に訴え，自分自身のアイデンティティを保持することを放棄し，重要な大人の特徴を身に着けるようになる。
5) この素材は以前に異なる理論的文脈で論じられた (Rhode, 2003)。
6) アンソニーの実際の両親はこうした敵意を持った内的人物とは全く違っていたと強調しておく必要がある。
7) ミラーリングの失敗についての後年の研究についての議論は Fonagy ら (2003) を参照。
8) 鏡認知，そしてそれが自閉症や非自閉症の子どもたちに持つ含みに関しては，広範な実験に基づく文献が存在しているが，それについての検討は本論文の扱う範囲を超えている (たとえば，Zazzo, 1995, Athanassiou-Popesco 2006 を参照)。
9) 私の考えでは，それらは，同一化のさらにより洗練された転換を可能にするためにも整っていなければならない。ブリトンの第3のポジションについての研究 (Britton, 1989; 1998) や，乳幼児が世界や他者へ向けた態度と，その他者が世界へ向けた態度との間の関係性を扱っているホブソン (Hobson, 2002, p.107) の関係性の三角形 (Relatedness Triangle) に示されている観点である。
10) これは部分的には，どうして自閉症を持つ子どもの中にはセッションで見せているような能力を他の場面では用いることが難しい子どもがいるかを説明してくれるかもしれない。

## 文　献

Adrien, J.L., Barthelemy, C, Perrot, Av Roux, S., Lenoir, P., Haumery, L. & Sauvage, D. (1992). Validity and Reliability of the Infant Behavioural Summarized Evaluation (IBSE): a Rating Scale for the Assessment of Young Children with Autism and Developmental Disorders. *Journal of Autism and Developmental Disorders* 22: 375-94.

Athanassiou-Popesco, C. (Ed.) (2006). Représentation et Miroir. Paris.

Barker, G. (2002). "How can the Start and the End of Vomiting in the First Six Months of Life of a Baby be Understood? A Reflection on a Good-Enough Relationship Between a Baby and his Mother." Unpublished MA Dissertation in Psychoanalytic Observational Studies, Tavistock Clinic/University of East London.

Barrows, K. (1999). Ghosts in the Swamp: Some Aspects of Splitting and their Relationship to Parental Losses. *Int. J. Psychoanal. 80*: 549-62.

Beebe, B. (2006). Co-Constructing Mother-Infant Distress in Face-to-Face Interactions: Contributions of Microanalysis. *International Journal of Infant Observation 9*: 151-64.

Bick, E. (1964). Notes on Infant Observation in Psychoanalytic Training. *Int. J. Psychoanal. 45*: 184-8. Reprinted in A. Briggs (Ed.), *Surviving Space: Papers on Infant Observation*. London: Karnac, 2002.

Bick, E. (1968). The Experience of the Skin in Early Object Relations. *Int. J. Psychoanal. 49*: 484-6. Reprinted in A. Briggs (Ed.), *Surviving Space: Papers on Infant Observation*. London: Karnac, 2002.（古賀靖彦訳：早期対象関係における皮膚の体験．メラニー・クライントゥデイ②．岩崎学術出版社，1993．）

Bion, W.R. (1950). The Imaginary Twin. In: *Second Thoughts*. London: Karnac, 1984.（松木邦裕監訳：想像上の双子．再考．金剛出版，2013．）

Bion, W.R. (1959). On Arrogance. In: *Second Thoughts*. London: Karnac, 1984.（松木邦裕監訳：傲慢さについて．再考．金剛出版，2013．）

Britton, R. (1989). The Missing Link: Parental Sexuality in the Oedipus Complex. In: J. Steiner (Ed.), *The Oedipus Complex Today*. London: Karnac.

Britton, R. (1998). Subjectivity, Objectivity and Triangular Space. In *Belief and Imagination*. London: Routledge.

Fonagy, P., Target, M., Gergely, G., Allen, J.G. & Bateman, A.W. (2003). The Developmental Roots of Borderline Personality Disorder in Early Attachment Relationships: a Theory and Some Evidence. *Psychoanalytic Inquiry 23*: 412-59.

Fraiberg, S., Adelson, E. & Shapiro, V. (1975). Ghosts in the Nursery: a Psychoanalytic Approach to the Problems of Impaired Infant-Mother Relationships. In: *Clinical Studies in Infant Mental Health*. London: Tavistock, 1980.

Freud, S. (1921). Group Psychology and the Analysis of the Ego. *SE 18*.（藤野寛訳：集団心理学と自我分析．フロイト全集17．岩波書店，2006．）

Freud, S. (1923). The Ego and the Id. *SE 19*.（道籏泰三訳：自我とエス．フロイト全集18．岩波書店，2007．）

Gaddini, E. (1969). On Imitation. *Int. J. Psychoanal. 50*: 475-84.

Gerland, G. (1996). *A Real Person: Life on the Outside* (trans. J. Tate). London: Souvenir Press, 1997.（ニキ・リンコ訳：ずっと「普通」になりたかった．花風社，2000.）

Haag, G. (2000). In the Footsteps of Frances Tustin: Further Reflections on the Construction of the Body-Ego. *Infant Observation* 3: 7-22.

Haag, M. (2002). *À Propos et à Partir de l'Oeuvre et de la Personne d'Esther Bick. Volume I: La Méthode d'Esther Bick pour l'Observation Régulière et Prolongée du Tout-Petit au Sein de sa Famille*. Paris: Privately printed.

Hobson, R.P. & Lee, A. (1999). Imitation and Identification in Autism. *Journal of Child Psychology and Psychiatry 40*: 649-659.

Hobson, R.P. (2002). *The Cradle of Thought*. Basingstoke: Macmillan.

Klein, H.S. (1973). Emotion, Time and Space. *Bulletin of the British Psycho Analytical Society 68*.

Klein, M. (1961). Narrative of a Child Analysis. In: *The Writings of Melanie Klein, vol. 4*. London: Hogarth, 1975.（山上千鶴子訳：児童分析の記録Ⅰ／Ⅱ．メラニー・クライン著作集6/7．誠信書房，1987/1988.）

Kugiumutzakis, G. (1988). Neonatal Imitation in the Intersubjective Companion Space. In: S. Braten, (Ed.), *Intersubjective Communication and Emotion in Early Ontogeny*. Cambridge: Cambridge University Press.

Kut Rosenfeld, S. & Sprince, M. (1965). Some Thoughts on the Technical Handling of Borderline Children. *Psychoanalytic Study of the Child 18*: 603-35.

Maratos, O. (1973), "The Origin and Development of Imitation in the First Six Months of life." Paper presented at the British Psychological Society Annual Meeting, Liverpool.

Meltzer, D. (1975). The Psychology of Autistic States and of Post-Autistic Mentality. In D. Meltzer et al, *Explorations in Autism, a Psycho Analytical Study*. Strathtay: Clunie Press.（平井正三監訳：自閉状態およびポスト自閉心性の心理学．自閉症世界の探求．金剛出版，2014.）

Mitrani, J. (2007). "The Problem of Empathy: Bridging the Gap Between the 'Mirror Neuron' Concept and Frances Tustin's Understanding of the Psychogenesis of Autism." Paper presented at a conference of the Australian Psychoanalytic Society, Melbourne.

Music, G. (2005). Surfacing the Depths: Thoughts on Imitation, Resonance and Growth. *Journal of Child Psychotherapy 31* : 72-90.

Nadel, J. & Butterworth, G. (1999). *Imitation in Infancy*. Cambridge: Cambridge University Press.

Rey, J.H. (1979). Schizoid Phenomena in the Borderline. In J. Le Boit & A. Capponi (Eds.), *Advances in the Psychotherapy of the Borderline Patient*. New York: Jason Aronson. Also in: E.B. Spillius (Ed.), *Melanie Klein Today, Volume 1: Mainly Theory*. London: Tavistock/Routledge.（田中俊孝訳：ボーダーライン患者におけるシゾイド現象．メラニー・クライントゥデイ②．岩崎学術出版社，1993.）

Rhode, M. (1997). Going to Pieces: Autistic and Schizoid Solutions. In: M. Rustin, M.

Rhode, A. Dubinsky & H. Dubinsky (Eds.), *Psychotic States in Children*. London: Tavistock/Duckworth.

Rhode, M. (2003). Aspects of the Body Image and Sense of Identity in a Boy with Autism: Implications for Eating Disorders. In: G. Williams, P. Williams, J. Desmarais & K. Ravenscroft (Eds.), *The Generosity of Acceptance. Volume I: Feeding Difficulties in Childhood*. London: Karnac.

Rhode, M. (2004). Different Responses to Trauma in Two Children with Autistic Spectrum Disorder: the Mouth as Crossroads for the Sense of Self. *Journal of Child Psychotherapy 30*: 3-20.

Sandler, J. (1973). On Communication From Patient to Analyst: Not Everything is Projective Identification. *Int. J. Psychoanal. 74*: 1097-1107.

Schacht, L. (1981). The Mirroring Function of the Child Analyst. *Journal of Child Psychotherapy 7*: 79-88.

Schore, A. (1994). *Affect Regulation and the Origin of the Self: The Neuro biology of Emotional Development*. Hillsdale, NJ: Lawrence Erlbaum.

Stern, D. (1985). *The Interpersonal World of the Infant: a View from Psychoanalysis and Developmental Psychology*. New York: Basic Books. （小此木啓吾・丸田俊彦監訳：乳児の対人世界．岩崎学術出版社，1989/1991.）

Trevarthen, C. (1979). Communication and Co-operation in Early Infancy: a Description of Primary Intersubjectivity. In: M. Bullowa, (Ed.), *Before Speech*. Cambridge: Cambridge University Press.

Trevarthen, C. (1998). The Concept and Foundations of Infant Intersubjectivity. In: S. Braten (Ed.), *Intersubjective Communication and Emotion in Early Ontogeny*. Cambridge: Cambridge University Press.

Trevarthen, C. (2005). First Things First: Infants Make Good Use of the Sympathetic Rhythm of Imitation, Without Reason or Language. *Journal of Child Psychotherapy 31*: 91-113.

Tustin, F. (1972). *Autism and Childhood Psychosis*. London: Hogarth. （齋藤久美子監訳：自閉症と小児神経症．創元社，2005.）

Tustin, F. (1981). Psychological Birth and Psychological Catastrophe. In: *Autistic States in Children*. London: Routledge & Kegan Paul.

Tustin, F. (1990). *The Protective Shell in Children and Adults*. London: Karnac.

Willey, L.H. (1999). *Pretending to be Normal: Living with Asperger's Syndrome*. London: Jessica Kingsley.

Williams, D. (1992). *Nobody Nowhere*. London: Transworld Publishers. （河野万里子訳：自閉症だった私へ．新潮社，1993.）

Winnicott, D.W. (1949). Birth Memories, Birth Trauma, and Anxiety. In: *Through Paediatrics to Psycho-Analysis*. London: Hogarth, 1958. （北山修監訳：出生記憶，出生外傷，そして不安．小児医学から精神分析へ——ウィニコット臨床論文集．岩崎学術出版社，2005.）

Winnicott, D.W. (1967). The Mirror Role of Mother and Family in Child Development.

In: *Playing and Reality*. London: Tavistock, 1971.（橋本雅雄・大矢泰士訳：子どもの発達における母親と家族の鏡 - 役割．岩崎学術出版社，2015．）

Zazzo, R. (1995). *Reflets de Miroir et Autres Doubles*. Paris: PUF.

# 第Ⅱ部
# 大人の自閉的特徴

# 第8章　神経症患者における自閉的現象[原注1]

H. シドニー・クライン

　近年，患者のパーソナリティの神経症的側面の背後には，本当の安定性を確保するために扱われなければならない精神病的問題が潜伏していると，分析家の間でしだいに認識されてきた。このことは，パーソナリティの非精神病的部分からの精神病的部分の識別に関する全く独創的なビオンの論文によって，特に強調された（Bion, 1957）。しかし，私はこのことがまだ充分に理解されたと思えない。私の分析実践の進捗や，特に私の患者のコミュニケーションで常用される様式を，定期的に見直すなかで，私は，最初は軽度の神経症にすぎないと考えていた患者のなかの幾人かは，そのなかには分析の候補生もいたが，治療の経過中に自閉症児の治療に馴染みのある現象を表すことに，気づき始めた。こうした患者はとても知的で，勤勉で，地位もあり，専門的にも社会的にも卓越してさえいて，普段は愛想が良く好感が持て，表向きは職業的理由か，夫や妻との満足な関係を維持するのに失敗したためのどちらかで分析に来た。分析は目に見えて進み，夢は定期的に提供され，そして進展が報告されるにもかかわらず，私が触れることのなかった患者のパーソナリティの部分があるということが，徐々にはっきりとしてきた。私には，なんら本物の根本的な変化は起きていないという印象があった。ウィニコットが偽りの自己（Winnicott, 1960）と呼んだもの，ローゼンフェルトがパーソナリティにおける「精神病的孤島」（Rosenfeld, 1978）[訳注1]と称したものと明らかに類似しているが，彼らの残りのパーソナリティの部分と分析家の両者から患者を切り離す，一種の自己の不可入性の包囊性カプセル化として表現されるかもしれないことを，こうした用語が本当に正しく表わしているとは思えない。このカプセル化そのものは感情の希薄さや平坦さに表われていて，分析家を唯一の人生の拠り所とした絶望的で執拗なしがみつきを伴い，根底にある倒錯的な不信感と，解釈とは無関係な分析家の声のトーンや表情がなによりも大切にされる。敵意に常に構えて

いて，そして少しでも分析家の苛立ちや非難がありそうなら，すぐに迫害と受け止める傾向がある。分析家は，とても力強い全知の人物であると意識的に理想化され，患者の夢の中にもそのような姿で現れる。それに伴って，夢やその他の分析的素材が後になってもたらした証拠であっても，患者はその迫害感情を否認する。たとえば，ある患者は気分がすこぶる良いので分析の料金を上げようと申し出たので，私は彼女の申し出を受け入れた。次の日の夜，彼女は大きな白い吸血コウモリの夢と，輸血のために足に刺された管から逃れようとのたうちまわる赤ん坊の夢を見た。彼女自身が料金を上げるように申し出たにもかかわらず，彼女を活力で満たす代わりに彼女を骨の髄までしゃぶっている吸血鬼様の乳房として私を経験していたのは明らかであった。それでも，彼女は私への恐れから，結局は迫害感を断固として否認するのであった。

　もう1つの分析の特徴は，患者があるテーマに強迫的に頑なにこだわるけれども，解釈を取り入れてその問題に対処することができないので，そのテーマが決してワークスルーされないとき，そのテーマを取り上げる傾向である。これは自閉症児の行動と著しい類似点がある。彼らは強迫反復的にボールや玩具で遊び，遊びのパターンに干渉したり，変えようとするいかなる試みにも金切り声をあげて抵抗する。

　けれど，遅かれ早かれ，患者のパーソナリティ構造は，投影された形式で示されて，より明らかにされる。たとえば，ある患者は「母親に言いたいことが通じるなんてありえません。彼女の中にはカプセル化された関係性があるようです」と言った。別の患者は，自分が面倒をみたことのある自閉症児を全く同じ表現で記述していた。さらにもう1人の患者は，私が話していることに興味を抱いていたにもかかわらず，自閉症の赤ん坊が母親から離れていくと表現さ

---

訳注1）精神病的孤島と呼ぶ自己の中にカプセル化された精神病的部分が存在する。これら精神病的孤島が心的自己から完全に分裂され投影され，あるいは閉ざされ締め出されると，胸部，胃腸領域，子宮，皮膚，他の身体部位といったある身体器官にしばしば根を張り，心身症として知られているものの原因となる。その構造内に優勢なのは，制御不能な破壊衝動，不安，そして付随する防衛である。自己のポジティヴで創造的な部分も，破壊的自己と混同されそれゆえに識別されずに精神病的孤島に留まるかもしれない。精神病的孤島の侵入する性質は，外的対象表面への投影 projection on to を試みた後でおそらくは内部に引き籠ってしまった万能的投影同一化と関連がある。この問題は，精神病的孤島がある程度器官から移動してしまい転移において葛藤が現れた後で，分析で明らかになり分析されうる。この時点で患者が投影同一化をコミュニケーションのためにつかっているのと同時に，分析家表面に耐えがたい精神病的問題を投影することで，自己を開放していることが明らかになる。「第2章　心身症的症状と潜在的精神病状態との関係」Herbert Rosenfeld at Work Karnac 2001からの抜粋。

れたのと全く同じように,自分自身が私から離れていくと表現した。私が,患者に彼ら自身にあるこれらの現象に注目させることができると,すぐに,彼らは塀で囲まれた街,要塞,石造りの建物等の中にいる夢を見始めた。その上ゴキブリ,アルマジロ,ロブスター等（Tustin, 1972参照）といった甲殻類の生き物が彼らの夢に現われ始めた。こうした自己の被嚢された部分は,これまで,自身の身体の中への投影によって対処されて,さまざまなタイプの心身症的症状を生じ,あるいは他者の中への投影によって対処されていた。

　私の論点を例証するために,ある患者について少し詳しく説明したいと思う。この女性患者は,素材がかなり明確に両親カップルからの排斥感を示しているにもかかわらず,週末や休暇中の分離に伴うすべての感情を礼儀正しくはありますが常に否認していた。2度目の休暇に入る直前に,彼女は急に激しい腹痛を生じ,卵巣嚢包炎と判明したものを切除するために病院に急送された。次の分析の休暇に先だって,乳房に急性の腫脹が生じ,手術を受けて,急性嚢包炎であると診断された。けれど彼女は手術を受けたにもかかわらず,両方の乳房に痛みと腫れを訴え続けた。次のセッションが示していたのは,腫脹が,投影同一化や摂取同一化によって母親の性器や乳房の創造性を万能的に私物化することと,等価に見なされていることであった。彼女が晩餐会で2人の妊婦に挟まれて座っていたときのことを連想した,身体の両側に腫脹があるという彼女の夢によってそのことは示されていた。次いで「金の卵を抱いたガチョウ」への攻撃という空想が続いた。加えて,自信を維持することが不確実でかなわなく感じると彼女が語った時に,彼女はそれをレンガの建物が崩れることと等価にみなしていて,自分を固めるセメント,すなわち私の解釈を彼女が攻撃することでこれが起こることが明白になった。彼女自身によるセメント（cement）と精液（semen）との連想は,両親の創造性に対する彼女の敵意を示しており,彼女の心の中では両親は一体となることが許されないでいた。それでも,私への明白な敵愾感は表わされないままで,完全に分裂排除されたままであった。実際に転移での情緒的接触の生々しさはほとんど感じることがなかった。彼女が私の発言に同意した時でさえ,深まったとは感じられなかった。彼女を理解するモデルは,乳首を口に含みながらも乳を飲み込まない赤ん坊であった。

　けれども,私が一貫して,彼女に本当の情緒的接触を欠いていることに注意を促した後の,ある月曜日のセッションで,少し間をおいてから彼女は2つの夢を私に語った。1つ目の夢で,彼女は赤い車に乗って坂を登っていた。彼女の連想では,週末に私が一緒にいないと,前進するのを止めて子どものように

## 第8章 神経症患者における自閉的現象

感じるということであった。次に彼女は，母親のいる病室のベッドで横になっているという2つ目の夢について語った。その病室にはゴキブリがいて，私の患者は全く平静なのに対して，彼女の母親は看護師にひどく怒っていた。彼女の連想は，十代の後半に，彼女は皮様嚢腫の除去手術を受けていたというものであった。母親が見舞いにきて看護師をひどく怒った。というのも，彼女は部屋のどんな汚れたものでも，とても苛立って我慢ならなかったからであった。

私が母親と同じで，彼女の中にあるゴキブリのようなどんな汚れにも耐えられないことを彼女は恐れているけれども，これはまた，彼女が理想としていないあらゆるものへの彼女の苛立たしさや不耐性を私のなかへと押し込んでいるからでもある，と私は解釈した。彼女は私に同意し，安楽の地を期待していたのだろうといくぶん沈んで言った。そしてゴキブリが嫌いだと付け加えた。彼女は女友達と一緒にいて，その子がとても怖がっていた大きく太ったゴキブリを自分が殺したことを思い出した。彼女は笑って，それは友情の行為だと言った。

さて，前のセッションでは，この女友達への言及はベールに包まれ分散していたが，しだいに敵意を帯びてきた。最近，この友人は自身が分析を始めて，私の患者には経過が順調であると言っていた。女友達は空想の中では私のところにやってくる生まれたばかりの赤ん坊であり，友情とみせてその実女の友達への嫉妬を否認しているようであった。そこで，私が解釈したのは，彼女だけの理想的な母親や乳房ではなく，赤ん坊の妹と父親のペニスを包含した妊娠した母親としての私に週末に感じた憎悪と嫉妬から，私を汚いゴキブリへと変えて私を駆除したことであった。彼女はこう言った。「前にもそうおっしゃったかもしれないけれど，私はそれをわかりません。私には見当もつかないんです。まるで文字は見えているけれど，それを組み合わせて言葉にすることができないみたいです。それは夫に対しても同じで，彼は私に腹を立て，私が物事を理解しないと言うのです。」少し考える間をあけた後で，彼女はこう言った。「私は厄介な相手に違いありません。」そして再び少しの間をあけて「でもあなたが分離について話す時にだけ，こうなるのです」と付け加えた。私は，私が述べた苦痛な感情を避けるために彼女は殻に閉じこもったままでいる，と言った。

要約すると，車で坂を登る夢は，後に車がペダルカーに変わったのだが，いかにこの患者が私や私の分析能力との同一化によって機能していたのかを表わしている。しかし，週末にこの防衛が失敗し，彼女が無力な子どもへと退行したという事実は，この同一化は主に接触によるもの，つまりビックが「付着同

一化」と呼んだものであることを指し示している。乳幼児期のポジションでは，父親のペニスと赤ん坊を内包している母親である私への怒りが，彼女に私を攻撃させ，そのうち駆除されるべき黒いゴキブリへと私を変えさせた。この過程はまるごと，以前は皮様嚢腫の中にカプセル化されていて，それゆえ切除されることで処理されていた。

　以前，この患者は，男性の同僚を恐れていたためにミーティングの時に，どれほど心穏やかでなかったか，そしてどれほど父親の言葉を弾丸のように感じていたかを，述べたことがあった。次のセッションで，彼女は再びこの話題へと戻り，自分はハリネズミみたいだと言った。つまり，もし自分が攻撃されていると感じているならば，彼女のハリを突き出さなければ彼女自身の内部が崩壊するということなのである。父親としての私自身の中へ彼女自身の敵意を刺しいれていると解釈した時，彼女は正に敵意を感じていると言った。彼女にとって，あまりに苦痛だったのは，父親が彼女を相手にしなかったという気持ちであった。彼女が父親に電話をかけるたびに，彼は「やあ」としか言わず，すぐに母親に取り次いでしまうのであった。彼女は子どもの時も，思春期の時も，父親はいつも説教をまくしたて，彼女の感情や日々の出来事については無関心であると感じていた。そして彼女は，いつもボーイフレンドたちをどのように家に連れてきたか，そしてボーイフレンドたちはどれほど彼女のことを無視し，同じように彼女を無視していた父親をあがめて座っていたのかを，激しい感情をむき出して詳しく語った。それは人生で最も辛い経験であり，「彼が私の女性性を奪ったんです」と苦々しく言った。私がこのことを，私自身や他の患者への彼女の感情と結びつけようと試みると，彼女はそれを否認した。彼女はそうではないという確信があり，私は親切であり，思いやりがある等と言った。けれども彼女はとても傷ついた話し方なので，私が指摘したのは，彼女の陰性の感情を解釈した時に，彼女の陽性の愛情あふれる感情を無視されたように感じ，いかに私に傷つけられたと彼女が感じたか，であった。実際この頃の分析における一定の特徴は，彼女の陰性の感情へのどんな解釈も，すぐに彼女を酷く迫害されていると感じさせたのであった。この時期はかなり慎重に進行しなければならなかったが，彼女は徐々にではあったが感情を声に出して，夢を生み出せた。その夢のなかでは，私は続けて，硬い殻で鉤上に曲がったロブスターとして愛想のよいふりをしているが，実は残虐な，残酷で裏切るスターリンとして，さらにより人間らしくはあるが冷たくて抜け目なく形式的である，と経験されていた。

# 第8章 神経症患者における自閉的現象

　この段階の後に，理解を取り入れることの難しさを明らかにする2つの夢を告げた。1つ目の夢は，彼女の夫が彼女らの家に滞在している女の子と電話で話していて，彼女が電話線を切ったというものであった。私が，彼女は2人の関係に嫉妬して夫と女の子とのつながりを切っているだけでなく，私自身と私の分析の赤ん坊たちとのつながりにも嫉妬しているからではないかと解釈すると，彼女は「わかりません」と言った。私たちの間の良いつながり，特に彼女自身の依存的部分とのつながりへの羨望の結果として，私たちの間のつながりを切ってもいるので，彼女がわからないのだと私はつけ加えた。すると彼女は言った。「それはわかります。ボートに乗っているのに，私を岸へと引き寄せている縄を切って，誰も私を助けられないようにするようなものです。私は自尊心が高過ぎます。小さなことは受け入れますが大きなことは受け入れません」と。そして2つ目の夢について語り始めた。

　彼女は美容室にいて，店にお客さんがいなくなるまで待たされたままであった。それで，彼女はひどく腹を立て，1組が大皿と小皿それぞれ1枚からなる2組の皿を叩き壊すほどであった。彼女は，美容室に行って髪型を変えたのに，夫が気づいてくれなかったからだと，連想した。皿は思考のための分析的栄養物を受け止めて理解する彼女の力量を象徴していて，見過ごされたと感じた時に，とりわけより良くなろうとする彼女の試みを，夫のように私が気づいていないと彼女が感じた時に，経験した欲求不満に耐えられないと，皿を叩き壊したのである。この解釈への反応として彼女は「父親は私のことを見ていても，私を理解することはなく，耳を傾けることもありませんでした」と言った。一呼吸置いてから，私たちが以前調べたことのある，父親への性的空想と父親や彼以外の男性から赤ん坊を授かるという願望は，彼女は関心を持たれているという具体的な証拠を得るために売春をしていたことを意味していたと気づいた，と彼女は言った。私は彼女に，彼女が欲したすべての栄養物や世話が得られなければ，彼女は得られたものを壊してしまうと，伝えた。すなわち全か無かなのである。

　2年目の終わりを前にした分析の後期に，また明らかになったのは，彼女が加工工場として私を使っているという認識であり，その工場で私は，彼女の目や彼女の判断力として行動しなければならず，そしてウラン工場のように彼女を精錬して濃縮し，彼女に輸血をする誰かとしての役割を果たさなければならなかった。彼女の感覚と考える能力を私の中へ投影した理由は，もし彼女が立ち止まってどういった行動指針を取るべきか考えて決定すれば，それ以外の行

動指針がありうるのではないかという疑念によって麻痺してしまい，身動きできないであろうと恐れたからだということを，彼女は明らかにした。そうならないように彼女は考える能力を取り除き，その結果全くやみくもで混乱した振る舞いをした。このことは偽りの勇敢さとして大変生き生きと彼女によって表現された。その中で彼女は俊敏に動き，彼女の言う疑念という怪物を破壊した。その怪物が彼女の言う「休むことのないヒステリー的行動」を彼女にとらせたのである。そして彼女の疑念による麻痺というのも，もし分析に身を入れると決意すれば，身も心も私に投じることになってしまう恐れによるものであることも，明白になった。これは一つに，とりわけ父親や私自身といった他者に彼女が期待するものを投影した結果，自分のやる気を，証明する必要があったからであった。彼女は子どもの頃にほとんど父親と身体的な関わり合いがなかったので，常にそれをまるごと欲していたと認めた。

それと同時に，私に身を投じることへの彼女の恐れは，想像上の豊かさで溢れた母親としての私を，独占して所有したいという衝動によるものであった。これはとても暴力的に行われるため，私の中にはまり込んで抜け出せなくなってしまうと彼女は恐れたように思われた。さらに悪いことに，この過程で彼女自身を内包している私の体内を破壊してしまうのではないかと彼女は恐れており，それは，壁が崩れた採掘路に生き埋めになる，何トンもの溶岩を噴出している火山，何でも平にしてしまうスチームローラーといった空想に表現されていた。

しかし分析の2年目の終わり頃に，新たな休暇が近付くにつれて，彼女のより大人の自己である独占欲や嫉妬心の背後に，迫り来る休暇によって彼女の乳幼児部分に強い不安が生じたために，私の内部に彼女自身を是が非でも留めておく必要があることが，明確になった。今回は差し迫る分離によって，私が死んでしまったり，彼女を見捨てたりして，その結果彼女も死んでしまうか瓦解するという，おぞましい感情が意識化されました。まるで暗黒の空間で，助けを求めて叫んでいるかのように感じたと彼女は言いました。「生まれてくる子どころか，むしろご主人様が帰ってきた時にしか喜べない愚かな犬に近いように感じます。」乳幼児を安定させて，死や崩壊から守るために分析家／母親を必要とするというこれらの原初的感情は，基本的には私が以前説明した自閉的防衛の根底にあるものである。患者本人は，（まさに私が自閉症児の行動を説明したように）自分の行動がまるでボール遊びを止めることができない子どものそれのようだと，述べた。何故ならそれが永続しないということが少しでも

ほのめかされれば，それはちょっとした死と同じことだったからであった。

　この激しい不安についての解釈は，患者にある程度の安心感をもたらしたが，その一方で私を食べ尽くすことでのみ自分は強くなれるという空想と，そして私を犠牲にして生気を取り込んでいることへの罪悪感をもたらした。これは私の中へ再び入っているという感覚によるものなので，私の中に入れるように不思議の国のアリスのように自分自身を小さくするために，一次的乳幼児的分離不安とは別に，大人の部分も取り除いたことがみてとれた。このときは，分離への手に負えない怒りや恨みがその理由であった。そして，私自身に対しても内部の彼女の居場所を奪っているように思えた他の赤ん坊たちに対しても，置き去りにされることへの殺人的な怒りの感情と，そして特に，無力な乳幼児であることへもはや退行できないほどに自分が前よりもはるかに良くなったことへの怒りとを，初めて認めることができた。

　この患者や彼女のような人は，言葉に夢中になって魅惑されていた。ある時，夫がしばらく出かけ，そして彼に宛てた手紙に返事がなかった際に，彼女はウールで包まれた手紙の夢を見た。この夢の意味は，返事がない（no words：言葉がない）ということが冷淡で敵対的と経験されたということであった。同じく，彼女自身の敵対的な反応を偽装するために，彼女は自身の言葉を包んで友好的にしなければならなかった。分析家の声のトーンへの敏感さは，1つには活力と支えを求めて何かにすがりつく必要があるからであり，もう1つには敵愾心に構えていたからであるが，分析家は自分自身の反応に抜かりなく目を光らせなければならなかった。カウチに横たわることで視覚が奪われることが，分析家の声の重要さに一役買っていることに疑う余地はないが，早期乳児期にも根本的な原因があるのである。

　私の患者が，初期の頃に感情表現を難しく感じていたのは，1つには取り乱すことなしに不安に耐えることのできない脆い母親と私との同一化のためで，もう1つにはどんな攻撃も抵抗も押しつぶし，そして彼女の愛情を拒絶する万能の父親と私との同一化のためである。良い安定したコンテイナーの欠如こそが，彼女の身体を替わりにコンテイナーとして使用させ，結果として心身症的兆候を生じたと私は考える。実際にこのグループに属する私の患者のすべては，母親を不安気で頼りなく，支配的，過保護で心気的と経験し，一方で父親については子どもの時には，家族以外の学問的あるいは専門的な知識をやたらに持っているよそよそしい知識人という意味で，身体的にも精神的にも不在であったと述べていた。けれど，患者の，言葉で虐待されたという素材や，過度の具

象的思考は，欲求不満にさせる乳首が誘発した分裂排除された敵意，この敵意から乳首を保護する必要性，そして乳幼児の居場所を奪ってしまうこの対象へのさらなる攻撃をその副産物に含む対象からの攻撃と，より深い部分対象レベルで関連しているようであった。この関連で，私の患者が近親姦に関する罪悪感や不安にさまざまな言及をしていることを述べたいと思う。彼女の身体が真っ二つに裂かれる夢は，口唇期の感情から性的感情を分裂排除することという観点から理解される。このセッションの文脈で，私が思い至ったのは，この近親姦タブーは，もともとは乳首へと向けられた原初的な性的感情や欲望に起因する罪悪感や不安に基づいていて，それと同時に乳首は破壊の危機に瀕していると感じられているということであった。この関連で，分析の文献では，乳首という言葉が長年の間タブーであったようだということは，驚きである。フロイトは早くも1905年に，『あるヒステリー患者の分析の断片』という論文の中でこの言葉を使っていたのだが，メラニー・クラインでさえ口唇愛についての膨大な著作があるにもかかわらず，ほとんどこの言葉を使うことはなかった。そして，ブラッドリーが十分に文献で裏付けされた論文（Bradley, 1973）[訳注2]で記述したように，その当時から現在までこの言葉への言及は散見されるだけであった。乳房の一部でありながら乳首が乳房とは別個の構造であるとの体系的な区別や乳首とペニス等との混同は，1963年，すなわち60年近く後に，メルツァーによって初めて書き記されたのであった。

　別な患者によって裏付けとなる素材が提供された。彼は，妻が生後4週目の女児を授乳中に，妻に話しかけるのを止めると，その赤ん坊が泣き出す様子を話した。彼が再び話し掛け始めるや否や，赤ん坊は落ち着いたのでした。そして数週間後，逆のことが起きた。彼が授乳中の妻に話しかけると，赤ん坊が泣き出したのであった。このセッションの文脈において，乳首を支持していると感じられた良い第3の対象という早期の経験から，第3の対象が敵対的で侵入的となった経験へと変化したことが考えられた。言い換えると，後に「父親」と呼ばれる不在の第3の対象は，攻撃的で男性的な乳首とでも呼ばれるものと

---

訳注2）ブラッドリーはこの論文で乳首と蜂の等価を論じている。フロイトがレオナルド論文において論じた母親の禿鷲象徴を南トルコにおける考古学上の発見に照らして再吟味し，この象徴は攻撃する乳房を示しており，原光景と出生空想と密接に関連しているとした。ブラッドリー自身の患者の夢に，フロイトのレオナルド論文を敷衍させ蜂もこのように攻撃する乳首を表象し禿鷲の現代の象徴的等価を構成しているとした。また，クラインが，すでに早期分析（1923）においてレオナルド論文にふれており，児童分析の記録ではヒットラーパパを包含する，リチャードのウンチや彼自身の破壊的部分を表象する蜂を例示していると，記述している。

して経験されている。これは正面に小さなゴムの突起物がついたジャガーの車で患者が轢かれる夢に表わされていて，彼はそれに哺乳瓶の乳首を連想した。

さて，ビオンが指摘したように（Bion, 1957），パーソナリティの精神病的部分による感覚装置の断片化と投影は，対象の貫通と被囊化を引き起こし，そして対象は怒りで膨れ上がる。その結果，言葉は言葉としてではなく，まさに患者が表現したように敵対的なミサイルとして経験された。その観点から見れば，私が詳細に述べた患者の急性の囊胞性膨張は，攻撃的な感情や彼女自身の諸部分を母親の乳首，乳房，生殖器，といった彼女の内的対象群の中へと投影する空想によると理解することができ，それらの内的対象群は後に膨れ上がって迫害者となったのであった。ビオンは発達の早期段階，すなわち聴覚以前において，乳幼児が表意文字を使って言葉を作ることがどれほど難しいかを記述している。私の患者が，文字を組み合わせて言葉を作ることができないと言及していたことはこれに関連していて，対象間の連結を攻撃することと，それらの対象を修復する能力を喪失することの両者に起因していた。感覚装置の投影との関連で，さらに混乱した別の患者が，昔風の蓄音機のホーンが彼の話を聞いているという夢をみたのは，興味深いものであった。この場合は，聴く能力が投影されていたので，蓄音機が鳴る代わりに聴いていると感じられたのであった。後の段階で，今度は見る能力を投影したために，彼を覗き込んでいる目が真ん中にある乳房を彼が見ているという夢もみた。

要約すると，自閉的防衛は，コンテインする乳首や乳房の不在がもたらす死と解体の強い恐怖による苦痛を主に回避するためなのである。分析が進展するにつれ，このことは，週末や休暇による分離にあたってだけではなく，この患者が前進しさらに分離するたびに浮上した。本章で記述してきたこの患者では，私との投影同一化や生まれ出ずに私の中で生きているという空想によって，また固い殻で覆われた対象として私を摂取同一化することで，あるいは栄養を与えつつ同時に解毒もする胎盤のような対象としての私にしがみつくことになる付着同一化によって，これらの不安はこれまで回避されてきた。分析家に与える，このようなぞっとする感情のインパクトは相当なものかもしれないが，それは分析家が一般に自身の分析家や協会と職業上の接触を保持しているという事実から，もっとはっきり言えば協会自体をコンテイナーとして使用することから得た保証で，これまでこういった感情が緩和されてきたからかもしれない。

技法的には，分析家の声のトーンに対する患者の敏感さに，患者の声にあるトーンや患者のムードに対する分析家の等しく敏感だがパラノイアではない注

意深さをもって対峙しなければならないのは明らかである。躁病に関する以前の論文の中で，躁病患者が内的空虚感に対抗する防衛として，どれほど絶え間なく喋るかを私は記述した。私がここで説明した患者のタイプは，もちろん同じ程度の障害ではないが，全員とても極めて言葉が達者で，2例は歩けるようになる前にすでに話すことができたと，両親が報告していたのは，注目に値した。発話の早熟な発達や異常発達は，1つには空虚さや非存在という根底にある感情に対する防衛であり，また1つにはこうした原初的感情が理解されずにコンテインされないという乳幼児の不安を，乗り越えるためのようである。心気症的な母親が，彼女自身の不安のためのコンテイナーとしてその乳幼児を使う際に，この危機的状況はいっそう混乱してしまう。いずれにしてもある期間は，このような患者によって，話すことは，コミュニケーションの手段というより，むしろ分析家との関係を保持したり避けたりするために，使われた。

　言い換えると，患者はあるレベルではコミュニケーションしているように見えるが，自閉症児の緘黙の局面（mute phase）に相当する非－コミュニケーションも存在していて，コミュニケーションされていないものは，分離の感覚に伴う攻撃的感情だけではなく愛する感情でもあり，そして付随した自身と対象への責任感であるということを，私たちは認識しなければならない。リメンターニ（Limentani, 1977）もまた，沈黙する患者のムードや感情を理解することを学ぶことの重要性と，また自分の体験を訓練生や同僚に伝える上での難しさを強調した。このことは前－言語段階の乳幼児が，母親への気持ちや感情を，特に沈黙の世界に独りきりでいる経験を伝えることの困難さと似ているのではないだろうか？

　私の印象では，パーソナリティの中にカプセル化された部分が存在することを認めることで，分析の期間をかなり短縮でき，その上，後の人生に起こるさらなる破綻を防げるかもしれない。人生の早い段階で分析を受けていて，そして加齢の過程において酷く不安定になった数人の患者を治療した時に，私はこれを確信した。こうした患者，否，すべての患者において，注目に値する重要な特徴がもう1つある。たとえば万能感と無力感，能動性と受動性，大人と赤ん坊，精神病と神経症，思考の素朴さと洗練性，パラノイアとシゾイド的抑うつ，といった状態の間に繰り返し生じる振動の過程である。振動の分析はうまくいけば，心とパーソナリティをよりバランスが取れた状態へと導き，そこでは正反対どうしの狭い境界が内省的思考のためのより強固な基礎となるように広げられているのである。

## 要　約

　職業的生活や社会的生活では見かけは成功していて，表向きは職業的理由や人間関係の些細な不和のために分析を求めるある患者のグループについて記述してきた。しかし遅かれ早かれ，彼らはいわゆる自閉症児に観察される現象と驚くほど似た現象を露呈し始める。これらの自閉現象は，パーソナリティ部分の一種の不可入性カプセル化，緘黙と変化への頑なな抵抗，そして彼ら自身や分析家との本当の情緒的接触の欠如で，特徴づけられる。分析の進展は，根底にある痛みや死，そして解体や崩壊への激しい恐怖を顕にする。こうした不安は，現実の分離や懸念される分離への反応として，特に分析への関与が深まった時に生じる。私が詳細に記述したケースでは，苦痛な感情を分析家を含む他者，もしくは自分自身の体内にそらすために，さまざまな投影プロセスを駆使した。その結果，望まない感情をコンテインしなければならないために，さまざまな対象や身体器官は怒りで膨れ上がり，そして充満した。この過程は次に，強烈な迫害恐怖と分析家の声色と表情に対する亢進した敏感さにつながった。パーソナリティの一部分の始原の過敏性は，危険に対して警戒させ，感情が意識に至る前に，それを排出するほどになるようである。患者のこの隠された部分の存在にすぐ気づけば気づくほど，分析が終わることのない無意味な理論的対話になってしまう危険性は減少し，患者が比較的安定した平衡を得る可能性は高まる。分析家は患者と共に，多くの不安を乗り越えなければならないが，最終的にもたらされる結果は，時間と労力を費やす価値があると思う。

### 原　注

1) International Journal of Psychoanalysis, 1980 に掲載された。

### 文　献

Bion, W.R. (1957). Differentiation of the Psychotic from the Non Psychotic Personalities. In: *Second Thoughts*. London: Karnac, 1984.（松木邦裕監訳：精神病パーソナリティの非精神病パーソナリティからの識別．再考．金剛出版，2013.）

Bradley, N. (1973). Notes on Theory Making, on Scotoma of the Nipples, and on the Bee as Nipple. *Int. J. Psychoanal.* 54: 301-314.

Freud, S. (1905). Fragment of an Analysis of a Case of Hysteria. *SE 7*.（渡邉俊之・草野シュワルツ美穂子訳：あるヒステリー分析の断片「ドーラ」．フロイト全集6．岩波書店，2009.）

Limentani, A. (1977). Affects and the Psychoanalytic Situation. *Int. J. Psychoanal.* 58:

171-182.

Meltzer, D. (1963). A Contribution to the Metapsychology of Cyclothymic States. *Int. J. Psychoanal. 44*: 83-96.

Rosenfeld, H. (1978). The Relationship between Psychosomatic Symptoms and Latent Psychotic States. Unpublished paper.

Tustin, F. (1972). *Autism and Childhood Psychosis*. London: Hogarth.（齋藤久美子監訳：自閉症と小児神経症．創元社，2005.）

Winnicott, D.W. (1960). Ego Distortion in Terms of True and False Self. In: *The Maturational Processes and the Facilitating Environment*. London: Hogarth, 1965.（牛島定信訳：本当の，および偽りの自己という観点からみた自我の歪曲．情緒発達の精神分析理論．岩崎学術出版社，1977.）

# 第9章 安全のリズム[原注1]

フランセス・タスティン

絶対の実在に逢着して，
この世の深い脈拍を　この身に享けた様な気持ちになつたが，

「時」の推移と「偶然の衝撃」と
「死の打撃」とを，奏する久遠の楽音が
聞こえる様な気持であつたが，
懐疑の批判に切り裂かれ，法悦の光は散つてしまつた。
　　　（テニスン『イン・メモリアム』95［入江直祐訳，岩波文庫］）

　本章はもともと，ロサンゼルス生涯教育セミナー（Continuing Education Seminars of Los Angels）主催のパリ会議で論文として発表された。この論文で検討されている成人の神経症患者は，終結を避けることに基づいて機能している，治療に終わりのないような患者の一人であった。私の自閉症の子どもとの作業からの洞察は，この患者を自閉的習慣という足かせから解放させ，終結をかなり安全にさせうる根本的な理解を生み出せるようになった。
　自我心理学の観点から作業をする精神分析家にとっては，小児自閉症のような原始的な精神病理に影響を受けた臨床作業は，おそらく奇妙なものに見えるはずである。また，少なくとも初期段階では，メラニー・クラインに影響を受けてきた臨床作業からも，いくぶん異なって見えるかもしれない。本章へのビオン，ウィニコットの影響は明らかである。これを前置きにして，本章の主題であるアリアドネという患者について紹介する。

## 患者について

　アリアドネは10歳の時に，学習障害のため私に初めて紹介された。この児童期の治療によって，彼女の学習能力は表面的には改善されたが，私は彼女と深く本質的に触れ合ったと感じることはなかった。13歳の時，彼女は全寮制の学校へ入学した。25歳の時，死体のように冷たく強ばってしまうという非常に恐ろしいパニック発作が起きてしまい，さらなる精神分析的援助を必要として，自分の意志で，私のもとへ戻ってきた。彼女は一緒にいた女友達に，精神病院に連れて行ってくれと一晩中頼み続けた。このため，彼女が週に2回のセッションを受けられるように，手配した。

　アリアドネが治療に復帰してから3年後に，本章で展開されることになる一連の思考を始めさせた1つの夢をみた。彼女が治療を終えることができるだろうかと，彼女も私も憂慮していたが，安全であると思える地点には達していなかったようであった。夢，そしてそれが私たち2人に引き起こした理解を通じて，終結が今や本当に実現可能になったのであった。

## 夢

　その夢は，諸々の理由から私たちが会えなかった5週間の休止期間の後のセッションで，思い出された。夢の中でアリアドネは，変わった個性的な家へと楽しそうに向かっていたが，かつてはそこに祖父母や曾祖父母も住んでいたのを彼女は知っていて，現在は彼女の両親が住んでいた。しかしその家に辿り着く前に，彼女は自分の上をアーチ状に覆う巨大な黒い波の裂け目の中にいることに気づいた。波のアーチには水のピカピカ光る黒い跡があり，そこで溺れもがいている人たちはまるでヒエロニムス・ボス[訳注1]の絵画のようであった。波は高過ぎて，アリアドネには白い波頭がほとんど見えなかった。彼女は波が自分を呑み込むのではないかと，恐怖でいっぱいになった。

　この夢は，私が海外講演旅行に出かけた後に彼女自身の仕事で重要なイベントが続くので，再会できるまで5週の休止期間があることに私たちが同時に気づいた時にアリアドネが言ったことを，心に浮かばせた。彼女は不安そうに「流れが途切れてしまうのではないでしょうか？」と尋ねたのであった。

---

訳注1）15世紀末から16世紀初頭にかけて活躍した，ルネサンス期のオランダの画家。「快楽の園」など幻想的な絵画で知られている。

彼女が生まれる前に男児が亡くなってしまったことで悲嘆に暮れていた母親は，アリアドネが乳幼児期に過保護な母親であった。そのため，母親と乳幼児のアリアドネは互いに過度に密接なつながりをもつようになり，そこから父親は事実上排除されていた。アリアドネはこの母親に過剰に依存したままで，母親は彼女にとって支えであり揺るぎない拠りどころとして使われていた。この過剰な依存は，私へと転移された。

私はこのセッションで，私たちの面会が5週間中断することで流れが頓挫するというアリアドネの不安感を，彼女に想起させた。私はこう述べた。乳児期と幼児期の母親への過度の親密さは，アリアドネの身体は外界の永遠に存在する母親の身体と連続していて，終わりがあるなんてありえないという間違った希望を持たせたと思う，と。互いが身体的に分離していると自覚せざるをえなくなった時に，彼女は壊滅的なほど失望させられたと感じた。彼女は死すべき運命であり，肉体は終わりを迎えるものであるということに気づいた。それ以来，彼女はこの永久不変の母親との身体的連続性という妄想を回復させることに，一生を費やした。問題は，彼女が私がこの不滅の存在であると望み続け，この信念に信憑性を与えるために分析状況を操ろうとしたことであった。彼女がこうしたのは，存在やアイデンティティといった彼女の感覚全体が，永遠に続く不滅の存在との身体的連続性に左右されているように思えたからであった。

私に会いにくるという連続性がこの5週間中断され，彼女の身体は実際は母親の身体と分離していることに気づくという，乳幼児期の破局的体験を呼び覚ました。最初の分析の流れを中断させてしまった全寮制学校への進学は，彼女が不治の傷と感じたことを同じく喚起してしまった可能性があった。（いずれ論証しようと思うが，この不治であるという感覚は，治るという創造的な内なる力への確信の欠如によるものであった。）私はセッションの中でこう続けた。5週間の中断によって，彼女に襲いかかった吹き荒れる感情という巨大な黒い波で窮地にいる彼女を，私は見棄てたと感じさせてしまったのだろう，と。

このセッションの後に気づいたのですが，アリアドネは，先祖が住んでいた家に向かう途上で，自分自身を，世代から世代へとつながっていく連続した過程の一部であると見なし始めているのである。これは，彼女個人の身体が終わりを迎えることなく永遠に続くという，非現実的な考えを諦めることの埋め合わせになったのかもしれない。しかし，生物学的，進化論的，血統的な連続性の一部という視点で自分自身を見ることへと向かうこの動きは，自分の生存に関する圧倒的な恐怖が湧き上がったことで，不意に壊されてしまったのであった。

本質的に深いところで,アリアドネは死について「考える」ことはなかったのであり,彼女は感覚優位な方法で死を経験したのであった。

このことは,私たちが人に起こる客観的事実と承知している死の脅威ではなかった。それは,終結への怒り,悲嘆,恐怖をもたらす,身体的に断ち切られるという恐ろしい感覚であった。身体は激しく爆発するように終わりを迎えるようである。このような子どもは永遠に危機に瀕していると感じている。安全をいくらか得るためには,自分だけのために生きている永遠な「存在」と身体的に連続しているという妄想を再確立するような反応をする。この「存在」は,父親や他の子どもたちとも共有されない。この原始的現象を言葉にするのは難しいが,時には「環境としての母」,そして時には「大地の母」と呼ばれる。子どもにとって,自分が存在するという感覚を保証する「存在」であると感じられているのである。これらは「全か無か」の状態である。すべてが全体であり永遠である。アリアドネはこうした自閉的妄想の締めつけから,自身を解放しようとしていた。ここで彼女が「安全のリズム(rhythm of safety)」と呼んだ,より現実的な前向き行動について述べさせていただきたい。

## 安全のリズム

アリアドネの次のセッションに向けて,私が思索的な準備をしていた時に,境界例患者における原初的な心の状態に関するジェームズ・グロットスタイン(James Grotstein, 1980)の論文を読み,その中で「乳児は一次的同一化の一次的背景対象から,安全を発達させなければならない」というフレーズに感銘を受けた。「その通り」と私は思い,「アリアドネに欠如しているものは,安全であるという一次的背景対象である」と考えた。(その後,安全の背景に関するジョセフ・サンドラーの論文[Joseph Sandler, 1960][訳注2]にも出会った。)

けれどアリアドネもまた,安全というこの問題を思索していたのか,カウチに横たわるとすぐに,考えこんだ様子でこう言った,「あの,この1週間で安全のリズムを私は開拓した気がします」。彼女の洞察力と,それを説明するために彼女が用いた表現の両方に,私は驚き感激した。私はもっと詳しく教えてと彼女にせがんだ。アリアドネは,黒い波についてのセッション後に見た夢を続けて話した。彼女はとても窮屈な空間にいて,「ここから出なければ」と,

---

訳注2)サンドラーは知覚という一連の行為は安全感を伴う統合の行為であるとし,快感原則から現実原則への発達を取り次ぐ安全原則という概念を提唱する。

ひそかに考えていた。抜け出す道を探し，滑り台を見つけ，そこから滑り降りたのである。しかし，滑っても彼女は安全なところに出られなかった。

比喩的に言うならば，彼女はフライパンから出たのはいいけれど，火の中に飛び込んだのである。というのも彼女は，極めて邪悪な人たちで溢れた大きなコロシアムにいるのに気づいた。「とてもじゃないけどこの場所を通り抜けられないわ」と彼女は秘かに思う。とはいえ，彼女はひどく怯えていたが，「思い切ってやる（taking her courage in both hands）」（意義深いフレーズ[訳注3]）と言って，邪悪なコロシアムを歩いて反対側へと抜けた。それについて彼女は「安全のリズムを習得したわ」と感謝をこめて言った。この言い方は，まるで感謝祭の讃歌のように聞こえた。私は彼女にこう示唆した。そっと去っていくといういつものやり方の替わりに，恐怖と**向き合う**勇気を持つことによって，それに立ち向かう手助けとなる資源を，自分自身の中に見出せたのではないか，と。

それでは，この「安全のリズム」の起源となりえるものについて考えてみよう。アリアドネが「リズム」という言葉を用いたことは，私のかつての学生が，生後2カ月までの赤ん坊の授乳シーンをとった録音テープのことを，私に思い出させた。最初赤ん坊は，母乳を吸ってかつ呼吸をする自分のリズムを，乳房にある乳首から分泌される母乳の脈動するリズムに同期するように調整できない。しかし，赤ん坊の筋肉運動の協調が進歩するにつれて，そして母親が赤ん坊のことを知るにつれて，母と子は互いに順応し合う。赤ん坊のリズムと母親のリズムから，**新たなリズム**が発展するのである。それは彼らが一緒に作った「創造物」であった。その学生は，次のように記録の中で述べている。「赤ん坊の口は，乳房にある乳首の周りに安全な密閉封印を形成し，それによって口，舌，乳首，乳房は協働し，同調したリズムが生じるのです。」

乳児は，アリアドネの表現を用いれば，「安全のリズム」を発展させる。ブラゼルトン（Brazelton）は，母親と赤ん坊は互いに影響し合い，彼の言う所の「互恵性の覆い（a reciprocity envelope）」[訳注4]を創造すると述べている。幸運なことに人間性というものは柔軟なので，この乳児期の相互に影響し合う状況を，その後の人生でも築くこともできるのである。このことは，「乳児転移」が働いているのが了解されている分析状況では特にそうである。原初的な心は，

---

訳注3）文字通りには，「両手に自分の勇気を持っていく」という意味になる。
訳注4）The Earliest Relationship: Parent, Infants, and the Drama of Early Attachment. Karnac Books, 1991.

一致性や形式的類似性そして類比性という点で作動している。ある特定の状態では，分析体験は母乳を飲んでいる赤ん坊と似た感じがするほど深く感じられる。

「安全のリズム」が生じるために，アリアドネは乳児期に深く根ざした相互的で互恵的な関係を私との間に発展させなければならなかった。そして，その関係のなかに厳格な父親的要素を明確にする必要があった。この父親的要素は詩篇23番に暗示されており，根源的レベルで扱われている。「死の陰の谷を行くときも，わたしは災いを恐れない。あなたがわたしと共にいてくださる。あなたの**鞭**，あなたの**杖**，それがわたしを力づける」(太字は私)を思い出すであろう。

「安全のリズム」というフレーズを使ったアリアドネの言動は，私との間に深く互恵的な関係が生じつつあることを示していた。この時のように，深く掘り下げた討論にすぐ取り掛かるのは，彼女には稀なことであった。以前のほとんどのセッションでは，彼女が前回私に会った後に起きた些細な出来事について話すというものであった。これは，私と彼女は分離していず，そして私たちの身体的連続性が回復されたと，彼女が感じる手助けをしていたのであった。

また他にも満足させるものがありました。彼女は魅力的で楽しい話上手で，こうして私の興味を惹いて，私の身体的な存在がいつも彼女と共にあることを保証するように望んでいた。しかし「安全のリズム」の発展を報告した日，思慮深く互いに影響し合う関係が2人の間に展開し，彼女は，私が彼女と分離していて彼女とは異なっていることを，これまでにないほど十分に認識した。1つに彼女は，5週間の空白は，それぞれが相手の行動に互いに合わせたことによって生じたということを，単に言葉の上でだけではなく深いところで認識した。私たちの間では，このような応じ方に「適応的互恵性」という表現を導き出した。アリアドネはこれと，今まで彼女が高く評価してきた「自分」-中心の機械的な型通りの日常とは，随分と異なると気づいた。こうした日常は，時計仕掛けのような規則性でセッションが行われるのを期待すること，正確に時間通りに到着し，面接に彼女が来るたびに同じ手続きを踏むことで成り立っていた。

私は彼女によくこう指摘した。そのような期待が生じたのは，私が心臓の鼓動のように彼女の身体の一部であるという考えからではないか，と。児童期から思春期にかけてアリアドネは恋愛を扱った女性向けの雑誌に夢中になっていたので，あたかも私が彼女の永遠の「憧れの的」であるかのように，私を受け

止めていた。この感傷的で独りよがりな身体中心の考えは，私たち2人の創造であるリズムに今や取って代わられようとしていた。それは共有の経験である。これは，今や彼女が自覚した邪悪なものに対して，これまで彼女の能力を支配してきた滑り去るような回避的な反応よりも，より優れた保護となるものであった。夢は邪悪なものに対処することについての，ある種の寓話であった。

ヴェレナ・クリック（Verena Crick）は私に，アリアドネの夢とモーツァルトのオペラ『魔笛』のテーマとの類似性に注意を向けさせた[訳注5]。オペラでは，魔笛を吹くことでヒーローとヒロインが身に降り掛かる危険から逃れる。確かに，母親と赤ん坊の間にある実在的で感覚的な身体的交流から，実体のない「安全のリズム」が発生することは，ある種の魔法である。そのような変形は，私たちの合理的な理解を超えている。日常にある奇跡なのである。

自閉という窮屈な囲い込みから抜け出してくるにつれて，アリアドネは彼女の傷つきやすさや邪悪なものに攻撃されることの彼女の恐れに気づいた。それでは「安全のリズム」と接触した時に，アリアドネが直面できるようになった，彼女の悪の感覚の原因と考えられるものについて詳しく調べよう。

## アリアドネの悪の感覚

自閉症児との作業が，私に気づかせてくれた事実は，最も早期に生じる区別の1つは，「きれい」と「汚い」の区別であるということであった。この区別は，人間が他の動物と共有する生得的衛生的素因に起因しているようである。アリアドネのような自閉症児や強迫観念症患者は，普通の区別の代わりに，「きれい」と「汚い」の間に——そしてまた「いっぱいの」と「カラの」，「湿っている」と「乾いている」，「硬い」と「柔らかい」，「明るい」と「暗い」，

---

訳注5）オペラ魔笛のあらすじは交錯している。第1幕はおとぎ話で始まり，おどけた芝居が続き，哲学的台詞で終わる。第2幕は説明のない試練を受ける主人公たち，そして突然理由もなく彼らがイシスとオシリスの栄光の座に就くにふさわしい人物であったことが知らされる。大司祭ザラストロは王子タミーノに，夜の女王の娘パミーナを得るために試練を授ける。同時にパパゲーノも試練を受けることになった。まずは，沈黙の試練。沈黙するタミーノに，事情を知らないパミーナは絶望し自殺しようとするが，3人の童子の言葉を聞いて生気を取り戻す。次の火の試練，水の試練は，パミーナがタミーノに魔法の笛を吹くように進言するだけで，試練の中身は明らかにされないまま，タミーノの吹く笛の音色が響くだけで終わる。こうして2人で試練を乗り切る。ジャック・シャイエは『魔笛／秘教オペラ』のなかで，タミーノ（火）がパミーナ（水）を伴って，「大地」の奥に入り，そこで彼ら自身のシンボルである2つの元素「男」と「女」に直面するのは，その笛に「空気」を吹き込むことによってであると言っている。

「強い」と「弱い」等といった他の感覚的状態の間にも——厳格な分裂を発達させた。彼らは，正反対（opposite）な状態と同時にある否定的な（contrary）状態を経験すると，一方がもう一方を完全に破壊してしまうのではないかと恐れるのである。たとえば「乾燥」は「湿ったもの」をからからに乾かしてしまい，「硬さ」は「柔らかさ」を完全に破壊し，「暗さ」は「明るさ」をすっかり消してしまい，「弱さ」は「強さ」を完全に弱めてしまう等が挙げられる。

　辞書の定義による「リズム」という言葉は，次のようである。「強弱の要素や反対または異なる状態が規則的に連続するような運動またはパターン」。もっぱら「自分」-中心の限局した習慣の範囲外にある共有されたリズム，という整ったリズムが，相反するものが一緒になっても安全と経験する可能性を与える。だから相反するものが互いを修正したり変形したりできるのである。ここに創造的な交流が生まれるのである。安全のリズムを発展させたので，アリアドネは「悪い」と感じていたことに気づくようになれた。と言うのも，彼女がこの上なく「良い」と感じたことを，悪いものが完全に破壊するかもしれないということを，もはや恐れていなかったからである。これより以前は，彼女の自閉的習慣が，彼女自身の悪い部分であると感じていたものを隠すことによって，「良い」と感じられるようにさせていた。そのような患者は，自分が偽善者であるとよく感じていて，見せかけであると感じることから逃れようと企てて，「全くの誠実」を愚直，無分別に強迫的に試みることで反応し，周囲の人たちとの揉め事に自らを追い込むのである。

　では，この上なく「良い」と感じられることの起源について考えてみよう。生来の衛生学的素因の観点から，清潔であるということは「良い」と感じられており，この考えは「きれい好きは敬神に近い」という良く知られた格言によって，具象的に表現されている。しかしアリアドネのような患者にとっては，「不潔」は紛れもない悪が連想され，「清潔」は絶対的な純潔が連想された。アリアドネは大変魅力的でしたが，同時に品行方正ないい子ちゃんでうぬぼれ屋でもあった。彼女の聖人ぶった態度のために，友達は彼女を完璧屋さんと呼んでいた。彼女自身は純粋で完璧であるというこの考えは，後に「自分ではないもの」となった不潔で臭くて受け入れ難い部分を，自分自身から解離させることによって成し遂げられていた。このように，アリアドネは，自閉的な「自分」中心の存在という窮屈さから，外界というコロシアムへと（身体的にも心理的にも）「生まれた」と感じていて，外界は「自分ではないもの」という「悪いもの」で満たされてしまった「自分ではない」状況であった。彼女は，

自分が「存在し続けること」を快く受け入れない世の中に生まれてしまったと感じていた。このことは彼女自身の「自分ではない」投影によって，より一層「邪悪なもの」となった。

そのうえ，身体内部に由来するあらゆるものは，汚らわしく不潔で，汚染されていると感じられていた。つまり母親内部から生まれたことが彼女を汚した。こうした患者は，身体の内部と外部を厳格に分裂させる。彼らは，受け入れられていない悪臭や汚物，受け入れられない性愛的な興奮や怒りやパニックそして悲嘆で，内部は膨れ上がっていると感じていて，それらすべては，そこに永遠に残ることになる癇にさわる危険な身体の詰め物として，感覚－優位に経験される。これは一つには，内部のものは見ることができず，それゆえ制御できず危険だからである。したがって彼らはやや不自然な人生を送ることになる。それは空っぽの模造品で，実質のない偽物である。彼らは内部の不可知の暗闇に絶望し，それを避けるために，ただ外見と身体的表面の観点でのみ生活している。

私はアリアドネと，このことについて，癇癪という大便の噴出に関連させて話し合ったが，癇癪は，彼女が必死で永遠に連続していると感じようとした根本的な存在からもたらされた身体的非連続という失望や恐れによって引き起こされたのであった。この大便は邪悪で不快に感じられ，身体過程についての彼女の淑女ぶった態度を傷つけた。私は，こう指摘した。彼女は，自分の癇癪に由来するパニックや怒りといった汚い悪を，他者に見出すことで反応しているのではないか，と。この解釈を受けて，アリアドネは，彼女を何年も苦しめ続け，私が彼女に根本的な洞察をもたらすことができなかった妄想的嫉妬について，突然ひらめいた。「エクスタシーについても多分同じことをしていると思ったところなの。私はエクスタシーに耐えられないので，他人がエクスタシーに興じているのを見ると，嫉妬してしまうの」と彼女は言った。（この一片の洞察は，セッションを特徴づけた内省的な相互作用の典型であった。）しかし何故アリアドネは「自分」と「自分－でない」の間で，こんなに絶望的で極端な分裂に追いやられてしまったのであろうか？

## 「自分」と「自分－でない」との間の分裂

自閉症児が私に示したことは，欲求不満に向けた乳児期の癇癪という怒り，パニック，悲嘆，そして満足に向けた乳幼児期のエクスタシーは，根本的なレ

ベルでは身体的放出と関連していること，であった。こうした放出は，それを不快で不潔と感じる抑うつ的あるいは強迫的な母親には受け入れ難いものである。したがって，赤ん坊には親の是認が重要なので，「自分－らしさ」という感覚を発達させるうえで，それらの放出は受け入れがたいのである。つまり，放出は「自分－でない」と経験されていることを意味している。受動的な赤ん坊は多くの場合に，自閉症児の多くの母親によって表現されている「異常に従順な赤ん坊」になる。複数の執筆者が気づいているように，癇癪（あるいは器質的な原因のない発作）を発達初期に認められる自閉症児は，発達初期に「異常に従順な赤ん坊」タイプである子どもよりも，予後がより順調である。

この分裂は，こうした患者の機能の他の領域にも影響している。純粋さ（清潔さ）は知性と関連づけられているが，原初的な情動は身体的放出と関連しているので，情動は不潔と関連づけられ「悪い」として経験されるのである。誠実で「清潔な」知性は，「汚れた」情動を犠牲にして過大評価される。シドニー・クラインはこう言った（本書の第8章）。「分析家が患者の隠された部分[自閉的部分を意味している]の存在に早く気づけば気づくほど，分析が終わりのない知性的な対話に陥る危険性がいっそう少なくなる」と。そのような患者の隠れた自閉的部分に気づくことは，彼らの情動への根深い恐怖を私たちに理解可能なものにさせ，不毛な知性偏重主義の罠にかかることを私たちが回避するのを手助けするのである。それでは次に，彼らの情動とそれ以外の触れることのできないものへの恐怖について検討しよう。

## 触れることのできないものへの自閉的恐怖

自閉症児にとって，安全は，彼らの一部であると感じている母親の身体を絶対的な支配下に置いていると感じる妄想によって左右される。自閉対象の操作がこの妄想を支えている。これらの対象は母親の身体の象徴ではなく，自閉症児の身体の一部として経験され，意のままに支配できる，実際に触れることのできる母親の身体の断片と感じられる。ハンナ・シーガルの表現では「象徴等価物」と言われている（Segal, 1957）。知性は支配と操作のために形式的に使われる。知性は，子どもがそうであるはずと感じられるほど，物事を限定することができるので，だからなおさら子どもが物事を何であるかを認識する手助けをしているのである。しかし情動というものは全く別物である。触れることのできる物質的対象のように，情動は支配されたり操作されたりできない。し

かし自閉症児にとっては，具体的な形で支配されて操作されるものだけが，現実であり安全に思えるのである。したがって情動状態は非現実と感じるか，あるいは極めて邪悪で危険な身体の内容物であると感じられる。こうした子どもと情動について話していると，彼らは私たちが何について話しているかを理解できないか，あるいは危険で安全ではないと感じるので，顔をそむけてしまうのである。彼らは私たちが危険な身体的物質を投げつけていると感じてさえいるかもしれない。彼らは，安心させ，豊かにし，触れられず，安全にする情動の側面を，利用できない。

　成長や治療という，安心させるが触れることのできない過程も同じことである。この過程は見ることも触れることも操作することもできないので，彼らはこの過程を信じることができない。このような子どもは，自分の身体表面に追加の断片を貼付けることで，自分自身を成長させられると感じている。これはかなり具象的な類いの模倣である。また，彼らは，この断片が他者の身体からむしり取られ，他者の身体はこれらの断片を取り戻そうとしていると感じているので，こうした反応は引き続き恐怖を呼び覚ます。彼らは，コントロールできないものごとが生じるのを大変恐れているので，何もしなくとも自然と成長が起きるという保証は役立たない。

　同様に自閉症児は，治療的介入と協働する治癒過程が自分の中に本来備わっているという，安心できる認識がない。彼らの努力のすべては，彼らを苦しめていると思われるたくさんの欠点や傷を「覆うこと」か「くるむこと」(デイジーの表現を用いると) に向けられている。したがってこのような子どもは，身体表面の感覚経験と関連した，操作的で，身体を基盤にした回避行動や，うわべだけの模造というやり方で，おおかた例外なく生きているのである。彼らは，つかみどころがなく制御できない，自然で自発的な過程から，なんの安心感も引き出せない。

　このような子どもは，成長や治癒という安心させる過程から切り離されているのはもちろんのこと，幻想，想像，記憶，内省的思考という安心させるが触れることのできないものからも，切り離されている。そのような子どものこれらの活動への潜在能力は，まだまだ未開発であり未使用なのである。そういうわけで，自閉症児と作業をする中で，気づかれていなかった潜在能力をふと見つけることがあるのである。

　アリアドネの自閉的な窮屈さが緩和されたので，彼女は他の安心感をあたえる生まれつきの潜在能力に気づいた。それは彼女の生物学的繁殖能力であ

る。これの気づきは，永遠でも不滅でもないという彼女の苦痛を和らげた。以下のように，彼女は私がそれに気づくよう手助けしたのであった。彼女は実験劇集団の上演の一つを見に行ったことがあった。『ハゲタカ文化』と題する劇は，彼女に感動を与えた。それは，ウミガメが産卵のために水中から海岸へと上がってくるが，卵は人間によってすぐさま破壊されてしまうというものであった。彼女は邪悪なコロシアムを通り抜けたときに，破壊の危機が迫っていた「卵」を守っていたことに気づいたのであった。

　自分の種を世代から世代へと伝えて，それである種の不死を達成するのに役立つ子孫を残すための彼女の生物学的潜在能力であると同時に，アリアドネはこれらの「卵」は，彼女の自閉的略奪行為によって「破壊されて」しまった創造的能力であることにも気づく。私たちがこのことに徹底的に取り組んだことで，やっと彼女は私から離れられた。しかし彼女の自閉的傾向が和らぎ，そして彼女は，母親の身体や彼女自身の身体がなくなっても継続する創造的過程の一部であると認識することによって，彼女が安全を感じる，より信頼できる手段を編みだすまでは，私たちは作業を終えることができなかった。マリオン・ミルナーの言葉（Milner, 1969）を借りると，分析家だけが「過程の奉仕者」なのではなく，患者もそうなのである。アリアドネは自分の人生を送れるようになりつつあり，それで以前は彼女が持っているとは気づかなかった能力である「安全のリズム」を発展させた。それは彼女のマニュアルや知的コントロールを越えたものであった。成長や治癒のように，この潜在能力は「天賦のもの」であった。それが起こるように予め彼女が準備することなく，それは起こったのであった。それは彼女のつまらない策略よりも，もっと大きな安全感を与えた。この創造的能力を彼女が自覚する可能性は，私たちの協働作業における重要な 突 破（ブレーク・スルー）の結果であり，それは次のように生じたのであった。

## 重要な突破

　6カ月ほど前，アリアドネは大きな前進を促す夢を見た。そして私に会いにくるのをいつでも止められる心構えのことで絶望的な状態にある時に，私は彼女が，自閉症児がするように彼女の身体の一部を自閉対象として使用しているのではないかと，疑い始めた。そこで私は，頬の内側を吸ったり嚙んだり，舌を吸ったり嚙んだり，肛門の中にある排泄物を感じるためお尻をくねらせたりしたかどうかを，極めて直接的に尋ねてみた。彼女は小さい時から今日に至る

まで，頬の内側を嚙み，吸っていたことを快く教えてくれた。このような自閉的策略は隠されて秘密にされていた。私はアリアドネがその策略を使っているのを一度も見たことがなく，私が彼女に直接尋ねなければ，彼女はこのことを告げようと思うこともなかっただろう。

　私は，こういったことをやめようと努力するのが大切であると言って，それらのことを同じく直接的に扱った。私は彼女にこう説明した。私が思っているのは，彼女はいつも一緒にいる不滅の母親の肉体の一片を持っていると自分を欺くためにそれらの策略を行っていて，そうすることで，彼女の安全も彼女の存在も完全に保証してくれる永遠の肉体的存在と彼女の身体は連続していると感じることができるということだ，と。これはアリアドネの治療において重要なターニングポイントであり，「安全のリズム」の気づきを刺激した夢への道を開いた。深層でこれは，人生のリズムをその喜びや悲しみと共に容認することから生じた。（私はある自閉症児を思い出す。彼は，治療室として使っていた改造した馬小屋へとつづく田舎道を通ってきたので，彼はこのことを季節の移ろいの必然から感じとっていった。）それから，アリアドネは私にこう言った。頬を嚙んだり吸ったりするのを止めるように命じた私の断固としたしつけの態度は，私が本当に彼女は正しい方向に成長しているかどうか気にかけていると彼女に感じさせた，と。彼女は今ではときどき，ストレスがかかった時に，気がつくと頬を吸っているが，すぐさまそうするのを止めている，と語っている。優しい権威は，彼女の私に対する経験の一部となりつつあった。

　アリアドネが身体の一部を自閉対象として使用していることを明らかにした後で，私はこれらの「テクニック」（彼女がそう呼ぶようになったので）が，いかに身体的分離性という必然の事実を彼女に受け入れさせないのかを，彼女に説明することに集中した。彼女は，自分の操作的なテクニックが，不在や別れはいつでも避けられるという思い違いを自分にさせていたことに気づき始めた。このようなわけで，幻想，想像，思考，記憶，隠喩といった分離したものの間隙を埋める精神活動は，充分に発達していなかった。彼女が子どもの時に「学習障害」のために私に照会されたのは，何も不思議ではない。残念ながら当時，私は彼女の自閉的ハンディキャップを理解していなかったので，2回目の分析で可能であったようには，彼女を根本的に手助けできなかった。

　私には，パーソナリティの自閉的部分は，分析に入って来ることを避けている部分なのではないかと，気づくようになった。それは，「消化される」ことができずに隠されたままでいる，乳児期の経験という治療しにくい部分なので

ある。自閉対象や自閉形態にとじ込められているだけでなく，特異な行動やチックに閉じ込められていることもありえる。私は，ジェームズ・ロバートソン（James Robertson[訳注6]）の映画にあった，入院させられたことで母親から引き離された2歳のとても控えめな少女，ローラのことを思い出す。彼女はこの「考えられないほどの」経験を，まるで流すことのできない涙を拭うかのように，手で顔を払うというチックによって隠し込んでいた。より洗練されたレベルでは，こうした隠れた自閉的部分は，早口言葉，語呂合わせ，なぞなぞへの過度な没頭として，一部の子どもに見られる。これはダフネ・ナッシュ（Daphne Nash）[訳注7]（Tustin, 1986に引用）によって記述された古代ケルト人の特徴でもあった。母親からの身体的な分離は消滅する破局として経験されていたので，知られていない，気づかれていないと感じているのは，患者の歪曲された部分なのである。

　自閉症は「反 – 生命（anti-life）」であるが，「反 – 生命」は死と同義ではない。死ぬことは生命過程において避け難い要素である。自閉的テクニックは分離，別れ，終結，そして最終的な死という「ブラックホール」に気づくことを避けるための反応である。そうすることで自閉的テクニックは個人を人生から切り離すのである。人生をきちんと評価できるのは，死の事実に気づくからである。アリアドネの2回目の治療では，彼女にとって終わることや別れることは，単に拒絶として経験されるだけではなく（より一般的な神経症患者にとってはそうなる），それらは彼女が連続していると感じ，彼女の身体的存在の連続性を非現実的に保証しているように思えた存在の身体から，彼女の身体が暴力的に引き裂かれることとして経験されていたことを，彼女は理解するようになった。この暴力的な引き剝がしによる痛手は，私との身体的接触を終えることに耐えられるようになるには，癒される必要があった。ド・アスティスとジ

---

訳注6）妻のJoyceとともに，幼児の母親からの分離経験を扱う一連の記録映画を作成したことで知られる。John Bowlbyの共同研究者。引用されているローラは，彼らの作成した"A Two Year Old Goes to Hospital"という映画で，2歳の女児ローラが，両親から離れ，一人で入院生活を行う際の苦しみを追っている。

訳注7）古代ケルト人が判りづらく話す傾向は，金属細工のデザイン（例えば貨幣鋳造）にある暗示めいたスタイルと関係があるかもしれない。動物や顔貌が描かれているというよりも示唆されているし，動いている姿は解体されている。円を基調にしたモチーフは突然顔のように見えたかと思うとまた見失ってしまう。古アイルランド語には，「はい yes」と「いいえ no」の言葉はなく，単に肯定／否定のパラフレーズしかなかった。面白いことに，伝統的アイルランド音楽には曲の終わりに締めくくりのフレーズはほとんどない。曲が完全に止まるまで，終わりがわからない（まるで彼らは終結をどう扱っていいのか学んでこなかったよう）。

ャンノッティ（De Astis & Giannotti, 1980）が示したように，通常の発達においては，母子ともに誕生の断裂（caesura）は互いの相互作用によって癒されるのである。

　自閉症は，アリアドネのこの傷ついた部分を固定させる，ギプスのようなものであった。彼女は自閉的なやり方を断念するにつれて，本来自分自身に備わっている治癒する力と，そしてまた自分を取り巻く，揺るがないが優しい配慮にも気づくようになった。要するに，センチメンタルな「胸のときめき」の類いではない，思慮深い考えから生じる，彼女の必要に応じて適応的に調整してくれる「愛情」に気づくようになり，そのような思慮深い考えは彼女にも可能になった。彼女は，死ということが起こりうる，誤りやすく限りある人間であることの，苦悶やエクスタシーを経験でき始めたのであった。こういったものから逃れる代わりに，日常生活における葛藤，困難，痛みに向き合い始めた。悲しみと同様に喜びがあることを知り，彼女自身と私の中に実直さ（uprightness）を経験するにつれ，両者に彼女は耐えられることを知った。汚物や病気に取り憑かれるという彼女の恐怖に対する防衛手段であった自閉症も，軽くなった。彼女は，心地悪い感情の解放が，身体の**絶対的**な純潔を汚し，心の**絶対的**な透明さを曇らせるということを，もはや恐れていなかった。受け入れられた「自分」と拒絶された「自分−でない」の両方を抱く，適応能力のある人間の互恵性という，共有された統合的リズムに気づくようになるにつれて，これらの極端な分裂は修正された。

　この進展が可能になるために，アリアドネは現実からの広範囲にわたる回避を諦めるように，厳しく促せられる必要があった。極めて具象的に，外部の世界を彼女は独りよがりで狭小に解釈していた。彼女の自閉的装置は，無抵抗で内気なまでに，彼女を，堅苦しく，狭量に，そして頑なに従順にさせていた。しかしこの尻込みに隠れて，彼女は自分が特別であると感じていた。このようにして人間であるという避けられない痛みから彼女を守っていたが，共感，興味，注意，配慮，同情，世話，理解という機能がそなわった愛に気づいたり，愛するようになることから遠ざけてもいた。彼女のありのままの性質である粗野で残忍な側面は修正されないままだったので，それらに直面した時に彼女は衝撃を受けた。

## 結論

　乳児期の早い段階で，乳房と区別された口のリズミカルで適応的な相互作用という情動経験を，楽しみそして内在化できた幸運な人は，人間的な性愛や美的経験や宗教的経験のような後の経験を受容できる。こうした人々では，人間存在という避けがたい現実の自閉的回避のような，表面的で型にはまったやり方で，これらの経験は使用されない。これらの経験は，アリアドネが「安全のリズム」と核心を衝いて呼んだ精神内部の創造物を踏まえ，それを豊かにし活力を与える，深く刻み込まれた経験なのである。この獏とした創造物は，原初的だが複雑である。それは自閉症児が獲得すべきだが，持ち合わせていないものである。

　乳房（あるいは乳房への生得的期待という観点で経験された哺乳瓶）における経験は，来るべき避け難い人生状況を前もって味わわせる。比較的健常な発達では，母親の没頭という夢想による保護された状況でこれらの経験はかなうのである（Bion, 1962a; Winnicott, 1958）。これが妨害されると，人間進化の一翼を担いつつも今やその痕跡をとどめているにすぎない原始的で野蛮な恐怖に，乳児は支配されたままなのである。通常の発達では，コミュニケーションの最早期の形である，母親と赤ん坊との間の互いを変形させる共感的交流によって，この野蛮さは人間性を与えられて文明化されるのである。

　早期の，基本的で，根底にある過程が，後の経験パターンを形作る。理由がどうであれ，もし回避することが優勢な反応となれば，回避することは後のすべての困難が処理されるやり方になる。セラピストにとっても患者にとっても，これらの基本的構造に変化をもたらすのは，長期の骨の折れる仕事である。しかしその努力は無駄ではないのは，こうした患者は，人の営みのなかにある意義深く言葉にならず触れることのできないものに意味を読み取る新しい方法を，私たちに与えてくれるからなのである。使い古され摩耗してしまった専門用語や常套句から私たちを解放させてもくれる。彼らは，物事を表現するためのより感情溢れる方法を発展させるように，私たちを刺激する。結果として，分析家と患者の双方の精神生活や霊的生活は強化される。アリアドネと私の間に発展した思慮を促す相互作用によって私たち2人は，不死を単なる身体的生存以上の洗練された視点で見るようになった。したがって本章は，こういった患者が超高感度で経験する死の恐怖へ向き合う勇気を携えた，アリアドネや，彼女のように回復した自閉症児への賛辞として記された。

## 原 注
1）本章は『Autistic Barriers in Neurotic Patients』（下記参照）に掲載された。

## 文 献
De Astis, G. & Giannotti, A. (1980). Birth and Autism: Some Considera tions about the Early Mother-Child Relationship. Unpublished in English.

Mahler, M. (1961). On Sadness and Grief in Infancy and Childhood: Loss and Restoration of the Symbiotic Love Object. *Psychoanalytic Study of the Child 16*: 332-51.

Milner, M. (1969). *The Hands of the Living God*. London: Hogarth.

Sandler, J. (1960). The Background of Safety. *Int. J. Psychoanal. 41*: 191-198.

Segal, H. (1957). Notes on Symbol Formation. *Int. J. Psychoanal. 33*: 391-7.（松木邦裕訳：象徴形成について．クライン派の臨床．岩崎学術出版社，1988.）

Tustin, F. (1986). *Autistic Barriers in Neurotic Patients*. London: Karnac.

Winniciott, D.W. (1958). *Collected Papers: Through Paediatrics to Psycho analysis*. London: Tavistock.（北山修監訳：小児医学から精神分析へ――ウィニコット臨床論文集．岩崎学術出版社，2005.）

# 第10章　自閉対象——神経症患者と境界例患者の転移や逆転移における自己愛との関係性[原注1]

マリオ・J・ゴンベロフ，カルメン・C・ノエミ
リリアナ・プアルアン・デ・ゴンベロフ

## はじめに

　精神分析的過程の段階で似たような特異な問題を示す，成人の神経症患者や境界例患者や子どもへの関心から，私たちはフランセス・タスティンがいくつかの著作（Tustin, 1972, 1981, 1986）で述べた自閉対象を研究することになった。この自閉対象は，まずは乳幼児期に自閉的精神病[訳注1]を呈する子どもたちに見られた。しかしH. S. クライン（第8章），エルスネル（Oelsner, 1986, 1987a, 1987b），タスティン自身（Tustin, 1972, 1981, 1986）といった何人かの著者も，この概念を他の臨床的な現象や徴候に適用した。
　私たちは転移と逆転移について特に関心を向ける。なぜなら，自閉対象との関係は，分析家との転移関係を通じて明確になる現象として，分析状況のなかで表現され，分析家は分析過程が停滞しているのに気づけずに逆転移的に行動すると，考えるからである。分析家は自閉的アマルガム，つまり分析家自身と患者自身の延長として共有されるだけでなく確立され，一体となって働く融合物を構成する転移－逆転移関係に閉じ込められる。そのような融合は観察を妨げて分析的機能を歪める。解釈によって除去し難い障壁が形成されるのである。これまで記述してきたことを説明するために，この論文の最後で，ある臨床ケースについて論議したいと思う。

---

訳注1）autistic psychosis. 自閉症を指すと思われる。

## 予備考察

　以前の論文（Gomberoff et al., 1987）で，私たちは今まで多くの分析家によって言及されてきた心のモデルをいくらか発展させようと試みた。このモデルでは，象徴化によって可能になる心の表象そのものの出現に先立って（そしてこのように自己と対象が分離した対象関係の表象が固定される前に），これらの現象の前駆体がモザイクを形成しながら生体に刻印づけされる（imprinted in the organism）。これらが刻印づけされた後に，共生関係的，移行的，部分的，全体的等々といった古典力動論における対象関係の心の表象の刻印づけが続く。これらの刻印づけに先立って，自閉的と概念化されてきた原初的もしくは一次的同一化（Freud, 1923），自己の対象との融合（Kernberg, 1976），凝集した核（Bleger, 1967）等という，原初的なモザイクを形成する，同じく刻印づけされた現象がある。タスティン（Tustin, 1981）はこれらの原初的現象が起こる時期を，自己－感覚段階（auto-sensuous state）と呼んでいる。この期間において，彼女は健常な自己－感覚対象と自閉的病理的対象とを区別している。私たちの見解では，マーラー（Mahler, 1975）やカーンバーグ（Kernberg, 1976）の概念化は，自閉段階の融合した対象関係についての説明である。原初的対象関係や複雑な対象関係それぞれはモザイクの下部組織を構成し，そしてそのモザイクは次に上部構造を形成する新たなより広範囲な布置の一部となるのである。

　現実の万華鏡で生じることとは大きく異なり，心の万華鏡では，直前にもたらされたものだけが意識的に知覚されるとはいえ，モザイクイメージは消えずに残る。心の万華鏡での表層部や深層部は，異なる参照図式からみていくことができる。これらのアプローチから生まれるビジョンは巨視的か微視的かのいずれかであり，いずれにしても限定された，大なり小なり取り囲まれた視野を伴う。

　自閉対象と自己との融合が意味しているのは，分離が切断のような裂傷を生じるということである。自閉対象というものは，硬い，形あるなにかかもしれないし，あるいは身振りやステレオタイプな行動，あるいは要素の特定の配列かもしれない。それは硬くて曲げられず，そして生気を欠き，そしてまた，成長，幻想，思考を妨げる。未定，先延ばし，錯覚や予感を許すであろう分離は「言いようのない恐怖」（Bion, 1962）という怒りや混乱しかもたらさない。したがって，母親と自閉症児あるいは患者と分析家は遷延した自閉的関係性を形

成し,「エクスタシーという静止した繭」に留まったままでいるかもしれない。

私たちは, 自己−感覚対象や自閉対象との関係は, 最も原初的なモザイクという構造に留まっていると仮定する。それでも, ある状況下（喪, 分析の開始時等）において, 神経症患者や境界例患者では, 過去に現したことのあるこれらのモザイクのいくつかが, 活性化されて現在のモザイクに現われるかもしれない。これらのケースでは, 現在の対象関係であるパーソナリティの一部は, 万華鏡の動きがモザイクの特定の部分で膠着してしまったかのように, 静止したままかもしれない。

## 自閉対象と自己愛概念との関係

自己愛の概念と, フランセス・タスティンによって提唱された自己−感覚性と自閉の概念との間にある関係について論議したいと思う。H. S. クライン（第8章）, エルスネル（Oelsner, 1986, 1987a, 1987b）, イネス-スミス（Innes-Smith, 1987）, そしてとりわけローゼンフェルト（Rosenfeld, 1987）を含むさまざまな著者は, タスティン（Tustin, 1981）が展開した概念の臨床応用に関心を持っていた。

タスティンによれば, 自己−感覚段階では感覚が優位を占めている。自己愛の段階で, 分離した自己が発達した後にのみ, 情動のような高度な組織化を必要とするある種の心の産物が優位を占め始める。タスティンの意見によると, 発達の早い段階で子どもは生得的な素因や遺伝的な行動指針に従って, 自分自身の身体との関連で外的世界へ反応し始める。その時子どもは, 母親を「感覚」を形成している子ども自身の身体の一部であると信じているので, 母親を「感覚対象」と呼べるだろう。この段階では表象を伴う心の構造を仮定する必要はまだない。乳幼児期の過程は, ほとんどすべてが神経生理学的である。ローゼンフェルト（Rosenfeld, 1987）やビオン（Bion, 1980）は, これらの現象を投影同一化と呼んだが, これらの現象が伝統的な過程よりもっと原初的な過程に相当するとはっきり述べている。ローゼンフェルトは, それらは投影同一化そのものの前駆体[訳注2]であると考えられるかもしれないと指摘している。スタイナー（Steiner, 1982）とフェルトン（Felton, 1985）もまた, 類似した特色を持った現象を記述している。投影同一化は, 子どもの側に少なくとも母親からの身体的分離性についての確かな気づきの存在を必要とすると, 私たちは考えている。投影同一化の前駆体といったこれらの前過程について

第10章　自閉対象　*209*

は，ハーマン（Herman）によってすでに1929年に記述されていたし，これらは「原初的単一性」の感覚を取り戻すため「流れ出て一体になること（flowing-over-at-oneness）」として，タスティン（Tustin, 1972, 1981）によって再び取り上げられた。この概念はエルスネル（Oelsner, 1987b）による分散，ガディニ（Gaddini, 1969）による模倣，そしてビック（Bick, 1968）とメルツァー（Meltzer, 1975）による付着同一化と関連している。この「流れ出ること」へと導くものは，母親との原初的一体性を再構築しようとする切迫感であり，その融合が破壊されてしまったら，生存を脅かすのである。

　自己満足や自己充足といった原初的な錯覚の再形成を可能にする自己－感覚対象の使用を通して，早期段階における母親との本当の分離が可能になるのである。もし自己－感覚対象が存在しなければ，本当の母親からの分離は，身体の裂傷のように感じられてしまうだろう。自己－感覚的対象と「良いマザーリング」（Winnicott, 1971）は，内的表象の発達を促進し，自己と対象への気づきを促すだろう。自己－感覚対象を使うことを子どもが素質上できないと，自閉的病理過程が発展しやすくなる。

　自己愛の問題へのフロイト（Freud, 1910, 1913, 1914, 1923）のアプローチは多様であったので，後に他の著者たちは分枝する概念化を展開したり，あるいは違った意味をもたせて使うことが可能になった。マーラー（Mahler, 1975）はフロイト（Freud, 1923）の発達理論に属する無－対象段階（non-object stage）における一次的自己愛について彼に賛同している。彼女は自己と対象の心的表象が別々にまとめられるまで続く自己と対象間の未分化状態を出発点とする。しかしマーラー（Mahler, 1960）は，相互作用の領域で，それが生理学的もしくは他の仕方であっても，人間の子宮内生活や子宮外生活に影響するかもしれないものであれば，心的表象がそのような過程に存在するか否かに関わらず，それは対象関係であるとし，その概念を拡大することを提案している。

---

訳注2）投影同一化は原初的自己の防衛機制であり，自己と対象の間に分離が存在することを含んでいる。しかし，母親と赤ん坊との最早期の融合という初期状態に関連した，通常の投影同一化の前駆体と考えられるものがある。第1に子宮の中でさえ始まるものさえある。胎児は母親の不安な精神過程に敏感な可能性があり，心身症状態の根底にある過程と同じような方法で胎児に伝達される。第2に妄想分裂ポジションや抑うつポジションで見られるような母親と赤ん坊の最早期の融合状態。非常に早期の障害を患っている親から生まれた子どものコミュニケーションを理解するには，赤ん坊が母親との関係で出会う制御不能の経験に刮目する。母親の精神過程は浸透と同種の方法で赤ん坊に伝達される。子どもは何もできないままそれを吸収するので，その経験は抗し難い。『治療の行き詰まりと解釈』第8章より抜粋。

タスティン（Tustin, 1981）は，自体愛は自己愛の出現に先立つであろうというフロイトの概念化（Freud, 1914）に同意している。マーラー（Mahler, 1975）がこの段階における一次的自己愛について語る時，自我は十分に発達していないので，自我ではなくイドのリビドーについて彼女は言及していると仮定しなければならない。身体感覚が優位を占める自閉的段階の存在を健常発達の一部と見なすことに関して，タスティン（Tustin, 1981）はマーラーに賛同している。タスティンはこれを無−対象段階とは考えなかった。生まれた時から対象関係は働いているが，そこに一次的自己−感覚性が浸透しているので，赤ん坊と，それ自身の身体と感覚的に連続していると感じられる対象との間での非−分化がある，と彼女ははっきり述べている。

ジェイコブソン（Jacobson, 1964a）は，自己イメージと対象イメージの発達に先んじる期間に限って「一次的自己愛」という言葉を用意している。彼女の見解（Jacobson, 1964b）では，自己と対象の融合した表象のリビドー備給は，自己−愛（self-love）（あるいはナルシシズム）の起源と対象愛の起源を同時に示しているので，双方は同時に発達するのである。

カーンバーグ（Kernberg, 1976）によると，自己愛と対象備給は同時に存在しており，それは一次的自己愛の概念は重要さを失っていることを暗に意味している。メラニー・クライン（Klein, 1952a, 1952b）と彼女の弟子たちは，生まれた時からの自我と部分対象の存在を仮定している。クラインと彼女の最初の弟子たちによると，投影同一化と摂取同一化において，自己と対象の融合は部分的にしか起こりえない。先に述べたように，クラインにとって，対象関係は生まれたときから確立されているので，一次的自己愛の可能性はない。

私たちは，心的表象が起こりうる前ですら，外的対象に対する生理学的反応という関係が存在し，それが対象関係の先駆けとなって，その最初の表象に融合されると考えている（Gomberoff et al., 1987）。私たちが言及している段階は，対象表象がないという意味で，「無対象的（unobjectal）」と命名されるかもしれないが，ただしこれは主体が対象を深刻に必要とする，主体と対象との間の交流という強烈な力動をなおざりにするということではない。一次的自己愛は自我の存在を前提とせず，心的表象の統合以前の段階ではリビドーはイドから作動して，環境との交流を生み出しているということを受け入れさえすれば，この段階は一次的と呼ばれてもいい強烈な自己愛の一つであることを受け入れられるだろう。この文脈において「制止，症状，不安」（1926）の中で，フロイトが胚細胞の自己愛について言及しているのを，思い出してみよう。

本質的には神経生理学的で生物学的特徴を持つが心的表象を持たない、環境調整を主に扱う第1段階、そして自己と対象の心的表象が未分化で融合している第2段階を仮定することができるかもしれない。後に自己と対象の表象は分化されて分離されるだろう。最初の2つの段階は、自己感覚性の段階になぞらえることができるかもしれない。前に述べた段階が無対象的なのか、あるいはその段階では一次的自己愛が優位を占めているのかどうかを考える時に、その答えは私たちが使っている理論的枠組みに依るだろう。もし自己感覚性段階に、自己愛とその後に自己と融合される神経生理学的刺激としての対象の存在を受け入れるならば、タスティンの自閉対象はこの段階における病理的自己愛の結晶化した側面であり、その一方で自己感覚対象は、同じ段階における正常な自己愛の結晶化した側面であるということを提案できるかもしれない。

　著者たちの中でもとりわけメラニー・クラインは、自閉状態をこのように見る見方からより隔たっているが、近年の彼女の弟子たちはことによると、精神のこの早期段階について最も言及してきた著者たちだろう。タスティンはクライン派の概念化をいつも使っている。ブレガー（Bleger, 1967）は、妄想-分裂ポジションより前の段階として「粘着核 glischrocaric [訳注3]」段階について言及していて、その段階にはクラインが抱いていたような対象という考えは存在しないかもしれない。ビック（Bick, 1968）とメルツァーら（Meltzer et al., 1975）は、分化した対象との関係を前提とする投影同一化よりさらに原初的な防衛機制を記述した。そのような機制は、模倣タイプのとても原初的な同一化に相当する。ビックは、投影同一化を使って摂取のために必要な空間を試すことに難があるため「自分自身を貼付ける」か「付着する」成人患者を記述した。メルツァーは模倣に近い代理形成の行動を示しているが、強烈な解体状態を隠している患者について記述した。後の著者たちは、原因が正常にせよ病理的にせよ共通点を持つ早熟な過程や力動を記述している。著者たちの中にある違いは、彼らが使うさまざまな参照図式に依っている。

## 転移と逆転移における自閉対象

　私たちの患者と類似した特徴を持っている違ったタイプの患者が、近年記述されてきた。その中には、ジョイス・マクドゥーガル（Joyce McDougall,

---

訳注3）'glischro-caric' ギリシャ語で（glischro = viscous; Kairos = nucleus）を意味しており、粘着核と訳した。

1978, 1984) による「抗‐分析的」で「不平に満ちた患者」，エルスネル (Oelsner, 1987) による「分散した」患者，そして「包嚢」現象を呈した S. クラインの患者がいる。

リバーマン (Librman, 1958) は自閉対象自体には言及していないものの，タスティンによって記述された臨床的現象によく似た現象を記述しているようである。彼は分析状況で患者によって確立されるタイプの関係を転移自閉症と呼んだ。そのような転移の影響は，分析家が巻き込まれる転移関係で，投影‐摂取相互作用の停止によって表現されるかもしれない。記述された臨床的要素は，私たちが自閉的現象の中で指摘したものと酷似しているようである。

ロドリゲ (Rodrigue, 1966) は，2つのタイプの自閉的転移を記述している。その1つはリバーマンによって語られたものに酷似していて，自閉症に関するブロイラー (Bleuler) の概念に通じている。患者は分析家と一見結びついているようなので，それを探り当てるのは決して簡単ではない。患者は解釈を受け入れ，その解釈を裏づけるような興味深い素材でそれに反応するのだが，これは「見せかけの反応」なのである。ロドリゲはこれを無反応な見せかけの態度として記述しているが，そこでは患者の中に何も浸透せず，患者は分析家が反射される鏡になる。分析家は決まってナルキッソスの役を務めるもので，自分の介入の反射に魅惑され，患者をろくに見ずに自分自身を繰り返し見ているだけである。もう1つの転移的自閉症はカナーによって記述されたものだろう。そこでは患者にとっての「分析家対象」が存在せず，しかも患者の内的世界は分析家には一点の曇りもなく見えるのだが，まるで2人の間にはガラスがあるように全く近づけないのである。

カナーはそのような状況での解釈は，ガラスの鏡の穿孔，能動的な切り込みいう特色を持つはずだと指摘している。リバーマン，ロドリゲ，タスティンがこの現象の記述で使う言葉は「接近できない」，「無反応」，「硬い」，「鏡」，「ガラス」「穿孔」，「切り込み」といったように，ほぼ一貫している。けれどリバーマンとロドリゲは，ナルシシストの特性をもつ，より包括的なタイプの関係に言及していて，彼らは自閉対象という概念を使っていない。臨床的に，これらの現象が自己愛というもっと包括的で広大な状況に従う場合と自閉対象の出現によっている場合とを見分けることが可能だと私たちは信じている。しかし後者は，自己愛的と記述されるさらに広大な現象の統合であるのかもしれない。まさしくそのような状況においてこそ，治療関係の双方の関与者の自己愛的構造を自ら持ち込んだり隠したりしながら自己愛的な過程を統合し結晶化するも

のが，おそらく自閉対象なのではないかと私たちは言いたいのである。

　ボッシャン（Boschan, 1987）は，自閉的な現象そして自己愛的な現象を探知するために逆転移的側面の重要性を強調し，逆転移における自閉的防衛を自己愛的防衛と区別している。自閉的タイプの様相は，思考が支離滅裂で思考できない逆転移的状況を引き起こす。そして自己愛的様相は，反応の欠如による欲求不満を引き起こし，さらに患者の無関心は分析家に，素材に対する不注意，苛立，忘れやすさをもたらす。

　転移自閉症の逆転移への影響がプアルアン（Pualuan）によって1979年に記述されたが，彼は患者が分析家や自分自身との接触から撤退して回避することが，逆転移自閉症という総称で呼べるかもしれない現象を生み出すこともあると指摘していた。この特徴は，自閉症的転移の様相のある患者の逆転移的記録でボッシャンが記述したものと類似している。私たちの見解では，分析を受けている患者によって，分析家自身の対象が喚起され，気づかされる際に，分析家は自分自身の対象と接触するだけではなく，自分自身の対象を患者に押し付けるかもしれない。この状況は，分析家のイメージや対象を患者に押し付ける過程へと分析を変形する危険性を伴うもので，分析過程の発展を危うくさせるのである。分析家は自分自身の自閉対象によって，患者を「魅了する」ことができるだろうし，両者によって創造された「自閉的繭」を共有し合える。患者は，分析家側の動静の埒外にある厳密に確立された理論に魅了される反応を示すかもしれない。したがって双方が理論という「繭」の中に入り込み，おまけに分析家はその臨床的裏付けを心に刻む。もし患者が分析家の理論を裏付けず，それに魅了されることも，それに由来する解釈を受け入れることもなければ，分析家の概念化や振る舞いにおいて，彼は患者の反応を，嫉妬や攻撃的な気質的衝動等のような「行き詰まり」として，陰性治療反応として考えてしまうこともありえる。これら新しい二次的な理論は，分析家自身の「自閉対象理論」に関して患者から裏付けや整合性が得られないことに直面した分析家が感じる空虚さやギャップを埋め合わせることに用いられるかもしれない。もし患者が理論に反応しなければ，分析家は混乱し統一性を欠きやすくなりがちである。この場合，彼は仲間やスーパーヴァイザー等，他者からのサポートを求めるかもしれない。分析家は自分が提示した逆転移性の「繭」の中に身を置くことに賛同しなかった患者から反応が無かったことで生じた解体する感じから，自分自身を防衛するだろう。スーパーヴァイザーの助言は，患者に「繭」の中へ入るようにという新しい提案として使われがちである。

シューマッハ・フィンネル（Schumacher Finnel, 1985）が言っているように「分析家の中の自己愛は，必ずしも患者の自己愛に対する反応ではないかもしれない。むしろ患者の病理からかけ離れてさえいるかもしれない」。シャセギュエ-スミルゲルとグルンバーガー（Chasseguet-Smirgel & Grunberger, 1979）は，同じ線に沿って，分析家として私たちは自分の自己愛を患者に押し付けてはならないし，そのような可能性に気がつかなければならないと言っている。分析家は本来は患者に属している自己愛を患者に返すかわりに，分析家自身の自己愛を患者の自己愛として押し付けるかもしれない。患者が誰であるかを発見する替わりに，分析家として私たちが自分のイメージを被分析者の中へ押し込めるなら，結果は模倣する被分析者か，あるいはイメージが生き写しの，分析家の似せ絵になるだろうとガッディーニ（Gaddini, 1969）も言明している。シドニー・クライン（第8章）は自閉対象について特別に語ることはなかったが，分析家が気づかないかもしれない，そしてもし気づかなかった場合には分析を実りない停止状態へ変形しそうな，神経症患者に見られる自閉症的現象について言及している。

　後の著者たちはこれら自閉症的転移現象と自己愛的転移現象の探知と解決のために，逆転移の重要性を強調している。自閉症的転移は，患者の情動反応に酷似した姿で反響する，分析家の情動反応を通してのみ探知することができる。分析家と患者の部分的融合が自閉対象を統合し確立する。患者は，設定や分析家の姿を借りて自閉対象を確立するのかもしれないが，分析家は何が起きているのか気づかない。他のケースでは，患者は分析家が反応するようにせき立てるように振るまい，そしてこの状況は繰り返される。患者の行動は，分析家にはお馴染みの紋切り型の意味を持っているが，患者にとっては同じではなく，この行動は自閉対象になるのである。その他の後の著者たちが記述した転移現象と逆転移現象は，自閉対象の性質が作り出す硬直，不動，固さ，ボーダーライン性をおそらく持ってはいない。それらはより解釈しやすくもある。

## 症　例

　このケースは40歳の患者のものである。成功した芸術家の彼は，さまざまな心理療法の経験をして，それは良き交友関係となっていた。治療者を訪れる1カ月前に男女関係が破綻し，患者は身体的かつ精神的状態に及ぶ，きわめて激しい不安に苦しんでいた。彼には解体や裂傷と表現した感覚があった。身がす

くむ思いで，仕事に対応できなかった。

　治療の始まりは，とても特別な雰囲気で展開した。患者は美しい隠喩に満ちた豊富な語彙を使って，人生のさまざまな段階とある苦痛なエピソードについて語った。母親の妊娠期間中と出産時に患者に起こったことに関して，分析家と患者は一緒になって重要で面白い発見をした。それらの出来事が生み出した空想は分析関係に出現し，その空想は患者がセッション後に調べたところ真実であると証明された。たとえば，あるセッションのあいだ，患者は悲惨な空想に苦しんでいた。彼は死に至る深淵へと導く粘性の流動体の中を漂っているように感じていた。そして，このことすべては分析家に拒絶されたとの思いが引き起こしたのであった。彼は母親に尋ね，そして彼を身ごもっていたあいだ，妊娠の9カ月間にわたり流産や出血の症状があったことを知った。この種の経験によく伴う苦痛は，分析的カップルがこのような興味をそそる劇的な出来事の覆いを取ることに経験する熱意や喜びの下に隠され，軽減され，あるいは事実上消失した。患者を治療者に会いに行かせた強い症状は，すぐに消えてしまった。その欠如が症状の引き金となった喪失した対象に，まるで分析が取って代わってしまったようであった。

　この治療の数カ月後に，分析家は，事実上は患者自身が支配している分析過程の展開を静観しているような気分になった。さらに，分析家の解釈は，セッションの範囲を超えて，そのうち彼の芸術的創作に利用する素材として受け止められていたので，彼は一見したところ芸術的作品を生み出すカップルを分析家と形成していた。

　分析過程は，苦しみをもたらすことなく深まって行った。分析家は，時に，自分は仕事をしていることを，思い出すよう努力しなければならなかった。こうしたことは，増大する不快を誘発し始め，それは分析的機能の喪失感へと変わっていったが，同時に，これは魔法にかけられたようにうっとりした感覚によって隠蔽された。分析3年目のあるセッションで，その前の2日間分析家が不在だったので，患者はこのことについて話し始め，同時に，それについてのさまざまな興味深い空想を語った。しかし，分析家は感情の空虚感に打ちのめされ，患者はただ「騒ぎ立てている」だけでコミュニケーションしていないかのように感じていた。分析家は彼の話を中断させ，患者がいかに考えについてのみ話しているかを示した。「あなたは自分の考えたあれこれを，私に伝えているだけで，あなたがどう感じているかについては何も言っていません！」と言い，ついで分析家は単刀直入に「あなたはどう感じていますか？」と尋ねた。

患者はしばらく沈黙した後に，この2日間，頻脈や期外収縮そして彼が「身体の雑音」と呼んでいる問題が気がかりだったと答えた。彼は，ある日コーヒーを飲み過ぎてしまったせいでまぎれもなくこれらの問題が起きたのであり，それ以外にこのような状態を説明する理由がないと信じていた。彼の状態は「激しい痛みを伴った，強烈に苦痛な身体的状況」で，「狭心症だろうか？」と疑っていたので，分析家の不在とは関連づけなかったと述べた。彼は精神安定剤がすぐに痛みを和らげたと付け加えた。

　ついで分析家は，彼が孤独で捨てられたと感じた状況につながる死ぬほどの不安と関連づけて，彼が表現したいろいろな感覚どうしの関連性について示した。患者は積極的に同意し，不思議なことに一人ぼっちにされることと近づくことはほぼ同じことを引き起こすと言った。つまり双方共に対極から発していながら，同時に，それらは密接に繋がっているのである。彼は，大丈夫だろう，すべてが穏やかで，平和な一人暮らしができ，すべてを上手く取り仕切ると語った。彼には買物，食事，勘定を任せたメイドがいた。彼は仕事上の問題を解決することで，妨害の危険がなく分析を継続できていた。彼は，平日に2人，週末に1人という，合わせて3人の女性と不安定で刹那的な関係を築いていた。そんな状況ではあったが，彼は孤独感に苛まれながら，どこか身体的なこの状態を経験していた。彼は，「身体的騒音」と呼んだことを経験した，かつての状況を想起した。患者の話を聞いて，分析家は，彼が理論立てていること，そしてその他の要因に言及し，自分の身に起こったことを説明するためにそれらの要因を列挙して関連づけていると感じた。彼は自分の語ったことを組み立てて，子どもの頃の状況を思い出した。依託性うつ病であると彼に告げた心理学士の友達について話し，そしてその用語を調べてその意味も読んだのにもかかわらず，彼はそれが何か分からないと言った。分析家にはただのお喋りに聞こえた。患者は楽しそうに「まるで科学をしているようだ」と言った。すると分析家は「科学をしているのではなく，単に騒いでいるだけです。あなたはここで起こっていることを鎮めようとしているだけなのです！」ときつく話を遮った。自分がいつもより憤慨し，辛辣で大きい声で話しているのに分析家は気づいた。彼はすぐに声を低くし，いつも通りに解釈を続け，患者は「しゃべることで自分が大人であると誇示しているが，実際はとても小さく，1人で置き去りにされて死んでしまうのではと怯えそして恐れていると感じている。そして不平を言うか怒り出すかするかわりに言葉の騒音を生み出している」と言った。患者は態度を変え，不安になり，異なる調子で，乏しい抑揚で，音節をとばし

ながら話し始めた。とても珍しいことに，支離滅裂の患者のようで，言語のサポートと魅力的な概念イメージの使用を可能にする知性のサポートがなく，うろたえているようであった。分析家は心配し，あまり張り切りすぎて唐突であったかもしれないと考え，患者が無防備となったことに責任を感じた。

　患者は言った。「私は怒ったほうがいいのですか？　怒り方がわかりません。自分らしくない何かが起こって，そして冷めて，『なんも（anitin）』[訳注4]できずにすくんでしまいました……私にはこぶがあります……ここら辺にこぶみたいな物があって，それが私を止めていて，私はこんな風になりたくはありません……『ぜん（latht）』週……そう努力したい気になっていた，どうやったのでしょう？　教えて下さい。ただの行動主義者としてでも，どう行動して良いか何か教わることがあるはずです。私は『あんた（ye）』に何も感じていない……恨みも怒りも『なんも（notin）』ない……」。これを受けて分析家は次のように解釈した。彼はどう見ても恨んだり怒ったりはしていないと思う，でも分析家が彼を失望させてしまったので，彼はとても孤独に感じて怯えた，それで行動主義や，彼を元に戻すものならなんでも頭に浮かんだのではないかと思う，と。彼はじっとして，口ごもっていた，そして自分が言ったことは本気ではないと言った。彼はしばらく喋らなかったが，素早く立て直し，高い声と低い声の２種類の声を使って，美しい川のイメージを作り上げた。高い声は川面で，とても美しく誰もの目にとまり聞こえた。低い声の方は，川の深い所，滑りやすい岩や黒い岩で，目にも止まらず聞こえもせず，分析家とは無関係だが，彼の母親だけと関係がある等々，というものであった。再び分析家はお喋りを聞かされる。そしてもう一度，分析家は彼の話を突然中断させ，解釈した。分析家が深いところまで侵入してくるのを妨ぎ，滑りやすい石がそこらじゅうにある川底の濁った水に沈まないように，自分がコントロールできるうわべだけの審美的な関係性を分析の中に創るために，彼は言葉や知性を使っている，と。初め怯えていた患者は，最後の言葉を聞くにつれ次第に微笑み始め，そこで分析家は，患者が利用したうわべだけで審美的な言葉の使い方と，結託して同じ表現をしてしまっていたことに気づいた。その瞬間，分析家は急に話をやめ，「私も全くの騒音である言葉を使っていますが，あなたは微笑んでいます。それは私の騒音が，あなたを大変痛めつけ，そしてあなたにとって理解し難く，コミュニケーションし難い何かから，あなたを逃れさせてくれるので，あなた

---

訳注4）anitin は anything，latht は last，notin は nothing，ye は you と思われる。

はそれでなぐさめられるのです」ときっぱり言った。

　患者はまた苦しみ始め，混乱しながら話した。着いたとたんに深い不信感を抱き，そして次のように思ったので分析家にそれについて伝えたくなかった，と。「私が感じたことは『あんた（ye）』と『なんの（notin）』の関係もなくて……それはママと関係していて……でも私はママと『なんの（notin）』の関係もないと感じ……『あんた（ye）』と関係があると思った……あなたがママそのものに見えて，あなたを絶対信用しなかった……でも，もし私が『あんた（ye）』を信用しなければ，どうなるのか……それは……『なんだ（whaaaat）』[訳注5]……もし私が『あんた（ye）』を信用できなければ……他のことはどうでもいい，大目にみます……これは……私の正気じゃない『こと（ting）』……私は狂いそうで，ごまかしているからこそ頭に来ている，私は『なん（notin）』も知らない……」ということであった。

　分析家は彼に伝えた。自分の留守による狂気や絶望というこの感覚は，過酷でそして暗く，つかまるものが何もなく漂っている感じである，と。患者は，初め，自分に何が起こっているのか分からず，分析家は風邪で留守にしていたと考えていたが，不意にすべてを疑い始めたと言った。彼はこう言った。「私は内側から狂気じみたものを感じました……人とどう関わったらいいのか？　私はあなたが誰か他の人のように感じました。私はなりすましを許しません。おばが私の世話をし，他の女性がお乳をくれ，私はママのなりすましを許しませんでした。［彼はうめき声を出し，声は割れていました］私はママが必要でした。私はひどく不安定で，脳みそからすべてを理解してそれを正当化して……あなたが嘘をついていることを想像し，私は怯え，不確かで，憤慨し，よそよそしく『みんな（evryting）』が一緒になっていました。［彼は口ごもり，涙声で話しました］……そして私は『あんた（ye）』を好きだと思いましたが，『ちゅういぶかく（caarful）』なければならないとも思いました。川の深部の岩はより黒く，より醜く『すべりやすく（slipary）』て，『しずか（noisiless）』でさえあるのです……」。

　分析家は彼に，分析家が彼を捨ててしまったと思った時に感じたものは，あまりに苦しく，醜く，危険で滑りやすいので，それについて話さないか，あるいはそれを感じないでおこうとしたが，痛みを感じないようにするために，逃れて騒音や言葉を生み出すことを選んだ，と伝えた。彼は黙ったまま深い溜め

---

訳注5）whaaaat は what，ting は thing，everyting は everything，caarful は careful，slipary は slippery，noisiless は noiseless と思われる。

息をついた。そこで分析家は彼に何を感じているかを問うた。彼は，とても心を打たれ，自分でもはっきりとわかっておらず，言い表せない，と答えた。とても悲しいときみたいに，泣きたい気持ちで，そうならないように堪えている。なぜなら，わっと泣き出して「ブラックホールの中を通り」そうだったからだ。彼は，とても小さい頃から，生きのびるために何にでもしがみつくことを学んだ曲芸師になったと言った。

## 症例についてのコメント

分析が始まってすぐから，患者は通常は見つけ難い自閉対象を使い，そして分析家に提示した。私たちが提出した素材は，この対象の1つとして，口話（verbal language）のある側面を使用することを示している。

ケースを記述するにあたって，治療の最初の段階で，知性や唯美主義を用いた豊かで詩的な隠喩に満ちた患者の口話に，分析家が面食らっていた，とコメントした。この道具は，有用なコミュニケーションのためというより，むしろ偽－洞察，偽－コミュニケーション，偽－分析のために使われたということに，分析家は最初気づかなかった。分析の最初の段階での解釈は，患者が自閉対象を形成するために利用された。患者は分析家の言葉にしがみつき，それらを自分の話に挿入して，小さな穴に収めた。彼は自分の談話（discourse）が分析家のそれと違わないことを確かにするためにあらゆる努力をした。このように，そこには「自分」も「自分でない」もなく，ギャップもなく，ただ1つだけしかない。患者と分析家は，患者によって組み立てられたただ1つの談話へと融合される。患者が分析家に差し出した自閉対象を探知する困難さが，ある種の繭の存在を許し，その中で双方が言葉のゲームに相互に魅了されていた。このことが，自閉対象を探知する機会を大幅に遅らせたのであった。

時間とともに患者は，口話を使ってより有益なコミュニケーションを上手くやってのけた。治療の最初の段階よりは口数が減り，時には自分の考えを述べるのに苦労した。けれど分析家の突然で予期せぬ不在に直面して，患者は生後数日で母親に見捨てられたと感じた時に経験した無慈悲で時期尚早な失望をもう一度体験した。彼をひどく苦しめる耐え難い痛みや破滅的な不安を緩和しようと，口話という人工物へと立ち戻り，これらの感覚を和らげる自閉対象として再び使用した。

患者の話し振りや口調の変化に分析家の解釈があまりにきっちり従ってしま

ったり，自分自身の表現方法を脇においたりしてしまうと，患者の言葉のいくつかの側面にある自閉的性質を強固にしがちである。

私たちが提出した素材は，分析家が自閉対象を取り払うことの困難さを示している。見たところそれを成し遂げたとしても，患者は再武装して自分の人工物にもう一度頼る。分析家が言葉という硬い自閉的甲羅を貫くただ1つの方法は，通常の方法に沿わない，とても暴力的な解釈による策しかないのではないかと感じる。分析家自身の自閉対象を通じて，患者は「滑ること」，「流産されること」，「ブラックホールの中を漂うこと」を避けようとするが，これこそ彼が「曲芸師」のように，自閉対象にしがみつく理由である。

## 臨床症例と万華鏡

万華鏡モデルを用いてみると，分析の中で患者と，分析家からみた患者像とによって形成されたモザイクは，心地よいもので，審美的な美しさがあるが，動きがない。逆転移反応は分析家に，分析での普段の作業スタイルを変更することを許し，そして強いるのである。まるで分析家が万華鏡を振って固まったモザイクを緩めるように，突然の，いや攻撃的とさえ記述できるかもしれない行動をとることを通じて，動きは回復される。この動きは，患者の心の万華鏡の非常に原初的な側面である，より早期のモザイクをあらわにする。そのとき，患者が分析家との間で確立する関係性は，退行と極端に子ども染みた要素の出現によって特徴付けられる。言葉は劣化し，発達の最早期に感じられた身体感覚と一緒に患者に前－言語的側面が生じる。患者の心の万華鏡が被った揺さぶりは，より組織化されたモザイクを可能にするより統合されたレベルを消失させてしまったようであった。まるで何かが壊されてしまい，欲求，不在，ギャップが現われたようであった。患者と分析家の双方の，畏怖や不安の感覚に関連したとても原初的な領域で，動きは回復された。こうした患者との目下の経験では，それまで機能していたレベルは，いつかは回復されることになる。これは患者が同じ自閉対象を取り戻すように急いで捜したり，新しい自閉対象を見つけようとするからである。ほんの少しずつだが，強烈な不安や痛みを伴う期間を経たのちに，ようやく患者は自閉対象を探すかわりに，分離した生きた対象に頼ることができるのである。

患者の構造には，空虚，つまり穴のように感じられる欠損がある。これは患者の完全性への脅威となる。これらの穴を塞ぐために，患者は発達の早期段階

から，私たちが自閉対象と名づけるものに頼っていた。そのような対象は，彼を支える足場の一部となるのである。

このケースでは，患者は自閉対象として使われる言葉を自分の心の構造に留めて，分析を受けにきている。彼は分析家にこれらの言葉を誇示すると，今度は分析家がその中に巻き込まれるのだが，こうしたわけで分析過程の中で真のコミュニケーションのために口話を使うことを妨げていることを識らないままなのである。転移−逆転移的関係性は，相互の自閉対象を通して創られた。

患者の構造的自閉対象を分析するただ1つの方法は，分析的関係性の枠組みの中で，自閉対象を患者と共有する経験を経ることのみだと，私たちは信じている。とはいえ，これは，もし分析家がその存在に気づいていないのならば，少なくともある程度は，分析過程を停止するリスクを伴うのである。

## 原 注
1) 本章は International Journal of Psychoanalysis, 1990, p.71 にて最初に掲載された。

## 文 献

Bick, E. (1968). The Experience of the Skin in Early Object Relations. *Int. J. Psychoanal. 49*: 484-6.（古賀靖彦訳：早期対象関係における皮膚の体験．メラニー・クライントゥデイ②．岩崎学術出版社，1993.）

Bion, W.R. (1962). *Learning from Experience*. London: Heinemann. Reprinted London: Karnac, 1984.（福本修訳：経験から学ぶこと．精神分析の方法Ⅰ——セヴン・サーヴァンツ．法政大学出版局，1999.）

Bion, W.R. (1980). *Bion in New York and São Paulo*. Strathtay: Clunie Press.

Bleger, J. (1967). La Simbiosis en el Reposo del Guerrero. In: *Simbiosis y Ambigüedad* (pp. 39-75). Buenos Aires: Paidos, 1975.

Boschan, P. (1987). Dependencia y Resistencias Narcisísticas en el Proceso Psicoanalítico. *Rev. Psicoanál (AP de BA) 8*: 183-199.

Chasseguet-Smirgel, J. & Grunberger, B. (1979). El Narcisismo del Analista: una Introducción. *Rev. Psicoanál (AP de BA) 2*: 135-150.

Felton, J. (1985). Personal communication cited by H. Rosenfeld in *Impasse and Interpretation* (pp. 185-186). London: Tavistock, 1987.

Freud, S. (1910). Leonardo da Vinci and a Memory of his Childhood. *SE 11*.（甲田純生・高田珠樹訳：レオナルド・ダ・ヴィンチの幼年期の想い出．フロイト全集11．岩波書店，2009.）

Freud, S. (1912-13). Totem and Taboo. *SE 13*.（門脇健訳：トーテムとタブー．フロイト全集12．岩波書店，2009.）

Freud, S. (1914). On Narcissism: an Introduction. *SE 14*.（立木康介訳：ナルシシズムの

導入にむけて.フロイト全集13.岩波書店,2010.)
Freud, S. (1923). The Ego and the Id. *SE 19*.(道籏泰三訳:自我とエス.フロイト全集18.岩波書店,2007.)
Freud, S. (1926). Inhibitions, Symptoms and Anxiety. *SE 20*.(大宮勘一郎・加藤敏訳:制止,症状,不安.フロイト全集19.岩波書店,2010.)
Gaddini, E. (1969). On Imitation. *Int. J. Psychoanal. 50*: 475-84.
Gomberoff, M. (1988). El Método Psicoanalítico. Comentario sobre los Relatos de Luiz Mayer y Benzion Winograd. Sao Paulo: XVII Congreso Latinoamericano de Psicoanálisis (unpublished).
Gomberoff, M., Noemi, C. & Pualuan, L. (1987). Algunas Aplicaciones Clinicas del Objeto Autista. Buenos Aires: IX Simposio y Congreso Interno (AP de BA) II (pp. 234-263).
Hermann, I. (1929). Das Ich und das Denken. Vienna: Internationaler Psychoanalytischer Verlag. Cited by F. Tustin in *Autistic States in Children*, London: Routledge & Kegan Paul, 1981.
Innes-Smith, J. (1987). Pre-Oedipal Identification and the Cathexis of Autistic Objects in the Aertiology of Adult Psychopathology *Int. J. Psychoanal. 68*: 405-413.
Jacobson, E. (1964a). Narcissism, Masochism and the Concepts of Self and Self Representations. In: *The Self and the Object World* (pp. 3-23). New York: Int. Univ. Press.(伊藤洸訳:ナルシシズム,マゾヒズム,自己と自己表象の概念.自己と対象世界.岩崎学術出版社,1981.)
Jacobson, E. (1964b). The Fusions between Self and Object Images and the Earliest Types of Identifications. In: *The Self and the Object World* (pp. 33-48). New York: Int. Univ. Press.(伊藤洸訳:自己イメージと対象イメージの融合状態および最早期型の同一化.自己と対象世界.岩崎学術出版社,1981.)
Kernberg, O. (1976). *Object Relations Theory and Clinical Psychoanalysis*. New York: Jason Aronson.(前田重治監訳:対象関係論とその臨床.岩崎学術出版社,1983.)
Klein, M. (1952a). Some Theoretical Conclusions Regarding the Emotional Life of the Infant. In: *Developments in Psychoanalysis* (pp. 198-236). London: Hogarth.(佐藤五十男訳:幼児の情緒生活についての二,三の理論的結論.メラニー・クライン著作集4.誠信書房,1993.)
Klein, M. (1952b). On Observing the Behaviour of Young Infants. In: *Developments in Psychoanalysis* (pp. 237-270). London: Hogarth.(小此木啓吾訳:乳幼児の行動観察について.メラニー・クライン著作集4.誠信書房,1985.)
Liberman, D. (1958). Autismo Transferencial: Narcisismo, el Mito de Eco y Narciso. In: *Conflictos Psicologicas del Niño y la Familia* (pp. 135-163). Buenos Aires: Rodolfo Alonso Editor, 1973.
McDougall, J. (1978). The Anti-Analysand in Analysis. In: *Plea for a Measure of Abnormality* (pp. 213-246). New York: Int. Univ. Press, 1980.
McDougall, J. 1984 The "Dis-Affected" Patient: Reflections on Affect Pathology. *Psychoanal. Q. 53*: 386-409.

Mahler, M. (1960). Perceptual Dedifferentiation and Psychotic Object Relationship. In: *The Selected Papers of Margaret S. Mahler, Volume 1* (pp. 183-192). New York: Jason Aronson, 1979.

Mahler, M. (1975). *The Psychological Birth of the Human Infant*. London: Hutchinson.（高橋雅士・織田正美・浜畑紀訳：乳幼児の心理的誕生――母子共生と個体化．黎明書房，1981．）

Meltzer, D., Bremner, J., Hoxter, S., Weddell, D. & Wittenberg, I. (1975). *Explorations in Autism: A Psycho-Analytical Study*. Strathtay: Clunie Press.（平井正三監訳：自閉症世界の探求．金剛出版，2014．）

Oelsner, R. (1986). Alicia a través del Espejo y lo que Contó del Otro Lado. Paper given at Buenos Aires: VIII Simposio y Congreso Interno (AP de BA).

Oelsner, R. (1987a). Variaciones sobre el Tema del Autismo: "El Paciente Nonato". Paper given at the 35th Congress of the Internatioanl Psychoanalytical Association, Montreal.

Oelsner, R. (1987b). Vulnerabilidad y Fenómenos Autistas. Paper given at Buenos Aires: IX Simposio y Congreso Interno (AP de BA).

Pualuan, L. (1979). Autismo Transferencial en el Comienzo de un Análisis. Paper given at Asociación Psicoanalítica Chilena.

Rodrigué, E. (1966). Autismo Transferencial. In: *El Contexto del Proceso Psicoanalítico* (pp. 151-179). Buenos Aires: Paidos.

Rosenfeld, H. (1987). Projective Identification in Clinical Practice. In: *Impasse and Interpretation* (pp. 157-190). London: Tavistock.（神田橋條治監訳：実地臨床における投影性同一視．治療の行き詰まりと解釈．誠信書房，2001．）

Schumacher Finnell, J. (1985). Narcissistic Problems in Analysis. *Int. J. Psychoanal.* 66: 413-445.

Steiner, R. (1982). Intonation and Osmotic Communication. Unpublished paper cited by H. Rosenfeld in *Impasse and Interpretation*, London: Tavistock, 1987.

Tustin, F. (1972). *Autism and Childhood Psychosis*. London: Hogarth.（齋藤久美子監訳：自閉症と小児神経症．創元社，2005．）

Tustin, F. (1981). *Autistic States in Children*. London: Routledge & Kegan Paul.

Tustin, F. (1986). *Autistic Barriers in Neurotic Patients*. London: Karnac.

Winnicott, D.W. (1951). Transitional Objects and Transitional Phenomena. In: *Playing and Reality*. London: Tavistock, 1971.（橋本雅雄・大矢泰士訳：移行対象と移行現象．改訳 遊ぶことと現実．岩崎学術出版社，2015．）

# 第11章　経験の自閉-隣接的側面を分析的に扱うこと[原注1]

トーマス・オグデン

　私は，本章で，病理的自閉状態（pathological autism）の独我論的世界に棲む患者と，いわば感覚を基盤にした健常な早期乳児の経験という観点で世界を経験している患者の，双方との作業の仕方に関する，私の考え方の諸相を伝えようと思う。乳児期，ひょっとしたら胎児期の，感覚を基盤にした最早期の経験は，体質的問題と環境的問題が組み合わさった結果，病理的自閉状態へと発展する可能性がある。体質的な刺激への感覚過敏性（たとえば刺激をフィルターにかけて調整するには不充分な能力）は，ケースによってはかなり深刻で，たとえ満足できる養育であっても，乳児が自分の経験をフィルターにかけて整える能力を補うには，充分ではないかもしれない。このような乳児は，精神的にあまりに「むきだし（raw）」（比喩的には皮膚のない）であり，予期せぬことに耐えることができない。その結果として対人関係は，そのすべてにつきものの予測不可能性のために，耐え難いほどに苦痛なので，乳児や子どもを，自閉的防衛（本章の途中で記述するつもりの心的自己－保護の形式）で支配された内的な生命を持たない機械的な世界へと，引きこもらせてしまう。

　最初に**自閉－隣接ポジション**で，私が意味することを説明しておく。それは私が導入した概念であり，最も原初的で健康な心的構造体について言及したものである（Ogden, 1989参照，この概念のより詳細な論議と他の多くの概念が本章で紹介されている）。それは感覚優位なやり方で経験を構造化することを含んでいる。それを，心的視点や見晴らしの利く地点として考えられるかもしれない。乳児はそこから最早期の経験を眺め，そしてそれは，それに続くさまざまな人生の段階でのあらゆる経験に関わる次元として継続するのである。もちろん，乳児の経験について何を語っても推論にしかすぎない。そのような推論は，面接室で私と共にある患者と作業するのに役立つかもしれないメタファ

―だと思うのである。

　自閉‐隣接ポジションと病理的自閉状態という視点から現れるかもしれない世界の形を記述することから始めよう。次に，自閉‐隣接ポジションの世界と病理的自閉状態の世界における経験の違い，自閉‐隣接の視点からの不安の経験，自閉‐隣接経験という心理世界における危険に対する自己防御（防衛のモード）の形式，そして最後にパーソナリティの自閉‐隣接レベルにおける経験による自分自身の形作られ方を論じる。それぞれの段階に沿って臨床例を提供したいと思う。

## 自閉形態と自閉対象

　タスティン（Tustin, 1980, 1984）は，自閉‐隣接ポジションでの経験を整理して意味を明確にするための重要な手段となる，2つのタイプの対象との経験を記述した。これら対象との関係性の形式の第1（外部の観察者のみが，外的対象との関係として認識する）は，「自閉形態」（Tustin, 1984）の創造である。自閉‐隣接モードで生み出された形態は，普通に対象の形態として考えられるものとは区別されなければならない。これら早期の形態は，感覚印象をもたらす，表面が柔らかく触れる経験から生じる「感じられた形態（felt shape）」（Tustin, 1986, p.280）なのである。自閉‐隣接モードでの形態の経験は，感じられたものの「対象性（objectness）」や「客観的事物性（thingness）」という概念を伴っていない。タスティンがそれを記述しているように（Tustin, 1984），腰掛けている椅子を臀部に生じる感覚に変換するなら，自閉形態の経験を自力でも作り出せる。この視点からは，生み出された感覚以外に対象としての椅子の感覚はない。その印象の「形態」は各自に独自であって，座席を変えれば変わってくる。

　乳児にとって，自閉‐隣接モードで形態を生み出す対象には，自分自身の身体と母親の身体の柔らかな部分と同じく，柔らかな身体的物質（唾液，尿，便を含む）も含まれる。自閉‐隣接モードでの形態の経験は，自己のまとまり感や，さらに対象となりつつあるものを知覚するという経験の一端を担うのである。ずっと発達が進んだ段階では，「心地よさ」，「和らげる」，「安全」，「つながり」，「寄り添い」，「優しさ」といった言葉が，自閉‐隣接モードでの形態の経験に結び付けられるだろう。

　タスティン（Tustin, 1980）が記述した，感覚経験の最早期の輪郭づけの第

2の形式は,「自閉対象」であり,自閉形態とは際立った差異がある。自閉対象は,対象が乳児の皮膚に強く押し付けられる際に生み出される,硬く尖った表面感覚の経験である。この経験の形式では,人は自分の表面(ある意味では,彼には表面しかない)を,後にようやく名前が与えられることになる,言葉で言い表しようのない危険から自分を保護する硬い外皮や鎧として経験する。自閉対象とは,保護されなければ露出されて脆弱な自分自身の表面に,境界を定めて輪郭線を描き安全を生み出す「縁取り (edgeness)」の感覚印象なのである。妄想-分裂モードと抑うつモード(メラニー・クラインの妄想-分裂ポジションと抑うつポジションの考察については Ogden, 1986参照)において,だんだんと経験が生み出されるにつれて,「鎧」「殻」「外皮」「脅威」「付着」,「分離性」「他者性」「侵入」「硬直性」「不貫通性」「反発」のような言葉が,自閉対象によって作り出された感覚印象の性質に結び付けられる。

　私は,ロバートという先天的な視力障害がある統合失調症の若者に,何年も集中的心理療法を行った。この作業は,患者が19歳の時に始めたのだが,最初の数年というもの彼はほとんど喋らなかった。この患者は,床,自分の食事,自分の身体の一面を覆う無数の蜘蛛に怯えていると言っていた。彼の,眼,口,耳,鼻,肛門,ペニス,そしてまた毛穴を含む彼のすべての身体開口部に蜘蛛が入り込んでは這い出ると感じていた。彼は私の面接室で,目を強膜だけが見えるように眼窩へ反転させて,震えていたものであった。

　両親,きょうだい,親戚から得られた生活史によると,乳児の時,ロバートの母親の彼の扱い方は,息苦しいほどの過剰な関わりから異常な嫌悪へと気まぐれに変化するというのが特徴であった。彼は何時間も,移動式のベビーベッドに一人で放っておかれた。ベビーベッドの上端の柵にしがみつきながら立って,頭をリズミカルに柵に打ち付けて,部屋中をドンドンと動き回っていた。母親は私に,彼が痛みを気に留めないように見えたこと,そして彼の「悪魔のような強情さ」にぞっとしたことを告げた。

　ここで私が焦点をあてようとしている治療期間中に,ロバートは看護スタッフが励まし,おだて,餌,脅し,といった考えつくかぎりの手を使っても,入浴を拒んだ(彼は治療開始の1年間は,入院していた)。就寝するにもめったに服を取り替えず,髪はベトベトに固まっていた。

　ロバートは強い体臭を放っていたが,それは黙って彼に付き添い,面接室から出て行った後でも数時間は残っていた。彼は面接室の柔らかい椅子にふんぞり返ると,詰め物で固くなった背もたれに脂っぽい髪をつけたものであった。

私が当時最も意識した転移－逆転移の側面は，この患者に侵入されたと私が感じた有り様であった。彼が面接室を去った時に，私は彼からつかの間の休息を得たと感じずにはいられなかった。彼は，私の家具（その家具と私は全く同一化されてしまっていた）にしみ込んでいる彼の体臭という手段によって，文字通り，まんまと私の内側へと入り込み，また私の皮膚の下へと入り込んでいるかのように感じた。私はこれらの感情は，母なる内的対象に，痛みを感じながらいやいや侵入される彼自身の感情を，私に生じさせている投影同一化（に無意識に関与していること）への反応であると，ようやく理解したのであった。

 振り返ってみると，患者が無意識に私に注意を向けさせていた経験のある側面を，私は充分に重視していなかったのだと思う。私がロバートに，シャワーで何よりも怖いのはどんなことなのと尋ねた時に，彼は「排水口」という言葉を口にした。私は当時よりも今はもっと理解していると思っているが，それは，ロバートは溶解して，文字通り排水口に流れて行くのを恐れていたということであった。このように彼は，自分自身を自分独自の体臭という感覚に立脚させようとしていたのであり，はっきりと輪郭づけられた視覚イメージを形成する能力がない場合に，それは格別重要であった。彼の体臭は，自分が存在すると（身体感覚を通して）感じられる場所を生み出す手助けをする，心地よい自閉形態の一部であった。彼は，震えることで皮膚感覚を際立たせ，それに頭蓋冠の中へと眼球を反転させることで，視覚的に知覚したぼんやりとした輪郭のない影から，自分を切り離していたのであった。（数年の後に，彼は私に，これらの影のせいで自分が溺れているように感じたので，「何も見えないことよりひどい」と告げた。）

 私の椅子の背もたれの角に頭を当てることへのこだわりは，彼にある程度の境界性を与えるのに役立っていた。乳児期早期にロバートは，母親から長時間離れ離れにされるという崩壊的な影響に対応して，ベビーベッドの固い角に自分の頭を打ち付けることで，消え行くまとまり感を修復しようと同じように必死になっていたのであった。この早期の固さとの「関係」は，現実の人間との癒す関係の代用品としての自閉対象の病的な使用の一形式を表している。頭を打ち付けたりベビーベッドを動かしたりするリズム的要素は，自閉形態を使うことで自分を落ち着かせる努力として見なすこともできるのである。

 この見地に立つと，ロバートが頑なに入浴を拒否したのは，よく理解できるのである。体臭がなくなることは，彼自身がなくなるのと等価であったのだろう。体臭は，誰か（特別な臭いを持った誰か）であること，どこか（彼が自分

の臭いを知覚できる場所）にいること，他の誰か（彼の臭いを嗅ぐことができ，彼をしみ込ませることができ，彼を覚えておくことができる人）にとっての何かであること，の萌芽を与えるものであった。このケースの場合，臭いを自閉形態として使うことは，単に対象の代用物を作り出す努力ではなく，隣接（臭いという「触感」）という対象関係の確立を大きな目的とする転移－逆転移関係の1つとして存在するという点で，非－病理的と見なされる。

## 自閉－隣接経験と病理的自閉状態

　病理的自閉状態は，「非象徴的な」領域を構成していると考えられるが，健常な自閉－隣接モードは「前－象徴的な」ものと考えられ，感覚を基盤に経験のユニットを組織化した，移行現象（Winnicott, 1951）の経験によってもたらされる象徴形成の準備なのである。この過程の発達論的な方向性は，完全に絶縁された閉鎖系（そこでは感覚経験はそれ自体に戻るしかなく，どこにも通じていない）の維持を目指す，病理的自閉状態での非象徴的経験という静的性質とは対照的である。病理的自閉状態の目的は，未知や予知不能をすべて取り除くことなのである。

　病理的自閉形態や病理的自閉対象との経験が機械的に予知可能であることは，不完全性が避けがたく必ずしも予知できない人間との経験の代わりをする。絶対的な安心と保護を付与することに関して言えば，決して変化しない自閉形態や自閉対象の能力に，敵うものはない。

　皮膚表面での経験は乳児期においては決定的に重要で，その間，それは乳児特有の感覚印象からなる前－象徴的世界と，外部の観察者から見ると乳児から分離して存在し，乳児の万能的支配の埒外にある対象で構成されている対人関係世界とが，収斂する舞台を組み立てる。乳児が，対象世界における母親やその他と関連した存在の有り様を作り上げ，あるいは（決して明るみに出ない）潜在的な自己を彼の感覚優位な世界の外部に横たわるすべてのものから隔離するのを目的とした感覚－優位な存在の有り様（より正確には非－存在の有り様）を作り上げるのは，このステージの上なのである。身体システムが人間同士の相互変形経験から閉ざされている限り，自分自身と他者の間にある「潜在的空間」（Winnicott, 1971）（自己－経験と感覚認識の間にある潜在的な心理学的空間）は欠如している。この閉鎖された身体世界は，象徴と象徴されたものとの区別を作り出す空間がない世界であり，したがって移行現象が作り出され

たり，あるいは発見されたりする，乳児と母親との間の心理学的空間が存在しない世界なのである。

病的な乳児期反芻症候群は，病理的自閉状態過程における自己閉鎖的循環の実例である。つまり

> 反芻（rumination）または反芻症（merycism）[訳注1]は……すでに胃に届いて消化過程を受け始めてしまったかもしれない嚥下された食物を，能動的に口腔へと戻すことであり……食物の一部は再び嚥下され，一部は失われ，乳児の栄養摂取に深刻な結果をもたらす。努力せずとも乳児の口腔に食物が流れ出てくる吐き戻しとは異なり，反芻には特に舌と腹筋の複雑で意図的に準備された活動がある。場合によっては，口に指を入れて硬口蓋を刺激する。その試みが上手くいき，ミルクが咽頭背部に届くと，子どもは満面恍惚とした表情となる。[Gaddini & Gaddini: 1959, p.166]

乳児期反芻では，乳児は哺乳状況全体を自分だけのものにし，その上，自分の栄養物を産み出す（より正確には自閉形態を生じる）という，自己−感覚の固く閉鎖した循環に没入することで，（哺乳の相互交流を介し）他者性を意識し始めることが避けられている。そしてこれらの自閉形態は母親の代理となり，哺乳経験をより成熟した対象関係性へと向かう道程から，対象の無い「自己充足性」（そこには自己も他者も存在しない）へ至る経路に変形してしまうのである。

分析状況での反芻症に相当する一つの形式が，分析を自分の手中に収める患者に見ることができる。そのような患者は，その中で自分の思考や感情や感覚を自分で考えて感じる分析空間を内在化する代わりに，分析過程を反芻や模倣で代用し分析の戯画化を上演するのである。分析家の役割は完全に横取りされてしまっています。そうした患者は，親と子どもの両者の機能を自分のものに

---

訳注1）反芻症や反芻は分析家にはなじみがないが，高い死亡率ゆえに重篤である。この症候群は生後1年で生じるが，私たちの経験では3カ月以前には生じない。6症例の経験では3症例が3カ月目に2症例では4カ月で1症例では8カ月に生じた。この子ら全員が外傷的な離乳に加えて口唇期活動に著しい欲求不満があった。すべてのケースで母親とその子どもとの関係は確かに病理的であった。反芻は食事後のさまざまな間隔で生じ，あるケースでは食事後すぐに，他のケースでは1時間から1時間半後に生じた。反芻の前にまずははっきりと伸張する。その一方で指しゃぶりし，突然やめて，シーツを摑んで口に入れようとし，再び激しく指しゃぶりをする。この症候群の興味深いところは，身体症状の成因や形成を説明できる最早期の心身症の一つであるということ，である。E. Gaddini On imitation より抜粋。

することで，よく「自分で自分を養育」したという無意識の空想を表現し，そうして現実の対象関係を，内的世界における自閉形態や自閉対象との空想された対象関係や経験で置き換えているのである。

　私が8年間集中的精神療法を行った62歳未亡人のM夫人は，そもそも自殺企図の後で，彼女の内科医から紹介された。彼女は念入りに手首，腕，脚，足首に深い傷をつけるため剃刀を使った。そしてお湯をはった浴槽に入り，失血死するように3時間以上も忍耐強く待った。昏睡状態に陥った後で，彼女は掃除婦に発見されたのであった。死を待ち受けながら，彼女は何十年にも及ぶ耐え難い強迫的儀式の終焉という開放を感じていた。

　ぶっきらぼうに直接的な質問への返答に限って話しながら，M夫人は私に，「考えを正そう」としている間は，自分のマンションのどこかのドアを通り抜けてもよいと思えるまで，その前で数時間は立っていたと告げた。「考えを正すこと」は，過去からのある経験について，そのすべての感覚的特徴を含めて，心で完璧な再現を生み出すことを伴っていた。何年もの間（この治療の最初の年を含めて）こうした努力は，38年前のずっと昔に，患者が夫との関係で味わった，冷たいワインの最初の一口の味わいを再体験することに向けられていた。この務めを上手くやり遂げるまで，次の部屋へ入るためあるいは廊下へ出るために，マンションのどんなドアも開けるわけにはいかなかった。彼女は考えを正すことを，オルガスムスを得ることになぞらえた。つまりそれは，異なる感覚や異なるリズムを特別な方法で整合することであった。何年にもわたり，そのような強迫的活動が，実質的にM夫人の生活の一瞬一瞬を占めていた。治療が経過するにつれこの活動は，悪夢のように虐げているにもかかわらず生命を維持している心地良さの1つの形態を与えていることが分かった。

　患者は身体リズム，特に呼吸が乱れるのを恐れていた。長時間の強迫的儀式の途中に，M夫人は呼吸困難になる恐怖を感じ，そして「考えを正す」まで呼吸は回復しないのではと思った。その一方では彼女は，呼吸する過程を意識的にコントロールしなければとも感じていた。つまり彼女は呼吸することを，自然で自動的で十分に足りているとはとても思えなかったのであった。この患者は，もし息をするのを忘れてしまったら，窒息死してしまうと確信していたのであった。

　M夫人は，治療を高く評価して私との日々の面接にも決して遅れることはなかったが，私が話すのは彼女の集中を妨げるのでひどく苦痛だと感じていた。この患者といる経験は，沈黙している患者といる時の「抱える環境」（Winnicott,

1960a) を提供しているという感じを持つものとは，全く違っていた。そのかわりに，私はいつも役立たずだと感じていた。M夫人は，私といっしょにやっているのとまったく同じ仕方で自宅で詳細に反芻できたし，実際にそうしていた。どちらかと言えば，彼女にさらなる要求をつきつけることは事態を悪化させるようであった。彼女は私から，1人の人間や1人の治療者として認められたい，利用してもらいたいという要求を感じ取っていた。2年目の私たちの作業で，少しずつ小出しにして，私は彼女に，彼女に人間として経験してもらいたいという私自身の願望は，彼女のある側面を反映していると考えている，と話したが，彼女は自分の生き残りをかけた闘いにすっかり没頭していたので，その時このめんどうくさい道楽を受け入れられるとはとても思えなかった。あたかも「あなたのおっしゃっていることはわかっていますけれども，今は忙しくてお話できません」と言わんばかりに，私を見てうなずき，そして自分の作業を続けた。

　時たま，やれやれとため息をつき，私を一瞥し，首をこくりとさせ，「わかりました」と言いながら，つまらなそうに微笑んだ。そういった時にはリラックスしているようで，彼女の厳しい試練の間，一緒にいてくれたのは誰なのとうかがいながら，まるで麻酔からさめてきているように私を見つめるのであった。そして，別の考えを追いかける必要性が必ずまたやってくるのに備えて，彼女は気を引きしめにかかったので，このようなわずかな中断でもくつろいだものではなかった。

　反芻に完全に再没頭するようになる前の，ごく短い中断の間に，M夫人は生活史の断片を言うことができた。私は，彼女が20歳年上の教授職にある夫を深く愛して高く評価し，2人とも22年間の結婚生活を幸せに暮らしていたのを知った。患者が自殺を企てたのは，夫が亡くなって8年後のことであった。

　M夫婦には共に過ごした生活の膨大な写真のコレクションがあり，患者は夫が亡くなってすぐに，「多過ぎて，どうまとめてよいかわからないので」衝動的にこれを捨ててしまったのであった。（まるで彼女がその衝動的な行為で極めて重要な部分を容赦なく切り落としたように感じられたので，彼女がこれを話すのを聞いて，私の心は痛んだ。）M夫人はそのコレクションの中から，彼女と夫が「本物のライオン」と一緒にいて，夫はライオンの大きく開いた口の中に手を入れたままにしている1枚の写真だけ残していた。

　M夫人の母親は，娘本人よりも娘の心が読めて何を考えているのかを知っていると信じていた精神病的な女優であった。M夫人は子どもの頃，母親のこの

妄想的な脚本中の小道具として使われた。子どものM夫人は祖母からもらった中国製の箱に大事なアクセサリーと切符の半券を入れていた。彼女がそれを内緒にしていることに激高して，母親は（患者が10歳の時に）彼女が学校にいる間に，この箱を投げ捨てたのであった。M夫人がこのことを私に告げた時に，私は，彼女が写真を投げ捨てたことの意味を，ようやく理解し始めていると思う，つまり，あなたにとって最も重要な持ち物は，あなたの内部にあるときだけ安全なのだ，と話した。

徐々にこの解釈は肝心な点で不完全だとわかった。M夫人は何かを入れておける内的空間についての感覚はほとんど無かったことをよく述べていた。彼女は私に「私には内部がないのです。45歳の時に子宮摘出術を受けたのです」と告げた。

のちに，私は彼女に告げた。彼女にとって最も重要な人や物を入れておく安全な場所がないと感じている場合には，彼女は時間を凍らせる方法を見つけなければいけないと感じていると思う，と。ワインの味わいについて「考えを正すこと」は，何かを想起しようとすることではなかった。想起することは，時はもう過ぎてしまったのを知ることになってしまうので，あまりにも苦痛であったのだろう。私の印象では，彼女は時間も居場所もなくなるようにすれば，感覚，味覚へと入り込むことができ，感覚そのものになれると感じているようだと，伝えた。彼女が必要としたすべては，そこにあった。彼女がリラックスできたのは，そこしかなかった。（ライオンの広げた口の中に夫が手を入れたままにしている写真もまた，M夫人には時間は本当に凍結しうるという考えを形あるものにしていたのであった。）

M夫人の反芻症状は，夫の死に始まっていたのではない。思春期やそれ以前から，彼女は無時間性の感覚という領域に棲むための終わりのない試みに自分の人生を捧げてきたのであった。治療では，私はまずそれぞれの感覚が選択される意味を理解しようとしたのであったが，そのうちに，この患者の心理的世界は，意味が積み重なって構成されているのではなく，というより彼女は内的でも外的でもない無時間性の感覚経験という世界に棲んでいることを，理解したのであった。反芻活動は純粋で不変な感覚そのものであった。M夫人の自殺企図と死への憧れは，この無時間性の状態が生きていて達成できないものであれば，おそらくは死で達成できるのではないかとの希望を表象していた。

M夫人と母親との早期の関係は，結果的には抱える環境の漸進的内在化を生み出さなかった。そのかわりに，M夫人は，そのような環境の代役を防衛的に

作り上げようと試みた。彼女は自分が意識して意図的に呼吸しなくとも，呼吸のリズムは自ずと維持され彼女を支えられるということを，当然とは思えなかった。普通乳児は，自己と他者の間で生きるための場所を，母親と乳児との間にある空間に見つけるのだが，その空間のかわりを作り出すのに自分の人生を捧げていたのであった。そのような空間（彼女自身と彼女の外的対象との関係における貴重なものをしまい込もうとしていた箱に象徴されていた）が欠如した中で，M夫人は感覚そのものになろうとしていたのであった。

　8年にわたる治療の経過において，M夫人は強迫的な反芻から比較的解放された心の状態で長い時間生活できるようになり始めた。このことが生じていると同時に，私は面接室で共にいる生きた人間のおぼろげな光を感知しているという思いが増していった。M夫人が，夫と伴にした人生での滑稽な出来事や，私の発言を彼女が可笑しいと思い声を立てて笑う時に，私は，少しは喜べる幼い少女を垣間見たのであった。私がその電話を受け取った時，悲しさと，彼女に代わって救済された感覚が混ざり合った。それは，彼女と出会った瞬間から半ば予期していたものであった。彼女は重い脳卒中で病院へ搬入された後，すぐに亡くなったのであった。

　私は，自閉－隣接モードをすべての強迫的防衛の重要な次元と見なし，そして，これらの防衛は経験の感覚的内容物が整然と配列された構造を必ず伴い，その構造は，無意識の肛門性愛的な願望と恐怖の葛藤を，避け，支配し，表現するように目論まれた，経験の単なる象徴的また観念的な配列ではない，と信じている。いつも患者は，個人の自己感に感覚的に経験された穴から，観念の内容だけでなく現実の身体的な内容も，漏洩してしまう恐れと**感じ**があり（最も具象的な感覚の仕方で），この形式の防衛はその穴を塞ぐように常に働いているのである。強迫的な症状や防衛は，乳児の感覚的経験に境界性という感覚を規定し作り出そうとする乳児の最初期の努力に，その起源があるのである。ごく早期から，構造化して輪郭づけるそのような努力は，感覚優位で萌芽的な自己感の崩壊に関した不安を回避するために，利用されるようになるのである。

## 自閉－隣接不安の性質

　3つの基本的な心理的構造体（自閉－隣接，妄想－分裂，抑うつ）各々は，それ自体に特徴的な不安の形式を伴う。抑うつポジションにおける全体対象関係の崩壊であろうと，妄想－分裂ポジションにおける自己と対象の諸部分の断

片化であろうと，自閉－隣接ポジションにおける感覚的まとまりと輪郭の崩壊であろうと，いずれの場合でも，不安の性質はその経験モード内での切断された状態（脱－統合）の経験に関連している。

抑うつ不安は，現実や空想において，愛する人を傷つけて追い払ってしまったという恐れを伴っており，妄想－分裂モードでの不安の中心は，自己やその対象を断片化する攻撃という形式で経験される切迫した破滅感であり，自閉－隣接不安は個人の感覚表面，すなわち「安全のリズム[訳注2]」（Tustin, 1986）が解体しつつあるという経験を伴い，その結果として漏洩，溶解，消滅，無形の果てしない空間への落下（Bick, 1968）という感じをもたらす。

自閉－隣接不安の共通した特徴は，自分が腐敗していく恐怖感，自身の括約筋やその他の身体の中身を包容する手段が衰えてくる感覚，唾液，涙，尿，糞便，血液，月経液等が漏洩していく感覚であり，たとえば，果てしのない無形の空間へ落下するのを恐れながら眠りに落ちる不安のように，落下する恐怖を伴っている。この形式の不眠を経験している患者は，自分の周囲を毛布と枕できっちりと取り囲んだり，寝室の明かりをこうこうとつけたままにしたり，いつもの音楽を一晩中かけたりして，彼らの不安（「眠りに落ちる恐怖」）を緩和しようとするのである。

> 25歳女性の大学院生Kさんは，霧と海鳴りの恐怖のために治療を始めた。霧は「水平線が見えない」ので，恐ろしさで息がつまってくるのであった。この患者は「気が狂うのではないか」，そしてそうなっていると気づかないのを恐れていた。そして，彼女は治療者に，自分が現実との接点を失っているのを感づいているのなら，自分に知らせてほしい，と何度もせがんだ。
>
> Kさんが生後4カ月の時に，母親は脊髄膜炎にかかり14カ月間入院した。母親は家に戻った時点から，拘束されている金属の車椅子から暴君のように家を支配した。この患者の最早期の記憶（彼女には記憶というよりも，夢のようであった）は，車椅子の母親に援助の手を差し伸べたのに，母親に押しのけられたというものであった。同時にこの記憶の中で，患者は窓の外を見ていて，家の前にある池にはった氷が割れて，少女が落ちていくのを見た。そして母親は娘に「助けにいった方がいいわ」と言ったのだった。

---

訳注2）ここでのオグデンの「安全のリズム」というタスティンの用語の使用法には疑義がある。タスティンはこの言葉で，感覚表面の隣接性ではなく，そのような表面から離れて「他者性」と出会い，互恵性を確立するときに得られる「リズム」を指している。本書第9章参照。［平井］

私はこの「記憶」を，(最初に母と乳児の相互交流において生み出された) 自己を包容している表面から抜け落ちていく経験の強烈な表象と見なす。Kさんは，氷が割れて落ちる幼い子どもであるだけでなく，年少の子どもが溺れる前に，割れ目から引き上げなければならない年長の子どもでもある。金属的な車椅子－母は，その子どもを救出できる能力がないと思われていて，実際のところ無意識的には，幼い少女が割れ目から落ちたことの責任があるとみなされている人物のようである (母親がKさんを押しのけていること)。

　Kさんにとって海と霧は，彼女が落下してしまうかもしれない壊滅的無形性という，絶えずつきまとう危険として経験されるようになった。この患者の自己のまとまり感は希薄なために「気が狂ってしまう」(文字通り，感覚的に現実との「接触」を失ってしまうこと) のをいつも恐れて生きていた。この患者には，普通は私たちが共有するこの世界の感覚経験を対人関係において「触れ合わせる」ことでもたらされる，感覚に基礎をおいた実感が欠如していた。この実感は正気であるという私たちの感覚に大きく関与しているのである。

## 自閉－隣接モードの防衛

　自閉－隣接モードで生み出される防衛は，早期の自己のまとまりが基礎を置く，境界づけられた表面感覚や規律正しいリズムの連続性を，回復させることに向けられている。分析の時間の中で，心理学的な成熟がどの程度のものであれ，患者は一般に，髪の毛をいじったり，貧乏ゆすりをしたり (カウチに横臥していても)，唇，頬，耳たぶをなでたり，一連の数字をつぶやき，歌い，描いては復唱したり，はたまた天井や壁の対称的な幾何学的図形に集中したり，カウチの隣の壁に指で形を描いたりするような行動で，経験の感覚「平面」の復元を試みた。そのような行動は，自分をなだめるために自閉形態を使っているものと考えられる。

　分析の時間の合間では，患者はよく，長時間自転車に乗り，ジョギングをし，プールを何往復も泳ぎ，そして食べ吐き儀式を行い，揺れ (時にロッキングチェアに腰掛けて)，頭を打ち付け (しばしば枕に向かって)，何時間もバスや地下鉄に乗り，車を運転し，自分の頭やコンピューターのプログラムにある数字や幾何学的図形のシステムを維持する (そして常に完璧を目指すよう努めて) 等の，律動的な筋肉の活動によって，身体のまとまり感の無さに持ちこたえ，あるいは回復させようとするのである。これらの活動の絶対的な規則正し

さは，不安を和らげる過程には必須なので，他の活動を優先することはできないし，その気もないのである。

ビック（Bick, 1986）は，皮膚表面のまとまりが崩壊していく感覚の代わりになるものを人が作り出そうとする方法を記述するために，「代理皮膚形成」という表現を使っている。よく人は，自分自身の表面のまとまった状態を蘇らせるために，対象表面に付着している感覚経験を使おうとするものである。

メルツァーとその同僚は（Meltzer et al., 1975），解体の不安を和らげるための対象への防衛的付着に言及するために，付着同一化という用語を導入した。たとえば模倣とものまねは，対象の表面をあたかも自分自身のものであるかのように使うために活用される。自閉隣接モードでは，対象表面の断片を自分自身の機能しない表面に貼付けることで，解体不安を防衛しようとする。

　　R夫人は分析の退行した段階で，自分の顔をむしるのに夢中になった。彼女は思い出せない悪夢の恐怖で，重い不眠症になっていた。徐々に彼女の顔はかさぶたで覆われ，彼女はこれをむしっていた。「むしること」が分析の時間におきているとき，患者は明らかに過度の不安状態にあったにもかかわらず，「全く何の考えもありません」と言ったのだった。

　　R夫人は，カウチの隣のクリネックスの箱からティッシュの紙片を取り出して，彼女自らが作り出している顔の傷に貼付けた。（その時間の終わりには，これらのティッシュを何枚か余計に，家に持ち帰っていった。）分析のこの時点では，私には，自己破壊願望や，私に向けられた敵意の置き換えが，この活動の中心にあるとは思えなかった。私は彼女に告げた。私の考えでは，彼女は自分には皮膚がないかのように感じているに違いないこと，そして彼女が眠れないのは，眠りについている時は，悪夢という危険に心理的に無防備であると感じているに違いないから，と。彼女が自分自身を私の皮膚（ティッシュ）で覆おうと試みるのは，それが少しヒリヒリ感を和らげるのだろうから，理解できる，と私は言った。

　　この介入の後の時間，K夫人は眠りに落ち，私がもう時間ですよと言って彼女を起こすまで，ほとんどセッションの間じゅう眠った。次のセッションのなかで，彼女は面接室で寝ていたときには毛布を掛けていなかったのに，その面接を思い起こすと，ある種のカバーの下で眠っていたという明確な感じを持ったことを話した。K夫人のセッション中に眠ることができる能力は，代理皮膚[訳注3]としての私の使

---

訳注3）代理皮膚は，ビックの論文（Bick, 1968: 1986）では，自己愛的で，病理的なものとして記述されているが，ここでは異なった，対象関係的で発達的な含みを持つものとして捉えられている。［平井］

用を拡大し，より象徴化していることを表象している。彼女は，私と分析的設定を象徴的でしかも彼女自身をくるむ，手ごたえの感じられる媒体として使っていた。このように，彼女は充分に覆われてまとめられていると感じると，ようやく安心して眠れた。

　この節を締めくくる前に，性的願望と攻撃的願望の葛藤による不安を扱うため打ち立てられた防衛という観点から得られた理解を，自閉－隣接形式の防衛という概念が補足するにちがいない，2つの症候学を簡単に述べたいと思う。まず第1に，しばしば強迫的マスターベーションは，感覚の統一性が失われる感じを避けるために，表面感覚の強められた経験を生み出す目的に役立つのである。たとえばある女性の患者は，意識的な性的空想なしで，毎日，数時間もマスターベーションをしたものであった。オルガスムが目標ではなかった。オルガスムが生じた時には，それは「生きていてまとまっていると」感じられる患者の1日のうちで唯一の部分に終止符を打つ，招かれざる「あっけない結末」として経験された。

　第2に，苦痛で不安を生じさせる先延ばしをすることは，触知可能な感覚の縁取りを作り出す目的に役立ち，患者はそれを背景に自分自身を規定しようとする。「締め切り」は，患者の情緒的生活で，持続して感じられる圧力の地位に上り，それを意識的に集中していようがいまいが，絶えず感じられる存在となりえる。このような患者は，近づく締め切りを忌まわしい圧力として述べ，しかも同時に彼らは，それを絶えず自力で作り出しているようなのである。つまり「締め切り日は，自分の前にある壁のように，立ち向かうべき何かなのである」。

　そのような状況では，ようやく迎えた締め切りは，大抵はつかの間の安堵以上のものを生じることはなく，むしろ患者をパニック状態へと陥れるのである。よくあることだが，そのような患者は任務が達成されてしまうと，たとえば片頭痛，皮膚炎，身体的妄想のような症状の身体的疾患になる（ほとんどは締め切り前のギリギリ最後の一瞬になって）。そのような症状は，締め切りというコンテインする圧力が無い中で，表面感覚を維持しようとする努力の代用として，理解できるのである。

## 自閉-隣接ポジションでの内在化

　先に述べたように，個人に内的空間の感覚があったとしてもごくわずかしかないような心理学的領域では，内在化という概念は実際には意味のないものとなる。これは，内在化（同一化や摂取を含む）という考えが，他者の部分や全体を自分自身に取り込むことについての意識的または無意識的空想という概念と関連づけられる場合に，特にあてはまる。それにもかかわらず，自閉-隣接モードでも，外的対象の経験から心理学的変化は生じえるし，そのような変化は，模倣という過程によってある程度はもたらされるのである。自閉-隣接形式の模倣では，外的対象との個人の関係が影響した結果，その個人は表面の形態に変化を経験するのである。空想において他者の性質や部分を貯蔵できる内的空間をもっているという経験がないため (Gaddini, 1969)，時に模倣は個人が対象の属性にしがみつくための数少ない方法の1つなのである。自閉-隣接モードでは，中に入りこまれるという感じや空想は，引き裂かれ，あるいは穴があけられるのと同義であるため，模倣によって他者の影響を自身の表面に持ち込ませる。これは時に，病理的自閉状態では反響言語として，すなわち他の人が言ったあるフレーズや言葉の終わりのない繰り返しとして，顕在化する。

　ある程度の自己のまとまりを達成する手段である模倣は，偽りの自己パーソナリティ構造体というウィニコットの概念と区別されなければならない。自閉-隣接の模倣は，内側にあるもっと真実でもっと本物の何かと対照をなし，それを偽装し保護したりすることはないので，そこには偽りというものはないのである。つまり，内側も外側もないのである。自閉-隣接モードでは，人とは人の表面なので，模倣という活動は，その上に自己の中心が発達できるまとまりある表面になったり，それを取り戻したりする努力なのである。模倣は，物事の受け止め方，防衛，他者に「しがみつく」（他者に形作られる）方法として機能しているだけではなく，自閉-隣接モードにおける対象関係性の重要な形式として機能しているのである。

　私は以前の論文で (Ogden, 1980)，ある入院中の慢性統合失調症患者との作業の様子について記述したが，彼は物と人が完全に互換性をもって扱われるまでに意味が削ぎ落とされた世界に何年も住んでいた。フィルは，私の面接室の床に寝そべっているとき，あるいはある院内「活動」から別の「活動」へと伴われているときには，心理的に死んだようにみえた。治療における私との最初の接触の形式は，私の姿勢，私の声の調子，私のあらゆる仕草，私の話したあ

らゆる言葉，私の作ったあらゆる顔の表情を模倣することによって行われた。これを私は，彼が生者の国へと参入してきたものとして喜ぶよりも，生きていると感じられる私の能力への攻撃としてその時には経験したのであった。まるで私の自発性が不当に奪われたように感じた。私のなすことすべてが自然に感じられなかった。

　当時私は，これを彼自身の活力の無さや自発性の無さと同じく，どうしても生きていると感じられないことを私に生じさせている（私にコミュニケートしている）投影同一化の１つの形式として，理解していた。しかし，患者が私を模倣することにある情緒の性質を味わうには，ここで述べている現象が自閉－隣接的なものであると十分に理解していなかった。彼は私を代理皮膚やコンテイナーとして使用し，その中で彼は生きているとはどういう感じなのかを原初的なやり方で実験していたのだった。それが，私の皮膚になって，その中で実験するためであるのを示すことで，確かに彼は私に敬意を払っていたのであった。

　ウィニコットはマイケル・フォーダム（Michael Fordham）宛の手紙で，自閉症児の治療の観点から，対象関係の原初的形成としての模倣の役割を述べていた。

> 私は，巧みな解釈で治療され，そしてこれまで何とかなってきた，ある自閉症児を知っています。しかし，治療を動かし始めたのは最初の分析家がした何かであったのです。そして，私がこれから記述しようとしていることの重要性を私が２人目の分析家に認識させられないままであったのは，おかしな話です。最初の分析家であるメイダ・ホール医師[訳注4]は，亡くなられました。ホール医師は，この少年は通常の発達の後に自閉的となってしまったと理解し，そして面接室で彼と一緒に座り，この少年が行ったすべてのことをすることで，コミュニケーションを確立しました。彼は15分ほど座ったままでいて，それから脚をごくわずかに動かすと，医師も自分の足を動かしたのでした。少年の指が動くと，医師は模倣します。そしてこのようなことがずっと続くのでした。こういう端緒にはじまって，彼女が亡くなられるまで，さまざまなことすべてが発達し始めている兆候を見せ始めました。頭のいい分析家に，こういったことをするようにさせることができていたら，誰もがたくさんの良い作業がなされて気に入っているのに，肝心な子どもが満足いく状態になっていないといった，よくあるひどく苛立たしいケースに耐えなければならないかわりに，今頃は治癒のようなものを得ていたかもしれません。［Winnicott,

---

訳注4）オーストリアでメラニー・クラインのアプローチを取った最初の精神分析家。

1965, p.150-151]

　自閉-隣接モードでの模倣は，小児自閉症，ボーダーライン状態，統合失調症を病んでいる患者に限られたものではない。訓練初期のセラピストが，セラピストとしての自分自身のアイデンティティの欠如から目をそらすために，自分の先輩や自分自身のセラピストを模倣しようとするのは，よくあることである。そのようなセラピストの1人は，この経験を，患者といる時には「スーパーバイザーの皮膚を使う」と述べた。この「皮膚」は，2番目のスーパーバイザーが訓練生の作業に批判的であると「はがされる」と感じ，訓練生は苦痛な「むきだし」を感じるようになる。そうなると，彼はすぐに「2番目のスーパーバイザーの皮膚を身に着け」ようとした。［自分自身の］心理療法では，この［セラピストである］患者は自分の患者の問題を自分自身のものとして提示することで，患者を模倣し，このようにして彼には，出すべき自分自身の声がないという感覚に気づくことを防衛していた。そのかわりに，この患者は，自分自身の思考や感触の代用となるだけではなく，自分自身のものであると感じられる声の代用となるよう，必死になって自分のセラピストに解釈やアドバイスをさせようとした。

　何年も前に，私は，このタイプの言語の意味からの切断を自ら作り出すやり方に突然思い至った。その切断は，そして，もう自分自身の声や言葉がないという経験につながるものであった。ある晩の夕食の後に，そのまま食卓に座っていると，ナプキンと呼ばれているものが「ナプ」と「キン」という音の結合により名付けられているのは，何とも不思議なことだということを，突然思いついたのである。私は2つの音を何度も繰り返すうちに，この2つの音は，私が見ている物とは全く関係がないという，ぞっとする感覚を得始めたのであった。私はこれらの音に，ほんの数分前までこれらの音が意味していた物を，自然に「意味させる」ことはできなかった。結合は破壊され，そして悲しいことに，意志の力では簡単には回復できなかったのであった。その気になれば，言葉をこのように1つずつ考えることで，ありとあらゆる言葉がもつ何かを「意味する」力を破壊できるだろうと想像した。当時，自分を狂気に陥れる方法を見つけてしまったのではないかといった，非常に狼狽した感じを持った。ナプキンが以前はそれを名付けていた言葉と切断されてしまった今，私にとってそうなってしまったのと同じように，世界のすべての物が切断されたと感じられるようになるのを，想像した。さらに，自分以外のすべての人はいまだに言葉

の「自然な」（すなわち，これまで通り意味のある）システムを分かちあっているのだろうから，私は他の世界から完全に切断できたとも感じた。こうしたことは，象徴の使用が介在しない感覚優位の経験の方向へと，経験の弁証法が解体し始める際につきものなのである。「ナプキン」という言葉が十分にさり気なく私の語彙に戻ってくるには，数年かかった。

　自己というものの個人の経験は，感覚的なものと象徴的なものの弁証法的相互作用に強く根ざしているという事実は，言語学の教師や学生との精神分析的作業で特に目立つ。こうした患者は，彼らが言語の結合力をばらばらにするにつれて，自分が溶解していく感じを伴うパニックに近い不安状態をよく経験するものである。この結果，私が出会ったどのケースでも，患者は少なくとも一時的に，言語学の分野から離れなければならなくなった。

## 要　約

　本章では，自閉−隣接ポジションという考えを，乳児最早期において世界を見る観点を概念化するために，そしてその後に続くすべての人間発達の構成要素として，使ってきた。自閉−隣接モードは，人間の経験に有界性という妥当な範囲を与え，そして自分の経験が生じる場所という感覚の端緒を与える，感覚優位で前象徴的な経験の生み出し方として概念化される。このモードでの不安は，終わりのない無形の空間へと漏洩し，落下し，溶解するという，言語を絶する恐怖である。私は，自閉−隣接ポジションにおける，基本的な防衛形式，経験を構造化し輪郭化する方法，対象との関係性のタイプ，心理学的変化へといたる道を記述してきた。これらの経験の形式を，病理的自閉状態のはるかに閉ざされた状態と，対比させてみた。

### 原　注
1）本章は国際精神分析学会誌掲載の「自閉−隣接ポジションの概念について」1989, 70, 127-140 を修正した。

### 文　献
Bick, E. (1968). The Experience of the Skin in Early Object Relations. *Int. J. Psychoanal. 49*: 484-486.（古賀靖彦訳：早期対象関係における皮膚の体験．メラニー・クライントゥデイ②．岩崎学術出版社，1993．）

Gaddini, E. (1969). On Imitation. *Int. J. Psychoanal. 50*: 475-484.

Gaddini, R. & Gaddini, E. (1959). Rumination in Infancy. In: L. Jessner & E. Pavenstedt (Eds.), *Dynamic Psychopathology in Childhood* (pp. 166-185). New York: Grune & Stratton.

Meltzer, D., Bremner, J., Hoxter, S., Weddell, D. & Wittenberg, I. (1975). *Explorations in Autism: A Psycho-Analytical Study*. Strathtay: Clunie Press.（平井正三監訳：自閉症世界の探求．金剛出版，2014.）

Ogden, T. (1980). On the Nature of Schizophrenic Conflict. *Int. J. Psychoanal. 62* :513-533.

Ogden, T, (1986). *The Matrix of the Mind: Object Relations and the Psychoanalytic Dialogue*. London: Karnac.（狩野力八郎監訳：こころのマトリックス——対象関係論との対話．岩崎学術出版社，1996.）

Ogden, T. (1989). *The Primitive Edge of Experience*. London: Karnac.

Tustin, F. (1980). Autistic Objects. *Int. Rev. Psychoanal. 7*: 27-40.

Tustin, F. (1984). Autistic Shapes. *Int. Rev. Psychoanal. 11*: 279-290.

Tustin, F. (1986). *Autistic Barriers in Neurotic Patients*. London: Karnac.

Winnicott, D. W. (1951).Transitional Objects and Transitional Pheno mena. In: *Playing and Reality* (pp. 1-25). London: Tavistock, 1971.（橋本雅雄・大矢泰士訳：移行対象と移行現象．改訳 遊ぶことと現実．岩崎学術出版社，2015.）

Winnicott, D.W. (1960). The Theory of the Parent-Infant Relationship. In: *The Maturational Processes and the Facilitating Environment* (pp. 37-55). London: Hogarth, 1965.（牛島定信訳：親と幼児の関係に関する理論．情緒発達の精神分析理論．岩崎学術出版社，1977.）

Winnicott, D.W. (1963). Communicating and Not Communicating Leading to a Study of Certain Opposites. In: *The Maturational Processes and the Facilitating Environment* (pp. 179-192). London: Hogarth, 1965.（牛島定信訳：交流することと交流しないこと．情緒発達の精神分析理論．岩崎学術出版社，1977.）

Winnicott, D.W. (1965). Letter to Michael Fordham, 15 July 1965. In: R. Rodman (Ed.), *The Spontaneous Gesture: Selected Letters of D.W. Winnicott* (pp. 150-151). Cambridge, MA: Harvard Univ. Press, 1987.（北山修・妙木浩之監訳：Michael Fordham 宛 1965 年 7 月 15 日．ウィニコット書簡集．岩崎学術出版社，2002.）

Winnicott, D.W. (1971). *Playing and Reality*. London: Tavistock.（橋本雅雄・大矢泰士訳：改訳 遊ぶことと現実．岩崎学術出版社，2015.）

# 第12章　成人患者における自閉的策略という生存機能について[原注1]

ジュディス・ミトラーニ

　フランセス・タスティン（Tustin, 1972, 1981, 1986, 1990）は，自閉症児の謎にみちた基本世界を精神分析的に理解しようと，生涯を賭けて研究に明け暮れた。神経症に近い成人患者の一部は，自閉症という居留地を構成するのと同様の根源的な力にとりつかれているという彼女の認識は，問題の核心を衝いていた。自閉的策略は身体的分離性や無への溶解という恐ろしい認識に対抗する防護用殻として働くという説は，ボワイエ（Boyer, 1990），グロットスタイン（Grotstein, 1983），D. ローゼンフェルト（Rosenfeld, 1984），H. A. ローゼンフェルト（Rosenfeld, 1987）といった著名な分析家が再検討するうえで，大きな影響を与えた。

　この10年間で，何人かの著者は，あるパーソナリティの構造化に関する理解を広げるために，タスティンの研究を取り上げてきた。そのパーソナリティは，私たちの成人患者の発達を妨げ，そして立ち入りがたい抵抗を分析関係の中に引き起こし，解決できない行き詰まりや終わりなき治療に至らせるのである。たとえばシドニー・クライン（第8章）は，分析過程で進展しているように見えているにもかかわらず，患者を分析家ばかりでなく残りのパーソナリティからも切り離すカプセル化する力によって，本質的には触れられないままの患者を記述した。

　クラインが仮定したのは，こういった包嚢様の心の領域には，早期乳児期のメンタライズされない分離経験に関連した「痛みと死，解体や崩壊」への強烈で耐え難い恐怖が閉じ込められている，ということであった。そして彼は，そういった現象は「いわゆる自閉症児に観察されるものに著しく似ている」（同章）と示唆した。

　イネス・スミス（Innes-Smith, 1987）は，成人の精神病理の病因の一要素と

して感覚対象への過度の傾倒があると雄弁に論じた。彼は二者間のコミュニケーションが非言語的レベルで達成される心の前－エディプス状態，そしてそういった状態が分析で優位を占める瞬間に注目することの重要性を強調した。

オグデンは，妄想－分裂ポジションと抑うつポジションという心の組織化の端緒となる，原初的な心の組織化について提案し，「自閉－隣接ポジション」と名づけた（本書，第11章）。前述の２つのポジションのように，後者は現在進行中の心の状態を形成し，それに特有な防衛と不安のセットを伴う存在と経験のし方であり，一生を通して存続し，時に分析過程で転移に動員されるかもしれない対象関係の様式なのである。

ごく最近では，ゴンベロフら（本書，第10章）は，転移－逆転移の相互作用のある側面について焦点を当てているが，そこでは分析を，特に言語に関するいくつかの側面を，分析家と被分析者の双方にとっての２人であること（twoness）[訳注1]の不安を回避する自閉対象へと変形するために，分析的カップルには共謀する傾向が展開する。

本章で，私はまず，成人の患者の分析に関連した，タスティンの業績におけるいくつかの主要特徴に光をあてることにする。そののちに，いくつかの臨床例を提示するが，それらは自閉形態（Tustin, 1984），自閉対象（Tustin, 1980），その他の感覚優位－妄想[原注2]の，生存機能を強調すると期待されるものである。これらの特徴は，主体を圧倒的な恐怖によって脅かす，一次対象の破局的喪失や痛切な渇望という耐え難い感情から患者を防衛することで，メンタライズされない[原注3]経験をコンテインするのに役立っていると理解されるかもしれない。最後に，私が示唆しておきたいのは，私たちの作業において，無統合の脅威に関連している自閉的な心の状態の分析と，妄想－分裂や抑うつの性質（M. Klein, 1948; 1975）をもった不安感を含む，原初的だがまだしも組織化された心の状態（1986, 1990）の分析を，見分けるためにさらなる眼識が必要であることである。

タスティンはつい最近の著作で，子どもの自閉的病理と成人神経症患者の分析中に見られるそういった心の自閉的状態との間の重要な結びつきについて論じた。彼女の観察力や内省力によって，患者が生き残る目的のために創り出した特殊化した防衛形式ばかりではなく，私たち１人ひとりの中に消えずに活動している人間の最も根本的な恐怖と不安のいくつかを，ありありと記述できた。

---

訳注1）「対象との身体的分離性」とほぼ同じことを指していると考えられる。

タスティンは彼女の著作を通して，2人であることの耐え難い恐怖の特徴である切断の感覚，溢れ落ちる感覚，溶解し消散する感覚を記述している。
　タスティン（Tustin, 1986, 1990）は，自閉状態というものが，耐え難い「2人であることの気づきという苦悶」や，そのような気づきが自分の連続性と統合性の感覚に突きつける脅威を締め出す働きをする，彼女が「感覚-優位妄想」と呼ぶものでできた防衛的殻として，いかに作用するのかを理解する手助けをしてくれる。「妄想」という用語を，彼女はある象徴過程や思考を含意する一般的な精神医学の意味ではなく，シーガル（Segal, 1957）が「象徴等価」と呼んだ，非常に具体的な感覚のレベルで用いた。こうした妄想は物自体であり，表象と混同すべきではない。
　タスティンはまた，この防壁は，セラピストとの関係性の治癒効果にとって，いかに障害として作用するかも論証している。意識の自閉状態という萌芽的領域に関する彼女の先駆的研究は，そうした患者に関して私たちの研究がこれまで停止していまっていた状態を，精神分析的セラピストが前進させることを可能にした。彼女は，患者の最早期の経験という，かつて禁じられた危険な領域に，私たちが入れるかもしれない鍵を，与えてくれた。
　彼女は，神経症の成人は自閉症児とかなり共通しているところがあり，双方が人としての存在に不確かさという感覚を共有している，という自らの観察に注目を集めた。こうした成人では，硬化させられたりカプセル化されたりして発達が不完全な領域を巧みに回避することで，心の成長が生じる。ある患者はこう説明した。「私にはこの穴があります——内部奥深くの空虚な箇所——そこに何もないと分かるのをただ恐れているだけかもしれません」。彼は穴を「不満（chip on his shoulder）」[訳注2]によって覆っているようであった。
　結局，私たちはこの「切れ端（chip）」，あるいは硬化した冷笑的態度を，彼の父親に対する思いを指す「親にそっくりな子（chip off the old block）」として理解するに至った。ある日「父は私を守ってくれた」と患者が言った。「でも私がボールを上手く投げられなかった時に，彼はどう私に対応したらよいかが分からなかったみたいです。彼は私を女々しいと思った——私がボールを女の子のように投げたからです。」おそらくこの男性は，次第に気づいてきたことを，私に伝えていたのかもしれない。柔らかく優しい彼の経験の部分を，硬い「パパの切れ端」で覆って父親のように守ることができるということへの気づき，

---

訳注2）元米国で男の子が不満などのためにけんかを仕掛ける時に肩に木っ端を載せてこれを打ち落とさせたことに由来する

けれども頭に柔らかい箇所，すぐに傷ついてしまう柔らかい皮膚を持つ赤ん坊－彼と，そして彼がママ－私に抱いた優しく愛情のある感情に，彼は怯え，どう対応したらいいか，どう扱ったらいいか分からないということへの気づきを。

　この患者が示したように，被分析者のなかには，そこで発達が損なわれてしまったこういう原初的状態に言語表現を与えようと，分析で勇敢に取り組む人がいる。彼らの症状や行動というものは，たいていは身体の経験に表現を与えて恐怖を伝達する勇気ある試みなので，私たちは解釈作業を通して，それらに意味を添えることができるのかもしれない。多くの私の患者は，分析時間の最後や週末や休暇前後といった分析的枠組みで生じる無数の分離に誘発されて，転移状況において恐怖の状態を再－経験するので，それらをコミュニケーションする気になるのである。

　患者との私自身の経験から，タスティンの理解のモデルは，私が最初に可能と想像していたよりもはるかに，成人の精神分析的治療に応用できることに気づかされた。**自閉－様形態，硬い対象，**それに**妄想が，一次対象の破局的喪失や痛切な渇望というメンタライズできない経験をコンテインするために機能する様は，**下記の臨床的ビネットで例証されている。

## ホープ

　30代前半の女性，ホープは，長年の心理療法の後に分析へやって来た。痛みを伴う病気の父親を看病していたが，ごく最近に亡くなってしまい，年老いた母親は援助を必要とし衰えているのではないかと彼女は心配し，近くに住むためにこの町へ越して来た。ホープは自分の抑うつは，最近受けた中絶手術に起因していると考えていて，中絶した赤ん坊の父親に当たる男性について，結婚と子どもに対する責任感がないと表現し，彼との関係について不平を言った。

　彼女は，自分の周りの皆は彼女を必要として頼っていると見なす傾向があったので，彼女の苦しみの多くは，彼女自身の愛情に飢えた赤ん坊の部分に対する過度な不耐性と，この彼女の経験の苦痛な側面を過度の分裂と投影同一化で扱う傾向とがもたらしたものであるという，十分な根拠があるようであった。けれど，これが転移の中で現れてくるのを時間をかけて扱っているうちに，苦痛は軽減されたが，それは限定された範囲にしか起こっていないように思えた。そしてホープは自閉状態の居留地に彼女自身のとても依存的で，病気で瀕死の赤ん坊部分を隠してしまったことや，このカプセル化は彼女の仕事ばかりでは

なく人間関係も妨げていることが，すぐに明らかとなった。

　ここで提示している素材との関連で，ホープの個人史の一片を述べようと思う。ホープの母親は，自分の母親の死後に重い抑うつ状態になっていて，患者がちょうど生後6カ月のときに母乳が突然出なくなった。この頃，父親は赤ん坊のホープを抱いている時に落としてしまい，それで彼女の唇は痛々しく裂け，今でも傷は残ったままである。

　分析3年目の週の始めに行われたこのセッションで，ホープは3日間中断した後の月曜日に再開するときに特徴的ないつもの長い沈黙で始めた。数分続いたこの沈黙の間，私は椅子が真下の床の下へとどんどん沈んでいくような，落ちて行く不安定な感覚に陥った。私が沈黙を破って，彼女が何を考えていたか尋ねると，彼女は週末にボーイフレンドが友達と出かけてしまい，午前3時に起きるとベッドにまだ1人でいることに気づいたと話しを切り出した。彼女は傷つき，ボーイフレンドに腹をたて，ひとりきりで，誰かが侵入しようとしているような物音が外で聞こえたような気がして怖くなったので，眠れなかったと話した。

　侵入者への恐怖に身動きできないまま，彼女は天井を見上げて一点に集中し，じっと横になっていたことを語ってくれた。彼女は歯の間に舌を伸ばし，口の中を隅々まで満たし，自身の肉の器官で唇に触れると，柔らかいピンク色の雲の中へ浮かび上がっていくような身体的感覚があった。彼女は，この柔らかいピンク色の雲との一体感はどれほど落ち着くか，そしてどれほど早く眠りへと誘うかを語った。実際に私が彼女の沈黙を破った時に，そこに戻ろうとして，それと同じことをしていたと言った。

　すると彼女は続けて，前日の朝にどのようにボーイフレンドとセックスをし，それはいかに甘美だったか，けれど彼が仕事の準備のためにすぐにベッドから飛び出し，彼女に心臓が「胸から引き抜かれてしまった」かのような感触を残していった，と言った。私はホープにこう告げました。先週の分析を通して私に深層で触れられ，そして授乳されてどういう気持ちだったかを伝えているようですが，週末には，まるで彼女の生き生きとした部分は引き裂かれてしまったように，私が彼女を落としてしまったように，ちょうど彼女が母親の乳首が彼女の口から引き抜かれ，その箇所に酷い傷を残していると感じたかもしれないのと同じように，私が彼女からもぎ取られたとしか感じなかったと伝えているようだ，と。

　ホープは口元に手をもっていき涙を流したので，私は，どのように彼女が月

曜日に私が危険な捕食者－侵入者に変形したと経験し，そしてどのように彼女の信頼へのこの裏切りによって，落とされて傷つけられたという感情から彼女を救うことを私に許すことができなくなったのかについて話しているようだと伝えた。彼女の口の中の舌という柔らかい感覚で私たちの間の空間を埋めることにより，私が与え損ねた継続的な安心感を彼女は自分自身に与えたと，私は確信している。しかしこれは分析作業を行き詰まらせ，思いやりのある人間との相互作用に由来する治療性を妨げているようである。

　このセッションでホープは続けて，子どもの時にはよくピンク色の雲の中に避難して，まるでこのピンクが口の中の舌の柔らかく湿って充満した感覚であるかのように，その息苦しいまでの甘さを感じつつ，雲一面のピンクに夢中になっていた，と言った。彼女が耐え難いほど落胆して孤独を感じている時に，この感じは時々彼女の心を満たした。タスティンが私たちに想起させたのは，もし患者が過剰にあてにしている自己慰撫的防衛を患者に断念するのを私たちが期待するのなら，患者にかわって，この孤独で幻滅した状態にかなり長い期間にわたって耐えられなければならず，そうすることで私たち自身の経験という糸から，理解という毛布を織るための備えができ，患者を適切に支え暖めることができるかもしれないということであった。

## ビ　ル

　落下や空虚という耐え難い感情から保護するために柔らかい感覚形態を用いたホープとは対照的に，40代の知的職業人であるビルは，タスティンが私たちに教える硬い自閉対象により信頼を置いているようであった。ビルの母親は，彼が生まれる以前にうつ病の病歴があった。この患者の目立った特徴は，悲しみ，怒り，楽しい興奮でさえ如何なる感情の言語表現も欠いていることに現れていた。その代わりこうした情動状態は，自分や他人の身体のさまざまな部分の分泌物や運動そして身体感覚といった形で表現された。彼は悲しみの感情に一切触れずに涙は水分であると話し，不安という観念なしで小鼻をひきつらせ，性的興奮の経験なしに足が揺れたのだが，こうした彼の特異な表現形式の解読に，私は１年以上奮闘した。

　彼は，「身体にあいた穴」や「頭にあいた穴」と称する部分から，自分の感情が溢れ出てしまう危険性を常に感じているようであった。それらは，彼の深い情動の傷を構成しており，彼の身体機能と知的機能の双方に強い影響を与えていた。

彼はマスターベーションを，小鼻がピクピクしたり，足が律動的に小刻みに動いたりするのを止めるための手段であると折にふれ話し，これを「セックスからの解放」と呼んだ。自分自身の手で素早くそして想いのままに，彼は「昇天」を迎えられたのであった。耳栓もまた，驚いてベッドから落ちないようにするために使われ，セッションではよく，人を寄せ付けない敵意や，沈黙という石壁を私に向け，あるいは自分の指を容赦なく嚙むという必死の企てによって，彼の傷つきやすく柔らかい経験の中核との接触を回避したものであった。

　分析が３年目に及んだ当初，彼は，私たち双方が全く予期しなかったものを露呈した。たとえば，待合室で出くわした子どもの患者へのすさまじい嫉妬や，身動きできないほどの罪悪感といった体験は，ビルがちょうど２歳の時に肺炎で亡くなった幼い妹のキャスリーンについての長い間埋もれていた記憶の発掘へと導いた。こうした記憶は溢れるように思い出され，あたかも彼の人生におけるその瞬間が激しい情緒と同時に漏れ出たかのようであった。しかし，即座にこれらの記憶は後の週末や祝日による治療の中断の間に密封され，私たちは彼の経験における多くの不可解な空白に取り組むことになった。何度も私が確信したのは，内的カプセルの深い所から何かの生命物質が漏れ出すように，こうした驚きの新事実が漏れ出るのは，私たちの間での情緒的接触が私の意識の中で，この痛ましくも貴重な流出を私が彼に代わって保持しコンテインするだろうと彼が確信できるようなものである場合である，ということであった。

　分析の29カ月目，ビルは私に，彼の気づきや分析過程が及ばないのにもかかわらず，早期の苦痛な外傷体験や耐え難いほどの楽しい経験を追い出して保管するための深く隠された貯水池の性質について，もっと伝えられるようになった。

　ある月曜日に，ビルは馬に荷を積んでの山地旅行から戻ってきたのだが，山地で自分の成長を経験したのであった。彼が誇りを持って私に伝えたのは，転げ落ちて死ぬ恐怖を感じることなく，狭いつづら折りの山道を何マイルも馬に乗って上り下りしたということであったが，それは以前同じ山道を馬に乗ったことがあり，馬は馬で足元がしっかりして自信があるようだと，彼は信じたからであった。彼は長年の高所恐怖が，もしかすると何らかの形で克服されたのだろうかと感じ，この達成に喜び励まされ，それを分析作業と結びつけた。職場の同僚にこの週末の話をするのがどれほど彼に満足を与えるものかを語り，そしてこのことは，特に週末外出した後に，死んだようで空っぽであると感じていた，彼の私生活で他人と分かち合うものはないといういつもの感じと違っていることに気づいた。

火曜日のセッションでは，ビルはかなり不機嫌で嫌味であり，セッションの相当な部分を，私が入り込めないと感じるいつもの無言の沈黙に費やした。私は自分が落胆した状態に陥っていることに気づき，彼が私にとって何者でもなく，手が届かず死者も同然であると感じ，その後に，私が知らないうちに関わった何かの凶悪犯罪のことで彼が私に罰を与えているとの感じが続いた。沈黙について尋ねると，「私は空っぽです」と彼は素っ気なく答えるだけであった。
　水曜日に私たちが至った理解は，彼が途方にくれ孤立していると感じたのは，まず月曜日の時間の終わりに彼を放って興奮で溢れさせたままにした死人のようなうつ病の母親へと私が変わったからであり，ついで火曜日には，彼が誇りに感じているものすべてを奪ってしまう，意地悪く出し惜しみする妬ましげな母親へ変わったからであるということであった。彼の入り込めない無言は，第1に幻滅が無に陥るのをせき止めるための原初的戦術として用いられ，第2に彼の良い対象を攻撃から保護する手段として用いられているようであった。
　水曜日のセッションには，彼の幻滅は若干和らぎ，木曜日に私が待合室に行くと，ビルは靴下も靴も脱いで，彼が「ラブシート」と呼んだ2つのベンチの間にハンモックのように手足をいっぱいに伸ばしているところであった。私が彼を部屋に招き入れると，「こんなことができるとは思わなかった」と叫んだ。「でも思ったよりも心地悪くなかった」と彼の新しい姿勢について述べた。私は，彼が水曜日の時間の後にどう感じたかについて何かを私に告げていると思ったと伝えた。つまり彼は，私たちはどういうわけか互いにつながっており，セッションとセッションとの間を，危なっかしいが心地良いように連結していて，そして，今日からは自分の弱い部分を私から隠す必要がないと感じている，と伝えた。
　私のコメントに心を動かされたようで，それから彼は，月曜日に上司であるサラが親しげに声をかけてくれ，休暇はどうだったのと訊いてくれたとき，どのように感じたのかを思い出した。彼はこう言った。「私は恐れていました――誰もこんなことに関わりたくないでしょう――私の孤独感など。私は彼女を母のように感じていたようです。私は週末に母に電話をかけ，とうとうキャスリーン［亡くなった彼の妹で，分析の中で数カ月前に記憶として蘇りました］について尋ねました。でも母は忙しかったらしく，私をうわべであしらい，他のものに気をとられ，私は大変失望しました。私は個人的にサラと分かち合えるものは何もないとすごく感じたんだと思います。」
　火曜日のセッションで私と一緒にいて空虚に感じたように，サラといると彼

第12章　成人患者における自閉的策略という生存機能について　*251*

は空っぽだと感じ，あれほど自慢していた週末の旅行での経験を忘れてしまっているのは妙だと伝えると，彼は急に沈黙した。彼はようやく口を開くと，「4輪の使い古したタイヤ」と声に出しただけであった。

　こうした言い方は，彼の頭をよぎったさまざまな絵文字を私と分かち合うための試みだと，私は理解できるようになっていた。彼はこうした一瞬の体験に，いつも驚愕し，まず解説はできなかった。けれども今回は，前傾姿勢でもがいており，それはまるである考えを生み出そうとしているかのようであった。そして彼は「中にチューブがあるかどうか思案中です」と付け足した。私は，それを知るのは大切なことかもしれないようだと答えた。「ええ」，「チューブは防備のためです――パンクをした場合に危険性が減ります」と彼は説明した。それから私はこう言った。「4輪の使い古したタイヤは分析であり，おそらく週末のママ－私のように感じられ，その時にはあなたとあなたの進歩で胸を躍らせるには私が使い古され過ぎているし，あなたの喪失感，恐れ，孤独感に耐えるのを手助けするには私が他の子どもたちに気をとられ過ぎていると私を経験している，と思います。このことは発狂したり，爆発してバラバラになったり，そこここに漏れ出すような，危険なパンクかなにかのように感じられていたに違いありません。」

　彼がうなずいてこれに反応すると，私は強くせき立てられ，チューブはすべてを失うという感じから自分自身を保護する方法と思えますと伝えた。「あなたはこうした個人的経験すべてを安全のためにチューブの中に閉じ込めますね。でもきつく閉じ込め過ぎて，あなたがサラや私と関係を持つために必要と感じているまさにそのものから切り離されるのです。それは忘却のようなものなのです――これが中身が空っぽと感じさせているのです。」

　おそらくこの患者の素材は，チューブ組織としての身体イメージという概念（D. Rosenfeld, 1984; Tustin, 1986）[訳注3]は皮膚によってコンテインされた全身の身体イメージと言う概念よりもっと原始的な概念である，という考えと関わるのかもしれない。ビルにとって，中断（パンク）中の4度の分析時間という経験を表象している，皮膚や「4輪の使い古されたタイヤ」は，「チューブ」もしくは不在や喪失を感じた経験のカプセル化で強化されているに違いない。

　私は，この分析を通して，自閉的カプセル化戦略が用いられていることは，提供した素材によく表れていると考えている。沈黙のなかで，患者は過去と現在の自身の経験から全く切り離され，未来での接触も危険にさらされている。絶望に屈服するのではなく想像力を豊かにして前進することは，分析家を患者

の過去の対象と区別するのである。患者の過去の対象は、このような自己愛的な傷や、患者が私たちに生じさせる惨めな孤独感におそらく耐えられなかったのである。

## カーラ

　自閉対象や自閉形態と同じように、心身症的表象は無意識の空想の代わりと考えられるが、精神作用の過程ではない。タスティン（Tustin, 1987）はこれらを「生得的形式（innate form）」と呼び、心的含みを持つ生得的な生物学的素因であると見なしている。自閉症患者のように、心身症の患者も、こういったものは、心を用いて考える母親との相互作用による変形を受けないままで、身体疾患で表現される。その場合、症状は、生存は保証するがさらなる発達や変化を妨げる、メンタライズされない経験の倉庫であり、身体的コンテイナーや代理皮膚として働くかもしれない。

　喘息持ちであった私の患者カーラは、ビルのように、制御できなくなって溢れ出すのを防ぐために硬い不浸透性の対象に頼っていたようであった。一方でこの硬い対象は、彼女の気管支の中の硬い痰づまりという形をとっていた。カーラは4人の姉妹と母親と共に父親に捨てられてから間もなく、幼い時に母親を亡くしていた。彼女はよく、強情で、生意気で、世慣れた子どもという自己アピールをしていたが、強情さは普段着ていたきつめの革の服のような代理皮膚として使われ、最終的には父親の勃起したペニスと防護という父親の機能に関する彼女のイメージへと遡ることができた。

　それでも分析を始めて2年目に、彼女の脆い赤ん坊部分が出現しはじめ、生まれること、そして母親－分析家という世話する存在との接触を許されることを求めて声をあげた。あるセッションでカーラは今まで見たことがない様子で泣き始め、その泣き声は私のこれまでにない深層まで浸透したのだが、私はこ

---

訳注3）心気症の臨床区分を説明するために身体図式の概念を述べることから始めたい。身体図式という2つの異なる無意識の概念を取り扱いたいと思う。1つは神経症的なものそして精神病的もしくは原初的なものである。神経症的身体図式で機能している患者は健常な被覆物、つまり保護的な親がいるとの経験を伴う保護し包む暖かい皮膚という心理的感情を保っている。原初的精神病的身体図式で機能している患者は皮膚の心理学的概念を失っている。とくに彼らの身体図式は生命ある流動体であり、時に血液として概念化され、脆弱な膜や壁に包含されていると感じている。これらの2つの図式は入れ替わり流動的に起きる。D. ローゼンフェルト「精神分析実践における心気症、身体妄想、そして身体図式」1984 国際精神分析誌より抜粋。

のことはこの泣き声が発せられている地層，すなわち，それが彼女の乳児期の最も深く早期の経験からのものであったことに対応していると感じた。そのように彼女に伝えると，「何か酷いものが私の中から出たがっているかのようです。息ができません。私はその何かに出て来てほしくありません。泣きやまなくなってしまうのではと怖いのです」と彼女は言った。時間が終わるにあたって，再び父親に置き去りにされて安心感を失った経験をしたので冷静になれず，溢れ出て消えてしまいそうと言っているようであった。

## ロバート

　多くの患者はカーラのように，苦痛な経験という耐え難い氾濫を受け止めるのに必要な心のコンテインメントが欠如しているので，ちょうど母親の身体の奥深い内部にかつて守られていたように，自分自身の身体領域内へ逃避する。分析家の身体内部にいるという妄想に置き換える人もいる。34歳男性のロバートのケースがまさにそうであり，彼は母親の自死のあと数回入院し分析を紹介された。彼の個人史や連続性という感覚の欠如が極端だったので，私は週に6回の面接がなされるべきだと感じた。それでも，分析時間と分析時間の合間や日曜日という中断の間，彼は極度の絶望と不安に苦しんでいた。

　ロバートが実際の出生にまつわる出来事について思い起こしたのは，治療に入って7カ月のことであった。母親の分娩が始まった時に医師の手が空いていなかったので，お産は父親によって行われ，母親と乳児の双方に外傷をもたらした。この出来事にまつわる悲嘆，怒り，恐怖を，私のオフィス移転が誘発した転移のなかで，患者は再体験したのであった。

　彼が「ハミング」と呼び，私たちが治療の初期数カ月を過ごした，静かなこげ茶色の羽目板張りの部屋から離れて，明るい色彩の壁やカーペットが敷いてある日当りの良い環境と感じる場所にいることに彼は突然気づいた。この突然の変動は，まるで物音，光景，手ざわりが紛れもない苦痛であるかのように，完全な感覚優位の中で感じられ，身体的苦痛という経験になった。

　この新しいオフィスのカウチにいる間，彼は苦痛な攻撃を受けて大声で叫び，数カ月ものあいだ目を開けられなかった。あらゆる音が急に身体をピクっとさせたので，彼は以前の面接室にあったカウチに接した木の壁の感触を恋しがった。その壁を，彼は激しい苦悩にあった時に，落ち着かせる存在としてよく撫でたもので，分かち合い互いに区別できない抑うつ状態にあるようにみえる彼

と母親の双方を和らげるために，実際に児童期と初期思春期を通してずっと母親のベッドで母親を撫でたり撫でられたりしたのと同じだった。

タスティン（Tustin, 1986, 1990）によって記述された患者たちとよく似て，私の患者もまた，母親と過度に密接な関係を持っており，それは，彼の身体は永続する不滅の存在と一体なので終わりを向かえることはないという偽りの希望を助長させたのであった。ロバートの母親が死んだ時，彼は身体的分離性に余儀なく気づかされた。彼女は10階の窓から飛び降りて死んだのだが，彼は，窓から，空間から，不在から永遠に落下し続けるままにされたのであった。

こうした恐怖を乗り切れないので，ロバートは私が不死の母親の生まれ変わりであると執拗に主張し，自分の生命は私との身体的連続にかかっているとの確信から，彼の信念を信じるように私を操作しようとした。子宮−母親である前の面接室の喪失は，母親の身体から残忍に引き裂かれた最早期の経験と，そしてこの出来事の後のさまざまなバージョンすべてを再び喚起し，それらは，彼が自分の「砂上の楼閣」と呼んだものをうち崩す最後の一撃となった母親の自殺につながっていた。

新しいオフィスへの移転から春休みに至る期間の半ばに行なわれた次のセッションで，ロバートは，私との身体的連続性に関する具象的な妄想を再構築することによって，なにがしかの安心感を取り戻そうとしたさまざまな方法の一つを，見せつけた。彼は，自然な堕胎，つまり流産したばかりの女性が痛手を負った動物のように見えてどれほど悲しかったかと語って，このセッションを始めた。彼は，1日で目に入ってきたさまざまな光景を，触知できる形で私に伝えるため，写真にとることがどうしても必要だとどれほど感じたかを，話した。私はロバートに，面接の合間に私と分離していることの，そしてその間に彼が経験したものを私に知らせたいという願望の，言い表せない欲求不満について伝えた。そして，彼が私に自身の体験を伝えたところで，私たちが離れていたことは不快でむごい現実であったのを証明するだけであり，彼の欲求不満や悲嘆を増すだけだと感じていると付け加えた。

つぎに彼は，ややしぶしぶと，正面に大きな彫像を多数展示販売している店を見つけたことを話した。彼はその日の雰囲気を，どんよりとして薄暗く，彫像の素材である石膏と同じ色彩と描写しました。彫像はさまざまな表現形式，姿，大きさで，一部は古代芸術品の複製であり，その他はより現代的で，いくつかは前列でその他は後列に配置されていたのだが，彼は心の目によって，前と後ろ，古いと新しい，大きいと小さいといったすべての区別が消されるよう

な一枚の写真の構図を想像できた。日が照っていないので、影もないのだろうか、すべてがひとつのようである。こうしたさまざまな対象間のあらゆる区別と同じように、時間は短縮され、空間は消し去られているのだろう。

　私は、カメラのシャッター音で時間を凍結した純粋な一体性（at-oneness）の状態について彼は告げているようで、そしてそれはこの至福の状態に関する具体的証拠を提供しているようだと伝えた。そしてまた、私たちの間の分離に彼が耐えられなくなる夜と日曜日には、そのような確証がいつになく切迫していることに、彼の注意を促した。彼の反応はと言うと、「私」という代名詞がこの世の中で最も嫌いであるということであった。彼は10代の頃、初めて解雇されたときに、自分自身の手がコートをつかもうと伸びているのをじっと見て、初めて「恐ろしい真実」について知ったことを思い出した。その時、彼は生まれて初めて、自分の皮膚の内側で孤独を感じたのであった。彼はこう言う。「私が知った初めての時でした。『我思う故に我あり』といった存在感ではなく、ただ『私は孤独』なのです。」

　彼を「私」という存在にさせる「この分析の問題点」について、ロバートが提案した解決策は、私の診察室に三脚に乗せたカメラを設置して、露出時間を30秒に設定し、私たち2人には隙間がなく、そして性別、年齢、関係性における立場の区別はない一体性へと互いの境界をぼやけさせ、結果として得られる写真は、それなくしては常に危機を感じる彼の存在の保証でもあり、この完璧な状態の具体的記憶でもある「記念品」であるという空想であった。

　こうした自閉的妄想は、この若い男性の分析全体に広がっており、たとえ束縛されるとしても、病院という安全な囲い込みを希求し、治療を始める前に何度も経験したことのあった四点拘束を、よく懐かしがったものである。おそらくロバートに溶解をおこす恐れのある、思いもよらず制御できない感情の氾濫は、私たちの言うところの狂気であり、拘束衣や四点拘束は自閉的殻のような、この狂気に対する防衛なのである。けれど精神病院の閉鎖病棟と同じように、こうした妄想は治療者との、タスティン（Tustin, 1986）が「優しい拘束衣」と言及した、親身なつながりの確立を与えない。

## 文学的補足

　私が信じるところでは、タスティン先生は、彼女の洞察によって患者のコミュニケーションへの斬新な視点を開くように私たちを援助したばかりではな

く，ほとんどの患者が恐れるかもしくはすでに直面してしまっていたかもしれない破綻の経験について，さらに幅広い理解を展開させるよう手助けしてくれる詩人や芸術家に関心を向けるように勧めてもいる。たとえば『天文航行士（Celestial Navigations）』の中で，アン・タイラー（Anne Tyler, 1974）は，母親によって，ある意図のもとに，変わった形でつくられた，脆いが不浸透性の世界に暮らす一人の人物を描写している。タイラーが描写しているのは，その主人公が，自分で作った要塞から抜け出そうとすると，彼に襲いかかる絶え間ない恐怖である。彼女は，このジェレミーの「ブラックホール」の経験を最も感性豊かな方法で描写している，と私は考える。

　　ジェレミー・ポーリングには酷く恐れていることがいくつかあります。電話を使うこと，玄関の呼び鈴への対応，郵便物の開封，家を空けること，買物をすることです。新しい服に袖を通すこと，開けた場所に立つこと，他人と目を合わせること，人前で食事を摂ること，電化製品の電源を入れることもそうです。日によって，目を覚ますと天気が良く，体調は充分で，仕事はとてもうまくいっていると思うこともあるのですが，彼の奥深くには不安というさいなむ穴があり，彼の安寧の中心にある何かの割れ目は縁のまわりをじわじわと浸食し，ついに彼は枕から頭を上げるのもままならなくなるまで広がるのです。それで，彼はあらゆる可能性を確認しなければなりません。何かしなければならないことはなかったのか？　どこか行くべき所はあったのか？　誰か会うはずの人はいないのか？　そしてようやく答がでました。そうだ！　今日，自分はオーブンのことでガス会社に連絡をしなければならなかったのだと。２分程度の雑用だし，心配する必要はない。彼はそれを確信しました。ピンときました。それにもかかわらず，彼は打ちのめされて打ちひしがれたと感じつつベッドに横たわっていました。彼にとって人生とは終わりがどこにも見あたらない障害物の連続であり，この数十年間足を引っ掛け続けていたようでした。
　　７月４日の米国独立記念日に，有名なアメリカ人について書かれた雑誌の記事で，日々の生活で自分の嫌なことを１つすることで人は人格を形成できるということを読みました。こういった障害物すべてに価値があるという意味なのでしょうか？　ジェレミーは索引カードに引用文を書き写して，それをベッドの横の窓枠に鋲で止めました。それは母親が子どもに「これはあなたにとって良いことなのよ。私を信じて」と諭しているように，目的を指し示すことで彼の痛みをいくらかはカードが取り除くだろうというのが，彼の願望でした。しかしそれは，実際は彼を滅入らせるだけで，毎日覚悟を決める回数を意識させました。それなら，人生の10分の９が嫌なことなんです！　朝，起きることだってそうなのに！　服に着替える前

なのに，すでに不安を乗り越えてしまっているのです！ もしもその引用文が正しければ，彼は想像しうる最も強靭な人格のはずではないでしょうか？ けれども彼はそうではありません。最近になって彼は，ほかの人は硬さをもった内的核があり，それを当然だと思っていることに，気づくようになったのです。彼らはほとんどそれがそこにあると気づいていないようで，つまり自然に手に入れてしまったのです。ジェレミーはそれを持たずに生まれてきたのでした。[Tyler, 1974, pp.76-7]

タイラーはまた，ジェレミーの生存戦術の特質，つまり保護的殻——防備のために彼が支払う代償——の内部がどのような感じがするについて，私たちに伝えている。

ジェレミー・ポーリングは，空中で動きを停止することができるほどにつかの間の閃きやハッとする一瞬の連続に，人生を見ました。写真のように，ほら今あなたはここにいますよ，ご覧なさいと淡々とした声に案内され，瞬間はふいに彼に手渡されました。閃きの合間に，彼は暗闇へと沈んで行きました。見たことを確かめながら，彼は放心状態へと陥りました。それを本当に見たかどうか思案しつつ。しまいには思案していたことが何であったかも忘却して，再び無感覚へと舞い戻って行くのです。[前掲，p.37]

## 結　び

　この論文で論議された患者たちはジェレミー・ポーリングのように，自閉的防護を使うことで生じる無感覚を頻回に経験して何度も描写しようとした。治療効果となりえる分析家との接触からだけなく，自分自身の内的経験や内的対象からも隔絶されているという彼らの訴えは，ある種の痛ましさを伝えている。私は，この痛ましさは，抑うつ不安からの躁的逃避行に認められる勝利の喜び，とは区別されなければならないと，信じている。この勝利の喜びは，これら全く同じ患者が，抑うつポジションにおける恥と罪や妄想-分裂ポジションに伴う迫害感を，切り抜けて回避する，別の軌道にいるときに，よく観察されるのである。
　ビルはジェレミー・ポーリングと同じく，自分の人生をたびたび閃きで経験し，これをカーラは自分自身から「出ていく」と呼び，この状態をホープは自分を「見失う」と言い，一方ロバートはこれを「窓から落ちる」と描写している。私は，私たちが分析家として注意深く患者に耳を傾けると，彼らを幽

閉する無感覚という自閉的な墓から抜け出るための援助を，必死で求めて訴えているのを感じ取ることができる，と信じている。正に分析家は，未統合（unintegration）と崩壊（disintegration），妄想－分裂と抑うつ，内的と外的，「つながることへの攻撃」と未形成あるいはせいぜい薄っぺらでしかないつながり，能動と受動，コミュニケーションとしての言葉と行動として防衛的に使われる言葉，心の経験におけるさまざまな次元と地理的解剖学的位置，との間を区別しなければならない。このように，私たちは，分析的関係性において患者へ最大限に応えるために，こう言った心のさまざまな原初的状態を細かく識別しなければならないのである。

## 原 注

1) これは International Journal of Psychoanalysis 1992: 549-559 に掲載された論文を，若干修正したものです。
2) タスティンは「自閉対象」と普通の意味での対象（無生，あるいは有生の）を区別し，前者は対象のように関係していなく，むしろ主体の皮膚表面上に触感を生じさせるために使用されます。自閉形態は客観的形態（たとえば四角形や円等）と区別され，それは皮膚表面に，そして身体の中身や対象を用いて内的に生み出される，特有な内在性の感覚の渦です。こうした区別は，まず自閉症児の観察を土台にされ，今では広範囲に拡大され，自閉状態という居留地のある大人や子どもに観察される，「感覚－優位妄想」として考えられるかもしれない，たくさんの他の行動まで含んでいます。キーワードは「感覚」です。こうした感覚は，安心感，強さ，そして不浸透性の錯覚を与えて，不安から注意をそらすか，あるいは恐ろしい認識から個人を遮断する，無感覚や鎮静の効果を持っているかもしれません。
3) 私が「心理化されない経験」という用語を活用しているのは，内的もしくは外的な，基本的感覚データを表わすためであり，それら感覚データは，象徴（組織化され統合された心的表象）や信号情動（signal affects）（注意深い行動が要求される，差し迫る危険への信号として働く不安）へと変形されずに，そのかわり，精神の中にある具象的対象や，身体的様式で（たとえば身体症状や行動）反応する身体状態として，了解されます。そのような経験は，思考のための材料として使われることも，心に記憶として貯蔵されることもない，単なる「刺激の増大」です。ビアンケディ（Bianchedi）はこれを「『無思考（the unthoughts）』……未だ『α機能』（Bion, 1962）の影響下にはない……知覚と感覚」と，呼んでいます（Bianchedi, 1991, p.11）。私は，フロイトの現実神経症における「不安等価（anxiety equivalent）」（Freud, 1895, p.94）という概念は，この現象を精神分析の中で特性化するための初めての試みだった，と考えます。

## 文 献

Bianchedi, E. (1991). Psychic Change: the "Becoming" of an Inquiry *Int. J. Psychoanal.* 72:

6-15.

Bick, E. (1968). The Experience of the Skin in Early Object Relations. *Int. J. Psychoanal. 49*: 484-6.（古賀靖彦訳：早期対象関係における皮膚の体験．メラニー・クライントゥデイ②．岩崎学術出版社，1993.）

Bion, W.R. (1962). *Learning from Experience*. London: Heinemann. Reprinted London: Karnac, 1984.（福本修訳：経験から学ぶこと．精神分析の方法I──セヴン・サーヴァンツ．法政大学出版局，1999.）

Boyer, L.B. (1990). Countertransference and Technique. In: *Master Clinicians on Treating the Regressed Patient*. New Jersey: Jason Aronson.

Freud, S. (1895). On the Grounds for Detaching a Particular Syndrome from Neurasthenia under the Description "Anxiety Neurosis". *SE 3*.（兼本浩祐訳：ある特定の症状複合を「不安神経症」として神経衰弱から分離することの妥当性について．フロイト全集1．岩波書店，2009.）

Grotstein, J.S. (1983). A Proposed Revision of the Psychoanalytic Concept of Primitive Mental States: Part II. The Borderline Syndrome. Section I: The Disorders of Autistic Safety and Symbiotic Relatedness. *Contemp. Psychoanal. 19*: 571-609.

Innes-Smith, J. (1987). Pre-Oedipal Identification and the Cathexis of Autistic Objects in the Aertiology of Adult Psychopathology *Int. J. Psychoanal. 68*: 405-113.

Klein, M. (1948). *Contributions to Psycho-Analysis, 1921-1945*. London: Hogarth.

Klein, M. (1975). *Envy and Gratitude and Other Works*. London: Hogarth.（松本善男訳：羨望と感謝．みすず書房，1975；メラニー・クライン著作集5．誠信書房，1996.）

Ogden, T. (1989). *The Primitive Edge of Experience*. London: Karnac.

Rosenfeld, D. (1984). Hypochondriasis, Somatic Delusions and Body Scheme in Psychoanalytic Practice. *Int. J. Psychoanal. 65*: 377-388.

Rosenfeld, H.A. (1987). *Impasse and Interpretation*. London: Tavistock.（神田橋條治監訳：治療の行き詰まりと解釈．誠信書房，2001.）

Segal, H. (1957). Notes on Symbol Formation. *Int. J. Psychoanal. 38*: 391-7.

Symington, J. (1985). The Survival Function of Primitive Omnipotence. *Int. J. Psychoanal. 66*: 481-488.

Tustin, F. (1972). *Autism and Childhood Psychosis*. London: Hogarth.（齋藤久美子監訳：自閉症と小児神経症．創元社，2005.）

Tustin, F. (1980). Autistic Objects. *Int. Rev. Psychoanal. 7*: 27-40.

Tustin, F. (1981). *Autistic States in Children*. London: Routledge & Kegan Paul.

Tustin, F. (1984). Autistic Shapes. *Int. Rev. Psychoanal. 11*: 279-290.

Tustin, F. (1986). *Autistic Barriers in Neurotic Patients*. London: Karnac.

Tustin, F. (1987). Personal communication.

Tustin, F. (1990). *The Protective Shell in Children and Adults*. London: Karnac.

Tyler, A. (1974). *Celestial Navigations*. New York: Berkeley Books.

Winnicott, D.W. (1956). Primary Maternal Preoccupation. In: *The Child, the Family, and the Outside World*. London: Penguin, 1964.

## 第13章　幽霊を寄せ付けないこと
　　　　──自閉的退避とその親喪失との関係[原注1]

ケイト・バロウズ

　「悲哀とメランコリー」(Freud, 1917) で、フロイトは不適切な喪が、どのようにして不在であったり喪失したりした人物との病理的同一化を引き起こすかを記述した。そうした人物がいないので寂しく思ったりまた彼らを諦めたりするかわりに、メランコリー者はまるで自分が彼らになったかのように振る舞うのである。繰り返される自己叱責は、実のところ捨てられたと感じそして無意識に同一化している人物へ向けられた非難を表象している。フロイトは忘れがたいほど印象的に言明した。「このように対象の影が自我に落ち……あたかもそれ［自我］は対象、見捨てられた対象のようである」(p.249)。この概念化は大きな進歩であり、精神分析の発展にとって重要であると立証された同一化の形式を、さらに究明するための基盤を築いたのであった。しかし本章で私が提供したい臨床素材では、むしろ対象内部の影、対象の内的対象の影が自我に落ちている状況が見てとれるのである。これから述べる患者は、自分には「影の人生」しかないと感じていると語った時に、それと同じイメージを何気なく使ったのであった。
　乳幼児期と児童期に事態がそれなりに上手くいっているとしても、子どもが、アイデンティティに関する適度な安定感や自分自身と養育者の良さへ十分な自信を発達させるには、幅広い感情を、親からコンテインメントされることが不可欠であり、それはパーソナリティの発達に本質的なのである。母親というのは、乳児の愛と興奮のみならず、怒りや苦悩といった感情の極端な揺れを受け入れて、それらを情緒的に消化するものである。彼女は、それらの感情を、乳児にフィードバックし、いわば、それらの感情は耐えられるものであり、思考できるものであり、徐々に乳児のパーソナリティにしっかりと統合されることを、真実だと立証しているのである (Bion, 1967, p.114)。父親や他の養育者も

同じことをします。そして両親は，赤ん坊の情緒的要求に適切に反応する能力を，互いに支え合うのである。

　けれども，この過程には多くの障害があるかもしれない。そして本章では，そのような障害の1つを記述しようと思う。私が提案するのは，両親が彼ら自身の両親との死別を適切に受け入れることができないままであったために，この機能を遂行するのに特別な困難を抱えていると，子どもは両親が死んだ内的対象によって占拠されていると経験するかもしれないということである。これは，影や幽霊として表象されるかもしれない，子どもが同一化してしまう具象的な空想であり，子どもが独自の人生とパーソナリティを持った個人として，一人前に発達するのを妨げるのである。幽霊の存在が意味するのは，分離や情動成長に必須な，生々しいアンビバレンツのための余地がないということである。そこで子どもは，対象そのものとは同一化せずに，対象の弔われない内的対象と同一化するのである。このように喪の作業が不適切であると，喪失によって影が形成されることになってしまうのである。この種の同一化に特に陥りやすい要素が，その子どものパーソナリティにあるのかもしれない。

　患者とその両親の内的幽霊との関係性を認識していくことは，患者を大いに解放させて，より豊かな人生に踏み込んで，肯定的なものであれ否定的なものであれ，患者独自のより幅広い感情を経験できると感じさせることが分かった。とはいえ，このような変化が生じるためには，そのような状況が分析の関係の中で再体験される必要がある。夢や関連した素材を通して，患者の人生を脅かす幽霊や他の死人のような幻影によって，分析家が占拠されているという空想を，患者は表現するようになれるのである。この恐怖を認識することで，患者は自分自身の感情に触れても，分析を十分活用しても，大丈夫という安心感を経験するまでになるのである。そうすると患者は，人類の一員になることや，自分自身だけのパーソナリティがあることに関して，私が本章で記述することになる若い女性と同じように，語るかもしれない。分析で彼らの恐怖を受け入れさせそして理解させることが，思うに，孤立した引きこもり状態から彼らを共通の人間性という感覚へ前進させるのである（Rhode，本書の第7章）。

　これら両親の幽霊についての重要性は，フライバーグらによって（Fraiberg et al., 1975）[訳注1] 最初に記述された。記憶にあるものであれないものであれ，両親が子どもであった時からの恐怖の幻影で，自分たちの子どもの赤ちゃん

---

訳注1）フライバーグは回避（avoidance），凍結（freezing），頑固，怪物，多動等の闘争（fighting），情動の変形（transformation of affect），反転（reversal）を最も原始的な生存機制と呼んでいる。

部屋に巣くって，そして現在の自分たちの関係性を支配しているものを，「赤ちゃん部屋の幽霊（ghosts in the nursery）」として記述した。幽霊の影響は，困難な経験にともなう感情が抑圧されている程度，そして今や親となった子どもが苦悩を次の世代へと無意識に受け渡すことで痛みを扱う程度によって，決定されるのである（Fonagy et al., 1993, 1995）。

「赤ちゃん部屋の幽霊」があまりに恐ろしいと，子どもはそれらへの恐怖をさまざまなやり方で取り扱うかもしれない。その1つは，タスティンによって記述された類の自閉的防衛に訴えることである（第2章）。彼女は，硬い保護的殻と過敏で脆弱なパーソナリティ部分の対比を記述し，そして自閉的な子どもは，破局となりうる感情を防いだり遮断したりするために，彼らの殻の背後に隠れたり身体感覚にしがみついたりすること，を示唆した。私が言いたいのは，「赤ちゃん部屋の幽霊」がいる状況では，親や他の養育者の心が，脅威であり圧倒しかねないと経験されるかもしれないということである。それで子どもは，たとえば母親と分離していることや，母親を父親やきょうだいと共有していることへの，自分自身のアンビバレンツな感情を表現したり気づいたりするのに安心していられないのである。子どもは分離性の否認として自閉的防衛に訴え，母親をあたかも自分自身の身体の一部として経験し，それによって自分自身の心や身体があるという経験から目を背けている。

自閉的特徴の著しい成人も，同じような防衛を使っているのかもしれないが，時にはより巧妙で隠されたやり方かもしれない。彼らは殻の背後に隠れるか，分析家との理想化された関係にしつこくしがみつくかもしれないが，その一方で迫害的な恐怖は否認されている。理想化された関係性は，分析家は別個であると経験されていないという事実と，恐怖を寄せ付けないでいるという事実を覆い隠す。一方で成人の患者は，自閉的な子どもほどには，身体感覚の世界に没入しないかもしれないが，それにもかかわらず，分析を本当に消化して統合するというよりも，一種の具象的アタッチメントを暗示するように，分析家の存在や自分の考え方に固執するかもしれない。終わりのない分析を願望する背後に，これが存在することもありえる。話す能力が高くとも，会話を「コミュニケーションの手段というよりも，分析家との結合を維持したり，結合を避けたりするため」（S. Klein, 本書第8章）に使うかもしれない。私がこれから記述する若い女性は，恐怖の気づきから目をそらし，そして幽霊や怪物を寄せ付けないために，会話ばかりではなく，読書やテレビ鑑賞も使った。

## 分　析

　Yさんは紹介されてきた当時，20代半ばであった。彼女の分析の最初の3年間での，いくつかの中心的な側面を記述する。最初は，食物と人との接触を絶って，本とテレビで充たすある種の自閉的退避を維持しようとする。彼女は，私が「感覚印象という物質主義」と呼ぶ，ある種の心的物質主義を育むために退避を使って，物事を取り入れはするが消化はしない。彼女は自分自身の供給を管理しているのである。感覚機能にしがみつくことは，耐え難い情動が生じる可能性を未然に防ぐために使える，自閉的な具象的操作様式という，タスティンの記述に相応するものである。その後，彼女は退避から浮上し始めると，ボーイフレンドや仕事，そして分析との付着的関係に死に物狂いでしがみつく。それらを失うことは，彼女には何もかも失ったままになってしまうと感じるのである。この操作様式は彼女を迫害的関係から防御していて，その関係では幽霊で充たされた傷ついた対象が，自分の人生を展開させようとする試みから，彼女を引き戻していると捉えられている。このことが分析で明らかになると，自分自身の人生や心を持つことがもっとでき始めるのである。彼女自身のアンビバレンツや喪失感，そして自分の発達に必須な情動を認めて，耐えることができ始める。

　Yさんはいくつかの他の治療方法を試した後で，20代後半の時に週5回の精神分析を紹介されてきた。他の療法では，過食，人生からの慢性的な引きこもり，激化する自殺念慮といった彼女の主症状を，どうにも変えられなかったのであった。私は，より高額な長期入院治療の代わりとして，彼女を援助することを検討してもらえないかと要請されたのであった。彼女は電車とバスで，1時間以上かけてセッションに来なければならなかったのだが，定期的に通った。分析は最後のチャンスだと捉えていた。

　Yさんは大家族の，年の近いきょうだい数名の第2子で，家族には彼女の感情を受け入れる余地はほとんどなく，重要なことは話されなかった。彼女は侵入的でヒステリーだと感じていた母親との面倒な関係を避けるために，どこか引きこもった父親との理想化された関係に頼らなければならなかった。父親は彼女が十代の時に亡くなり，家族全体は明らかに父親の喪失を悼むことに大きな問題を抱えていた。

　初めてYさんに会った時に，彼女があまりに真っ青でほとんど幽霊のようなのに驚いた。後に彼女は，自分自身を「影の人」と呼ぶようになった。彼女の

目は，部屋の家財を見まわし，そしてまるで家具の1つであるかのように私を見ており，常に動いていた。それはこれまで自閉症の子どもにしか見たことがない特徴だった。首も左右に振り，回避と落ち着けなさの印象があった。衣服は対立物の寄せ集めのようで，可愛らしい白のブラウスと大きく汚い男ものの靴，念入りに合わせられた色彩と，無頓着な，ひどく嚙まれたカーディガンの袖口といったものである。

21歳の時に生理が止まった。もっと後になって，彼女はこれを体重減少と結びつけた。大学時代にはずっと太り過ぎであった。大学を中退してから拒食と過食が発展し，紹介された時点ではすでに数年が経っていた。歯は傷んだままであり，骨の損傷を予防するためにホルモン療法を受けていた。長年の摂食障害とホルモン療法が，生理の回復や妊娠する可能性に影響があるかもしれないと言われていた。

あたかも性生活や家族生活を充たすいかなる可能性も早くからくじかれていたように，彼女は他の人のような人生を送るつもりはないと感じていること，とりわけ結婚できず子どもが授からない運命にあると考えていること，をよく口にしたものである。彼女は生きることに意味がないと思い，そして死を望んでいるのにもかかわらず，息をしているという事実に慣っていた。

初回面接に来た時にYさんは自分自身への絶望を表現しましたが，分析が始まるとすぐに，彼女は退避に立てこもり，それから離れるのを恐れ，時にはそれを他の存在様式よりもはるかに優れていると捉えていることが明らかとなった。彼女はあらゆる好機，とりわけ教育と社会関係における好機を棒に振ってしまったことを，どれほど後悔しているかを語ったが，しかしその一方でダイエットすることや自分を本で充たすことを述べ始めた。話すにつれて傲慢な調子となり，何らかの「代償」があるにせよ，人々が住宅ローンや子どもや仕事といったつまらない人生に，どうやって耐えて生きているのか分からないと言った。退避は，彼女には分析家の人生を含む人生の現実より勝ると思われる場所であり，自分の人生など必要はなく失うものもないと，現実の人生を見下していた。物事は「楽しく」「快適で」，そして「平穏」であると感じられることが，どれほど重要であるのかを話したものである。これは死んだような性質を帯びており，つまり彼女の「快感原則」は「死の本能」(Freud, 1920) の性質を帯びていたのであった。

自閉的特徴がすぐに前景化したが，それは自閉症児との作業ではよくあるイメージを伴っていた。早い時期に，彼女は，まるで遥か遠くで星が輝く濃紺の

空でグルグル回っているかのような感じを述べた。これは彼女を落ち着かせた。彼女は子どものときの，グルグル回転することを表現したのであった。次第に退避から浮上し始めるにつれて，彼女の原初的な恐怖が明らかとなった。彼女の自己全体が出血して，致死量を失いかけているというイメージがあった。甲羅のない亀のようであるという感じ，あるいは暗い井戸の底で生きて，ごく稀に思い切って顔を出すという感じがあった。

　彼女はきょうだいよりも知的に劣ると思われていた。そして弟たちや妹は，彼女よりも早くに読み書きができたということは十分意識していた。私が，「他のきょうだいが勉強している時に，あなたは何をしていたの?」と訊いたところ，「見物していた」と彼女は答えた(自閉的特徴のある子どもが，どういうわけで知力に欠けると思われてしまうのかを，タスティンが指摘していたのを思い起こす。彼女は頭が悪いとは思わなかった。未開発の資質を彼女が使うことができるかどうかが，より問題と思えたのであった。それはたとえば彼女の感情を表現するためのイメージを見つける優れた能力に示されていた)。彼女は子どもの頃のほとんどを，他の子たちに加わるとか自分で物事をやるというよりも，ただ見てただ聞いて過ごしていたと述べた。巨大な眼を持ちあまりに小さな水槽に入れられて成長できない魚の夢があった。そして彼女が大きな耳の銀白色のウサギの面倒をみているのだが，それを放置しているという夢があった。彼女はウサギを引き出しの中の茶色の紙袋に入れて，誰かにウサギをどうやって面倒見たらいいのかと尋ねた。彼らは彼女がウサギを餓死させる寸前であり，取り出してあげて，餌をきちんと与えて走らせてあげることが必要だと告げた。この夢は，彼女が子どもの頃によく見た別の夢によく似ていたが，今回のものは，彼女が何をすべきかを分かるように，誰かに理解の手伝いをお願いしているのが違っている，と話した。そのウサギは，彼女が子どもの頃に飼っていたウサギたちに似ていた。そしてウサギたちが死にそうなので混乱していた記憶はあったのだが，何故死んでしまったのかが思い出せなかったので彼女は罪悪感を感じていた。そして本当に餓死させてしまったと思っていたのであった。

　この素材は，彼女が感覚と心の間にもたらした分裂を例証していて，彼女の耳や目は使われ，いや使われ過ぎたかもしれないが，彼女が見たり聞いたりしたことを，彼女が感じたり経験したことへと結びつけられなかった。ウサギの大きな耳や魚の巨大な目で表わされているように，彼女の知覚が担った部分は拡大された。けれどウサギの夢では，彼女は受動的知覚というこの状態から自

分自身を解放させるためには理解する必要があると認識していて，そうすれば「きちんと餌が与えられて走り回る」ことができるのである．これが意味しているのは，自分の経験を消化して自由に行動し自由に人生を生きる必要性に気づいたということである．彼女は愛情に飢えた自分の側面を無視していたことに責任を感じた．紙袋と小さな水槽も，情緒的成長を阻む，内的コンテイナーを示唆していた．

これらの夢は，摂食の問題に関連があると見ることもできる．拒食であった時は，自分自身をウサギのように飢餓に陥れていた．2つの夢における知覚装置の過剰使用は，ある意味で過食症における食べ過ぎと似ていて，消化できないほど過剰に取り入れてしまうのであった．ウィリアムス（Williams, 1997）は，一部の摂食障害が「進入禁止防衛システム」[訳注2]（p.115）を使っていることについて考察している．ウィリアムスは反転したコンテイナー－コンテインド関係を記述しているが，そこでは子どもは親の投影をコンテインするよう親に使われ，子どもは，「異物」として経験された親の内的対象や不安の入れ物となる．そこで子どもはこれらの異物を入れさせず，自分から取り除くための戦略を発展させる．感覚知覚を一方に，そして思考と感情をもう一方にYさんが分裂させたのを，「進入禁止システム」として見なすことができる．彼女は分析が提供したコンテインメントに安堵で反応し，過食症の症状はセッションが始まって数週間のうちに消失したのだが，私の知る限り休日前に2回ほど自発嘔吐していた．

Yさんは，過食症よりは拒食症患者に典型的な禁欲主義を表面上はすべて備えていたので，上述した感覚機能モードと心的機能モードの分裂は，すぐには分からなかった．本能生活や明白な形態の物質主義を拒絶することで，彼女の禁欲主義は表現されていたのであった（ケステンバーグら［Kestemberg et al., 1972］，そしてA. フロイト［Freud, A., 1966］の本能の拒絶としての禁欲主義を参照）．しかも逆説的に，知的な食糧の取り入れが，彼女自身を充たすが変化や滋養を与えない物質主義的やり方で行われた．読書やテレビ鑑賞は，他人の経験を自分が体験しているような世界への逃避であり，彼女は全くそれ

---

訳注2）進入禁止という性質のある症候は，自身が早期乳児期に投影によって侵入されてしまったと気づいている子どもが発達させた防衛システムであるといえる．彼らはコンテイナーではなく，容器であり，これらの投影を迫害的な異物として経験する．進入禁止の症候は，侵入的で迫害的な可能性があると経験されたあらゆるインプットへの交通手段を阻止するという防衛的役割がある．拒食，経管栄養，歯科医，注射，性交，電話，呼び鈴の音，皮膚の接触等への恐怖として出現．

で変わることはなかった。人と知り合いになりたくない，テレビを観れば知ることもできると，よくぶっきらぼうに言ったものであった。知り合いになることは，関係性とは全く関係がなく，単なる物質主義的事実の蓄積であるかのように話していた。しかも，たとえば上述した夢からも，彼女は，知覚を過度に使っても，発達には到らなかったのが明らかとなった。彼女の物質主義は，感覚印象の物質主義と呼べるかもしれない。それは，経験するにはあまりに危険過ぎると感じた彼女自身の感情ばかりではなく彼女を脅かす対象からも，彼女を保護するのに役立つのである。ある時彼女は私に，日本の民話にある怪物や恐怖や幽霊を寄せ付けないために読経しつづける子どものように感じる，と告げた。この心的物質主義は，タスティンの自閉対象の論議と関連づけられる。対象はもはやそれ自体の意味がなく，個人を死や解体の恐怖から保護するのに役立っているのである。

　自分のアンビバレンツや喪失感を本当に持ちこたえられる人は誰もいないというYさんの恐れが，彼女の接触からの引きこもりの中心問題であったようであった。たとえば，役に立ったと思えるセッションが何度かあり，その後には，食事をしたり人と交流したり，それまでできなかったことができた。彼女は自信をもったようであったが，すぐに排斥感が生じて彼女の肯定的な感情は無くなっていくと感じた。子どもの頃は，動物が好きで，あらゆる種類のペットを飼いたかったと話した。最初のペットは金魚であったが，カビが生えてしまい，その内の2匹が死んでしまった。2匹のひれが腐っているのを見つけた時の，「恐怖からの叫び，ある種の欲求不満」，そして父親が彼女に，金魚が死んでもいないのに，そんなに動揺するならペットを飼うべきではないと，言ったことを思い出した。私は，彼女が新たに見つけた肯定的な感情が失われつつあるということと照らし合わせて，彼女の内部を全滅にさせてしまいかねない事態について彼女が感じていることに，私が持ちこたえないかもしれないと恐れているのでは，と解釈した。すると彼女は，10歳の時に引っ越したこと，戻って親友のところに泊まったことを思い出した。家に帰ってくると友人が恋しくなり，ひどく動揺し大泣きしたのであった。父親は家に戻ってきてそんなに動揺するならもうどこにも行ってはならないと言ったのであった。それで彼女は感情を遮断しようと，本に没頭した。父親が死んで学校で他の女の子と親交を結ぶまで，彼女には親しい友人はいなかった。けれど彼女は，友人の他の人への愛着に（たとえ友人の親に対してでも）耐えられず，友情を断ち切った。

　私は，セッションの合間に私がいなくて彼女が動揺を感じることに，あるい

は私が家族や他の人とまた別な愛着関係があることをめぐって彼女が感じていることに，私が耐えられないのではないかという彼女の恐れについてコメントした。彼女は同意して，彼女の動揺した感情を，父親は「イライラさせ迷惑だ」と思っていた，と説明した。あたかも彼には，それを受け入れる余地はないようであった。彼は非常に「道徳的」な人で，少しの嫉妬や諍いにも耐えられないのであった。それでＹさんは，それは「彼をすっかり惨めな思いにさせてしまった」と話した。彼の意に叶うほど彼女は「成熟」できていないと知っていたので，彼女は無力感をおぼえ絶望を感じた。これは私の関係において，恐れていた何かでもあった。成熟ということへの私の考え方には，嫉妬，競争心，所有欲，喪失感は少しも含まれていないと，彼女は決めてかかっていた。それで，生き生きとしていることは危険でもあった。つまり彼女が生き生きとしていれば，アンビバレントな感情と接触するリスクを負うことになり，拒絶にぶち当たるかもしれないからであった。

　感情，とりわけ喪失感に耐えられないという，父親の繰り返される印象は，Ｙさんの分析３年目の数カ月後に意味を成した。彼女によると，父親が８歳の時に庭で彼の妹の面倒をみていた際に，妹は池に落ちて溺れたのであった。妹の死について決して話されることはなかった。彼は，自分の父親は決して許さないし，自分の母親は決して立ち直れないのではないかと思った。この祖父母はＹさんには恐ろしいほど厳格で非難がましく思えた。Ｙさんはびくびくして祖父母を訪れ，**彼女は存在しないかのように黙って座っていなければと感じた**ものであった。父親の妹について告げた２，３カ月後に，Ｙさんは，母親には，慢性疾患のために子どもの頃はずっと入退院を繰り返していた妹がいたことを私に告げた。母親は妹を「かわいそう」と呼び，そして彼女は他の人のように世間に加わろうとはどうしてもせず，成人になっても不適応は残ったままであった。Ｙさんは，死んだ，あるいは傷ついた両親のきょうだいと同一化していたようでした。これを，他の人と同じような人生を送れない定めだと思っている，という言い方でよく表現していた。そしてある時，砂の中に産卵するヤドカリと，その子どもは孵化すると海に出なければならないことが，ふと心に浮かんだ。何千匹の中の１匹か２匹だけしか生き残らないので，彼女は生き残らない運命のものの１匹だと思っていた。

　Ｙさんは，私が彼女の感情に耐えられるか耐えられないかに非常に敏感であり，私の内部で，彼女の感情を扱いがたくするかもしれない，経験の兆候はないか，耳をそばだてているようであった。それは，あたかも私の幽霊に耳をそ

ばだてているようであった。彼女の敏感さは，私が自分自身の考えと持つ関係にも[訳注3]拡大されていった。時として私が生き生きと考え続け，死んだアイデアや空虚な理論に心を占められないようにするのは，苦闘であった。この生気のなさは考えることへの攻撃と関連していると理解できるときもあったが，一方で，私が何か恐ろしいものを抱いていることを彼女は危惧しているという印象も与えた。私の幽霊，たとえば，情動を恐れ非難し，彼女の祖父母のように彼女は情動的に存在するべきでないと感じさせるかもしれない蒼古的な内的人物像に，気づくことも重要であると感じた。

　Yさんは人間関係から自分自身を守ろうとしたにもかかわらず，私が休暇を取って面接を中断する前には，よく喪失感や拒絶感が生じたのであった。Yさんに初めて会ったときに，これまでボーイフレンドはいなかったと話した。最初の夏の休暇直前に，実は一度短い期間だけの性的関係があったと告げた。彼女は，性的関係をもたず結婚しない運命にあるといつも感じていたが，好奇心が募ってしまい，深入りしないように，行きずりの人と短期間の関係を持ったのであった。数週間してその男性が立ち去った時に，そうなるのは承知していたはずなのに，衝撃を感じたのに驚いた。まるですべてを，そして自分自身の一部を失ってしまったように感じたと話した。彼女が拒食症と無月経となったのはこの出来事の後で，もう2度と性的関係を持たないと決めたのであった。彼女自身の生命感のある部分である「すべて」を失うのではという自閉的恐怖と，その後で生じた摂食の問題には関連性があると思われた。

　彼女はひどくやせこけてしまい，もう妊娠できないとまずは諦め，あるいはほっとしたようにさえみえた。しかしゆっくりと，自分自身や妊娠するチャンスを損なったかもしれないことを恐れるようになった。彼女はどうにか体重を増やして，精神分析の1年後に，10年ぶりで初めて月経をみた。

　次の年に彼女は分析のみならず，外的な成果や社会生活においてもかなり進歩した。大学課程に苦労して取り組んだ。若い男性との友情を徐々に発展させて，彼と性的に関わるようになった。最初は彼の思いやりを冷笑していたが，これはおかしな考えだと思い，それを理解しようと思った。私はこれを，誰かを思いやり，誰かを求めることができる彼女の部分への冷笑という観点で解釈した。すると，性的嫌悪，呑み込まれて捨てられる恐怖，申し分のなかった孤立の喪失，といった他の不安が明るみに出た。しかし，誰かと共に生きようと

---

訳注3）ロナルド・ブリトンの信念と信条においても同じ記載が見られる。

思うようになるとは考えたことがなかったと言って、この段階で自信を感じてもいた。多くの不安を抱えながら、性的そして社会的にも彼女は求められることに感謝して、意外なほど人間関係を楽しみ、そしてずっと生き生きと感じ始めたのであった。彼女は、私そして分析がこれまで彼女を援助してくれたことに感謝していた。

安堵感や感謝の念は、隠れ家から出てくるよう促されることへの憤りの感情や、自分が無防備になってしまうかもしれないことへの恐れとは、著しく相違していた。影の人生から強烈な感情と感覚の人生へと覚醒させられ、結局はすべてを失うという彼女の恐怖は、私に、20年間眠り続けていた患者たちのつかの間の「覚醒」についての、オリバー・サックス（Oliver Sacks, 1973）の報告[訳注4]を連想させた。患者たちは極めて強烈な情動や感覚、そして生きていることへの感謝と同時に、一度でも眠りに陥ったらもう2度と目醒めることができず、これらすべてを失ってしまうというほとんど耐え難い切迫感を経験していた。Yさんはボーイフレンド、仕事、分析をかけがえのないものと捉えていた。もしそれらを失うと、引きこもりの状態（自閉的退避）へと舞い戻らなければならないだろうが、今となってはそのような人生の送り方は、もはや耐えられないものであった。喪失や変化に耐えるよう支えてくれるものは彼女の内面にはほとんどなく、まるで一瞬ですべてが吹き飛んでしまうかのように、いまだに感じていた。彼女の喪失の恐れが何故それほど深刻なのか、私は戸惑いを覚えた。

2年半の分析の後で、彼女のボーイフレンドは1年間いなくなった。このために、いまだ充分に安全な内的対象や外的対象がないままで、これまでの防衛を一部失ってしまったようで、彼女は非常に困難な時期に陥った。「覚醒」の時期は、大きな不安の時代に取って代わられた。起こりうる喪失に彼女は囚われてしまった。分析のこの時期の夢は、彼女の人生との関わりの危うさと、その両親の幽霊との関係性を多少明らかにしていた。長めの週末休暇を取って、

---

訳注4）以下邦訳「レナードの朝」早川書房よりの引用。嗜眠性脳炎は1916年から1917年の冬にウィーン等の都市で始まり3年間で世界中に拡散した。10年間にわたり荒れくるったあと1927年の突然終息した。感染した人の3分の1は急性期に眠りから覚めることなく昏睡状態のまま、あるいは鎮静することのない不眠状態のまま死んだ。命を取り留めても意識はハッキリしているが完全に目覚めている訳でない。パーキンソン症状、カタトニー、チック、強迫観念等多彩な症状に悩んだ。サックスはマウント・カーメル病院で多くの患者と出会い、患者200人にL・ドーパを投与し、一瞬のうちに彼らは目覚めた。動作、感性、思考が滑らかになり自分の内面とも他者とも円滑な関係ももつことができる。しかし、何かがおかしいという直感と伴に、この幸せな状態から滑り落ち、墜落し、朽ち果てて行く。

ボーイフレンドに会いに出かけることに同意したのはいいものの，これは数セッション分析を休むことを意味していた。彼女は規則的に通っていたので，これは異例なことであった。

　彼女は慌ててセッションに到着して，数分遅れたことを詫びた。まずは医師の診療を受けに行ったこと，そして医師が彼女を恩知らずだと思うといけないので，そこをすぐに立ち去り難かったことを話した。私はこれを，いくつかのセッションを休むことで感じることと結びつけ，私が彼女のことを恩知らずだと思っているかもしれないことを彼女は恐れていたと示唆した。彼女は実際にずっと気まずく感じていて，そのことを話すのは耐え難かったけれど，言うことはたくさんあると，安堵して言った。そして戻って来る日を教えてくれた。彼女が将来のどこかで子どもができる可能性について医師が話していたことをつけ加えた。次の週にセッションを休むのが悔やまれるとも話し，ボーイフレンドに会う必要があるのをすまなさそうにしていた。ボーイフレンドに会ったり，子どもをつくる可能性について医師と話したりする必要があると感じているのを，私が認識していないのではないかと彼女が思っているようだと，私は解釈した。

　この解釈で彼女は再び安心したようで，続けて一昨晩に見た夢を語った。沼（swamp）のようなものにはまり込み，必死に脱出しようとしていた。幽霊か死体のような人影がいくつかあったが，どっちなのか彼女にはわからなかった。彼らは彼女を捕えて殺そうとしていた。引きずり戻されて殺されてしまうのではと，恐怖でたまらなかった。妹のZが助けてくれた。Zはこれに身じろぎもせず切り抜けて，彼女が抜け出るのを手伝うことができたのであった。Yさんはあまりの恐怖で，目醒めると一晩中灯りをつけたままにしなければならなかった。それはかつてよく見た寂れた街の夢を思い起こさせた。けれどそれらの夢では，死んだような場所に惹き付けられ，興味をそそられ，そこら辺をうろついたものだったが，今回は恐怖であった。

　私はその夢を今日まで話さないでいたことに言及して，その夢がおそらくあまりにリアルに感じられたのではないかと口にした。彼女はとても怖かったと言って，目が醒めても本当に起こりうると感じたとのことであった。彼女はいつも幽霊に怯えていて，つい最近まで母親が彼女と妹に幽霊のことを話した後は，一晩中灯りをつけたままにしなくてはならなかった。

　Yさんの私との関係性という観点から，私はこの夢を理解した。私は役に立つ妹であり，幽霊にとりつかれた沼のような母親でもある両者であった。彼女

は私を沼から助け出す役に立つ妹のように思っていると話した。すなわち「あなたは私を引き止めたりするものですか！」，と。けれど，ボーイフレンドに会いに行くのを私に告げることの恐怖に私が焦点をあてたときの彼女の安堵は，恋愛関係や家族を持つ期待からか私が彼女を引き戻すと恐れていることを含意していた。このことを示唆すると，彼女は「でも私は人生を生きなければならないですし，仕方のないことよ！」と返答した。彼女は続けて，聴きたい講演へ行くのを邪魔立てする不安気なカップルについて描写した。これは私の不安への彼女の恐れ，分析と人生を最大限に活かすことを邪魔する私の幽霊への恐れを表現しているようであった。

　分析家を不安気な親や不安気なカップルの片割れとして彼女が考えていることを，分析家が心を開いて真剣に受け止め，たとえば，彼女自身の攻撃性や独占欲に言及する解釈で彼女を圧倒し（swamp）ないことが重要と思われた。そのような解釈をすれば，彼女を幽霊と同一化してしまう，あるいは彼女は影の人生しか送れないという考えを強固にしてしまうからである。この夢は，Ｙさんが，自閉的退避から浮上して，自分自身の人生を送ることの恐れを活き活きと描写していた。以前の引きこもった人生の送り方や退避は，幽霊の沼や近づかないようにしてきた死のような場所から彼女を保護していた，と捉えられるかもしれない。彼女が性的関係を持って子どもを産む可能性のある何者かとして，自分自身の人生や未来を展開させようと重要なステップを踏み出した時に，この夢を見ているのは意義深いものである。

　対象の内的幽霊との彼女の関係というこの問題がある程度ワークスルーされると，彼女は次第に自分自身の否定的な感情に対して，それらが彼女を人生を楽しむにはふさわしくないものにしてしまうと感じることなく，責任を持つことができるようになった。彼女の人生の冒険は現実世界により根を張ったものになったのであった。

　Ｙさんの夢で示された援助者と恐怖させる対象との分裂は，両親カップルへの彼女の見方にも影響を与えており，それは同じような仕方で分裂されていた。つまり父－援助者と損傷した母親である。数カ月後のあるセッションの素材は，この分裂をとりわけ鮮明に示していた。このセッションでは，援助してくれる対象の理想化が顕著だったが，両親カップルへのＹさんの憤りが一役担っていたこともまた明らかであった。Ｙさんはキューガーデン[訳注5]と焼け落ちたクリスタルパレス[訳注6]との取り違えについて述べた。キューガーデンで，彼女は父親に連れられて彫刻を見に行った。そして彼女はグリフィン[訳注7]が格別

気に入ったのだが，それは他の動物のように妊娠され出産されることなく，さまざまな動物で形成されていたからである。彼女が好んで逃げ込んだ父親の魔法のお話も思い出した。彼女は，脆い母親（クリスタルパレス）や，普通に子どもを宿す両親カップルへの自分の焼夷攻撃をやめさせるように，魔法の父親に助けを頼んでいるように思えた。彼女はまた，自分のアンビバレンツを避けるために，魔法のグリフィンという継ぎはぎの対象に頼ったのであった。これは，私が初めてＹさんに会った時に彼女の外見が，どこか継ぎはぎの「対立物の寄せ集め」であるとの印象を持った事実を，説明していた。同じように，彼女の内的対象は思い描かれたことも上手くまとめられたこともなかったので，それらは彼女のパーソナリティに吸収されず，内的生活は自由に展開しなかった。グリフィンのセッションでは，両親の性的交渉に対する憤りが，彼女について実りある形で考えることができる私の能力に対する憤りへと拡がり，彼女自身の思考する能力を蝕んでいくことを，彼女は，苦しみながらも気づくようになった。

　両親の幽霊が演じた役割が理解され，そして分析である程度ワークスルーされた後に，彼女自身の感情を認識して彼女自身の思考を考える能力がかなり発展した。その後に，アンビバレンツがあるから人生を楽しむには適していないと思わずに，それに責任を取り始めることができたのであった。彼女はまた，他者に興味を抱く充分な能力を発展させ，そして彼女の分析家を理想的であるとか恐ろしいとかよりも，人間として見始めた。私は，彼女は依然問題を抱えているものの，彼女の人生は，今や動きはじめ，そして長くは続かないかもしれない覚醒というよりも継続的な活動である，と感じた。彼女は，自分が人類の一員になったと感じた，と話した。

## 考　察

　Ｙさんは両親内部にある幽霊の恐怖から彼女自身を保護するために，自閉的退避を創り出したのであったが，その幽霊との同一化を避けることはどうしてもできなかった。あたかも幽霊の如く，彼女は自分自身の人生やパーソナリティを持たない運命にあった。「でも私は人生を楽しまなくてはいけないんです．

---

訳注5）ロンドン南西部の郊外にある植物園．
訳注6）ロンドン南部の郊外にある水晶宮，もしくはその地名を指す．
訳注7）鷲の翼と上半身，ライオンの下半身をもつ伝説上の動物．

仕方ないでしょう！」と叫んだのは，驚くべき発見であり，人生の自発的な肯定のようであった。Ｙさんの退避の特徴は，思考と感情を持つことがあまりに恐ろしい場合に（Bion, 1962, p.10），対象との物質主義的関係に頼っていたことであった。彼女が描写していたように，読書を，自分自身を充たすために，そして「幽霊や怪物を寄せ付けない」ために使っていた。このように対象や言語を物質的に使うのは，自閉症の子どもが破局感の恐怖を近づけないようにするために，玩具をまるで自分自身の一部であるかのように物理的に摑んでいるのと似ている。彼女のパーソナリティは，良い対象を取り入れること（Klein, 1946, p.9）を基盤とするまとまりを欠いていて，その代わりにグリフィンのように継ぎ合わされているか，ヤドカリの殻のような保護的甲羅の背後に隠されていた。

　Ｙさんには，自分が興味と思考能力を渇望していることを充分承知している，より健康な部分もあったことは助けとなった。良くなりたいという動機の大部分は，退避の死んだような性質を彼女が承知していたことと，彼女の外部にある物事や人々への関心という生きた感情を保てるようになりたいという願望で，成り立っていた。

　分析の開始時には，彼女は本当に自殺か餓死する危険があるほど，人生を破壊する何かに支配されていたが，私はその破壊的なものの所在と性質に心を開いたままでいるのが重要であると思った。最初に彼女は自分自身をすごく破壊的な「悪党」であると捉えやすかったので，私がこれを全体像として受け入れなかったことは，彼女に大きな影響をもたらしたようであった。これを，彼女が実際あまりに否定的なので他の人のように人生を楽しむことはできないことの裏付けのように感じてしまいかねなかったのである。彼女の夢と私との転移関係に幽霊を認識することは，自己否定や絶望で動きが取れないという思いを弱めていったようであった。そしてゆっくりだが，これは，彼女自身の肯定的な感情と破壊的な感情との葛藤を彼女に意識できるようにさせた。彼女が分析に反応しているということが私に示唆していたのは，破壊性が彼女を行き詰まりに追いこんでいる主な要素ではなく，この行き詰まりは，損なわれた両親対象への恐れや，それとの同一化と大いに関係があるということであった。損傷をあたえるというこうした感じを避けるために，彼女は退避に頼っていたのであった。

　Ｙさんは子どもの頃から引きこもりで，自分のアンビバレントな感情にふれるのは安全ではないと感じていたと思われる事実は，そういった感情が分析

で表面化し始めたときの生々しい内臓感覚的性質の一因であったかもしれない。タスティン（Tustin, 1972）は，自閉症の子どもと拒食症の患者の双方ともに自分で考えることができ始めると，しばしば激しい競争意識が出現することがあることを示唆していた。その競争意識には，特別な食べ物が与えられて，母親の心のなかに特権的な立場が与えられる略奪するライバルによって，治療者／母が占拠されていると感じられる，タスティンが「赤ん坊たちの巣窟 (p.177-8) と呼ぶ空想が伴う（Houzel, 本書の第6章参照）。この空想は，内臓感覚的な嫉妬の感情を伴っている。Yさんの嫉妬が明るみに出た時，それは同じような強烈さと生の性質を持っていた。たとえば，かつて彼女は，保育園の幼い子どもの集団が人質に取られて銃で撃たれるかもしれないということで，残忍で衝撃的な悦びを表わした。年下のきょうだいの誕生へ向けたYさんの怒りや狼狽は，ワークスルーされないままであり，妹が理想化される一方で，他のきょうだいだけでなく，私の内的子どもたちを表象していると考えられる保育園の子どもたちのような他のきょうだい像に関して，強い敵意の感情を経験していた。

　Yさんの「赤ん坊たちの巣窟」への生々しい憎しみと，両親の内的な，死んだ，または損なわれたきょうだいへの彼女の過敏性との間には，関係がありそうであった。彼女は自身のきょうだいや，両親のきょうだいへの過敏性で悩んでいたようであった。彼女は自分の嫉妬心や独占欲を耐え難いと感じていて，彼女の感情は両親内部の幽霊の原因であるとある程度感じた可能性（たとえば，上述した保育園の子どもへ向けた殺意と，両親の「赤ちゃん部屋の幽霊」へ向けた殺意との混同）がある。嫉妬や羨望が分析に入り込み，そして彼女の心を建設的に使う能力を蝕んでいく状況を，彼女は次第に受け入れられるようになった。グリフィンや父親の魔法のお話に頼ったセッションでは，彼女は分析家の考える能力や両親の創造性に憤っていることに気づいた。私が彼女の憤りを対処できた時は，安堵したようであった。と言うのも，これは，クリスタルパレスのように崩壊することなく，そして沼地の幽霊のように報復することなく，私が彼女の感情を認識できたことを示していたからであった。それまでは，三者関係によって惹起された自分の嫉妬心は常軌を逸していると彼女は思っていたようであった。彼女は，嫉妬と羨望は破局的で収拾不能なものというより，人が人類の一員として経験しなければならない情動であり，そのような感情を扱うやり方が一人の個人的パーソナリティの一部であると感じ始めた。

　Yさんが引きこもりの状態にいた時は，仕事や人間関係への可能性を発展さ

せることができなかった。退避の影響は人生のみならず，彼女の感受性や言語で自己を表現する能力といった，彼女自身のより良い資質と能力からも，彼女を切り離していた。これらの資質や能力は，両親との関係性から受け継いだ，より健康的な部分であったようだが，「沼地の幽霊」への恐怖がその発達を妨げていた。彼女は自分の才能を活用できる職業を手に入れることができ，そして感受性はついに人間関係に必要な能力に入り込んだのであった。3年の分析の後に影の人生から浮上して，Yさんは自分自身のパーソナリティを持ち始めていると思うと言えたのであった。

**原　注**
1）本章は国際精神分析学会誌1989, 70で掲載された論文の修正版である。

**文　献**

Bion, W.R. (1962). *Learning from Experience*. London: Heinemann. Reprinted London: Karnac, 1984.（福本修訳：経験から学ぶこと．精神分析の方法Ｉ——セヴン・サーヴァンツ．法政大学出版局，1999.）

Bion, W.R. (1967). A Theory of Thinking. In: *Second Thoughts*. London: Karnac, 1984.（松木邦裕監訳：考えることに関する理論．再考．金剛出版，2013.）

Fonagy P., Steele, M., Moran, G., Steele, H., & Higgitt A. (1993). Measuring the Ghost in the Nursery: an Empirical Study of the Relationship Between Parents' Mental Representations of Childhood Experiences and their Infants' Security of Attachment. *Journal of the American Psychoanalytic Association* 41: 957-989.

Fonagy, P., Steele, M., Steele, H., Leigh, T., Kennedy, R., Mattoon, G. & Target, M. (1995). Attachment, the Reflective Self, and Borderline States. In: S. Goldberg, R. Muir, & J. Kerr (Eds.), *Attachment Theory: Social Developmental and Clinical Perspectives*. Hillsdale, NJ & London: The Analytic Press.

Fraiberg, S., Adelson, E. & Shapiro, V. (1975). Ghosts in the Nursery: a Psychoanalytic Approach to the Problems of Impaired Infant-Mother Relationships. In: *Clinical Studies in Infant Mental Health*. London: Tavistock, 1980.

Freud, A. (1936). *The Ego and the Mechanisms of Defence*. London: Hogarth.（黒丸正四郎・中野良平訳：自我と防衛機制．アンナ・フロイト著作集2．岩崎学術出版社，1982；外林大作訳：自我と防衛．誠信書房，1958.）

Freud, S. (1917). Mourning and Melanchlia. *SE 14*.（伊藤正博訳：喪とメランコリー．フロイト全集14．岩波書店，2010.）

Freud, S. (1920). Beyond the Pleasure Principle. *SE 18*.（須藤訓任訳：快原理の彼岸．フロイト全集17．岩波書店，2006.）

Kestemberg, E., Kestemberg D. & Decobert, S. (1972). *La Faim et le Corps*. Paris: P.U.F.

Klein, M. (1946). Notes on some Schizoid Mechanisms. In: *Envy and Gratitude and Other*

*Works*. London: Hogarth (1975). (狩野力八郎・渡辺明子・相田信男訳:分裂的機制についての覚書. メラニー・クライン著作集4. 誠信書房, 1985.)

Sacks, O. (1973). *Awakenings*. London: Duckworth. (春日井晶子訳:レナードの朝〔新版〕. 早川書房, 2015.)

Tustin, F. (1972). *Autism and Childhood Psychosis*. London: Hogarth. (齋藤久美子監訳:自閉症と小児神経症. 創元社, 2005.)

Tustin, F. (1981). *Autistic States in Children*. London: Routledge & Kegan Paul.

Williams, G. (1997). *Internal Landscapes and Foreign Bodies*. London: Duckworth.

# 第14章 架け橋を見つけること——自閉的特徴を持つ成人2症例との精神分析[原注1]

キャロライン・ポルメア

　ザーラは6月のある金曜日の朝，きっかり定刻に面接にきた。彼女は9年近く分析を受けていた。彼女の聴こえるか聴こえないかの2度ベルを押す音は，彼女がひどくひりひりした痛みを感じているという事実へと私の注意を喚起した。彼女は脆弱な自己感をとことん破滅させてしまう耳障りでけたたましい音を発せずに，彼女がそこにいると辛うじて私にわからせるようにベルをならすテクニックを完成させていた。私は，彼女の短い2つのベルの音に，彼女が確立した生気を持った速い（allegro con vivo）ビートにならった私のドアのブザー音の返答で彼女に応じようとした。今日は彼女には辛い日であるとの私の懸念は，彼女が現れると確実なものになった。自分の枕をしっかりと胸に抱き締め，一方の握り拳には透明なマニキュアの瓶を，そしてもう一方には「透けた」キーホルダーを持って面接室に入ってきた。机の脇のフロアーに陣取った後で，彼女は気を取り直し始めた。どれほど難しくとも伝えたいという切実な願いを持ちながらも，今日はいつも通りではなくて，そして一杯話したいことがあると告げた。

　私たちは30分ほど一緒に作業して，私たちの協働作業を特徴づける失望，無力，希望，絶望の段階を経てから，そして最終的には私たちが得ようと懸命に努力していた接触をなんとか成し遂げた。ザーラはリラックスすると，印象的な清らかさで，すぐに話し始めた。彼女は，自分が分析のこの時期になって始めて，「普通」であるとはどんなことかを感じ始めた，いつもではないけれど時々，と話した。彼女の人生で初めて，自分は宇宙人ではなく，折にふれ他の人たちと同じであるとの感じを持ったのであった。彼女は，どうしてそういうことが起きたのかわからないけれど，私が私たち2つの世界の架け橋を見つけたからだと思う，と言ったのであった。私がどうやって彼女の感じていることがわかったのかを，彼女がわからなかったのは，私は「普通」で，彼女のようではないからであった。けれど私が架け橋を見つけると，彼女はもっと「普通」に感じられたのであった。

自閉的特徴のある成人2人との作業ができたのを，私は大変誇りに思う。ザーラは若い女性弁護士で，週5回の精神分析を10年やり遂げた。キャサリンは40代後半の女性で，最古の文明に興味のある考古学者で，4年間にわたる週2回の心理療法をやり遂げた。2人の女性は，共にアスペルガー症候群，もしくは高機能自閉症である，と言ってよいのかもしれない。

患者は私に，和らげられていない感覚経験によって，常に彼らを圧倒しそして破滅すると脅迫してくる世界での経験を，伝える能力があった。知覚はむき出しの神経終末のように鋭敏で，身体部分に断裂や大爆発がいつでも勃発しかねず，強直さと儀式は部分的な保護しか与えず，容赦なく消耗させる恐怖から自閉的退避だけが静けさと一時的な小休止を提供する，そういう世界なのである。そのような退避は，「現実」という苦痛に満ちた世界より遥かにましだと思っても不思議ではない。

私が治療したこのような成人は，集中治療のために紹介されることはめったにない。細部への入念な注意，関係性を模倣する能力，彼らの特性にあった職業設定を頼りにして，偽りの自己（Winnicott, 1960）でありながら，彼らはかなり上手く職務を果たしているかもしれない。多くの場合に，職務で大成功を収めている。

ザーラやキャサリンのような人は，仕事を変えた時や，彼らの投影された側面を抱えてくれて，ある種の外的骨格を提供してくれる，人々や活動を失った時に，助けを求めるのかもしれない。彼らが関わることが苦手で悩みを感じているか，さもなければ親戚や友人が彼らにはサポートが必要だと持ちかけるかもしれない。違っている，異質，馴染まないといった感じの感覚が，援助を求めるのにつながったのかもしれないが，自己感が充分に発達していなければ，このような状況にいたとしても，自分のために何かを望んだり必要としたりするのは難しいであろう。援助が誰か他の人を助けることと見なされるならば，彼らはそれを受け入れるのかもしれない。

患者は違っているという感じを報告してくる。後で示すように，治療では分析家にも微妙に違う何かが要求される。分析的態度を堅持しつつ，分析家はもう1人の人間の経験を理解して反応するのに，通常自分に要求されることの範囲を越えなければならないことが，明確になればと願っている。

私の限られた経験から，もし当事者双方が何とか成し遂げられると感じたならば，精神分析的治療を勧める。集中治療は，患者と分析家に，外傷的接触と

分離に関するカプセル化された恐怖を何度も経験する機会を，そして願わくばこの恐怖を理解してコンテインするように作業する機会を与えてくれる。その過程は双方にとって極めて困難であり大変な努力を要するものであり，私は2人の患者の勇気と粘り強さに感銘を受けて有り難く思っていた。

本章は2つに分けられている。まず患者の主観的経験を伝える臨床例を提供したいと思う。後半の部分では，精神分析や精神分析的心理療法による，成人の治療について論じたいと思う。

## 主観的経験

### 接触と接触の回避

通常の人間的触れあいは，暖かく満足をもたらし，そして人生に意味を与えるものだが，私の患者にとっては，彼らと私の生存を脅かすものとして経験されていた。彼らは柔らかな接触を切望していたのかもしれないが，その一方では，破滅や存在しないことそして彼らの内部が漏洩することから自分を救う自己の殻を維持するために，硬い接触が必要と感じていたのかもしれない。さらに，愛情深い接触は，残忍でむさぼり食うように感じられたかもしれないので，愛する人を守るために回避されなければならなかったのであった。

「おはようございます」と言うことや，入室する際に私を見つめることが，ザーラには，私を断片に分散し，そして蒸発させ消失させてしまうほど強烈な焦点ビームで私をレーザー加工するように感じられていたのであった。キャサリンは自動車の衝突事故を詳しく鮮明に述べたが，それは即死で，暴力的でむごたらしく，事故現場には遺骸が飛び散っていた。私は間もなく，接触は衝突であり，そして破裂による非業の死を意味しているという事実を，重視するようになった。私たち2人は，衝突の瞬間には見分けがつかず，2人とも助からなかったのであった。別の日に，私が戸口近くに来すぎたら，核爆弾の爆発による降下物で，死の危険を冒すことになると，私は警告された。

治療を始めた頃，私に理解されたと感じる経験は，耐え難い接触のようにも感じられた。それは，さまざまな巧妙な方法で即座に追い払われた。ザーラは，あっという間に私を，意味や目的もない人間のような機械部品からできたモンティパイソン[訳注1]風の人物であるという，落ち着きのないせわしい漫画的イメージにしていったものであった。私は椅子とドアの間を，儀式的に一日中行き来し，人間味はないが安全で，それなのに悲しいかな，もちろん彼女には全

く使いものにならない人物として思い描かれ，彼女は面白がって大笑いした。時に私の言ったことに現実的な意味や有用な意味があると，彼女は即座に，彼女自身が，誰か他の人を手助けするために私がたったいま彼女に役立ったことの別のバージョンを行うことについて話したものであった。彼女は学んだことから，分離して生きている人としての私に関するあらゆる知識を取り除き，それで彼女にとっての脅威である接触の要素を取り除き，学んだことのなにがしかを保存できるのであった。

　助けになる接触も耐え難いほど刺激的で圧倒的に経験されることもあった。この状態では，ザーラは，私の話したことに必死で食いつこうとしながら，いつのまにか，ロボットのようなコンピューター化された声で話してしまっていた。文中の単語は各々が引き離され，理解されるという経験は切望されるが圧倒するものでもあるため，知的内容から剝ぎおとされた。そのようにして思考は保存されることができたのだが，一方で思考の感情的経験は相殺された。これらの防衛を，羨望や破壊性として見なしたくなるが，けれどもそれらの防衛は破壊するよりも保存する試みであったのは，明らかであった。もしザーラの私についての経験が，このように分裂されることができたならば，少なくとも私についてのなにがしかはこの段階で記憶にとどめられたであろう。

　情緒的接触が危険な身体的接触と感じられると同時に，たとえば私から請求書を受け取る時，実際の身体的接触はなかなかできなかった。キャサリンは，圧倒する不安と侵入される身体感を自分自身から取り除こうとして，死に物狂いで片側の手と腕を振りながら，パニックになって息を止め，顔をそむけたものであった。顔のすべての開口部，眼，耳，口はしっかり閉ざされなければならなかった。そこまでしても，キャサリンは［請求書の］封筒を摑むと，思わず身震いして戸口へと急いだ。

　接触は，原初的な激しく喰いちぎる愛と非情で暴力的な憎しみが，憎しみの衝撃をもっと優しい何かで和らげる自我がほとんどない状況で，一瞬のうちにつながることを意味するかもしれないことが明らかとなった。２人の患者の自我の力が増すにつれて，この一見不可能な状況を何とかする新しい方法が出現した。ある日，私たちの接触が上手くいっていて，セッションは実り豊かであったので，ザーラは，私が話していることを分かろうと躍起になり，それに熱

---

訳注１）イギリスのコメディグループ。メンバーの多くはオックスブリッジ出身で，BBCで，王室，障害者，共産主義者，ナチス等ネタにできるものはなんでも笑いの種にして放映した。哲学者サッカー，バカ歩き，まさかの時のスペイン宗教裁判等の代表的スケッチがある。

心に耳を傾ける一方で，完璧にドイツ語へ同時通訳していた。これは，私の言葉が身体を貫く攻撃のように感じていたので，私の言葉を彼女の口から放出することで，それを軽減させているようだったが，その一方で彼女は理解力を維持していた。

　触れられることや，身体的に侵害されることの恐怖は，常に存在していた。ある時，ザーラは母親に抱き締められた恐怖を思い出し，それは彼女を身体的に傷つけ，不快にさせたと話した。接触が相互破壊的でなければ，それは危険な融合として恐れられた。ザーラは怯えて，私が彼女の心を支配して「脳死状態」にさせようとして，彼女を「レーダー追跡している」と，非難した。

**アイデンティティ，自己，自己経験**
　私は，これらの患者たちには，治療前には，通常理解されているような自己感が，ほとんどなかったと思う。私が「自分自身に何かすること」について話した際に，ザーラは信じられないといったように「私には自分はありません」と答えた。実際に私の提言は，彼女をパニックに陥れたのだが，後で私はそれは自己を持つことの危険性と関連があることを理解した。さまざまな形で出現した無意識的空想は，人は自己として誕生するや否や，破壊されてしまうというものであった。もし私が彼女には自己があると考えてしまうと，私はまさに彼女を滅ぼそうとするにちがいないのである。玄関のベルを鳴らすことは，彼女が存在することを証明していて，もしベルを思い切って鳴らしてしまえば，その耳障りでけたたましい音は，今まさに存在しようとしている彼女を粉砕してしまうだろうと思っていた。

　私には，そのような経験は，自分が認識されることに関する深刻な問題と関連しているように思われた。私がイメージしたのは，母親や養育者との基底的原初的コミュニケーションが，何らかの理由で，失敗した乳児であった。乳児は他者の中に自身を認識できないか，あるいはおそらく充分に抱えられコンテインされたと感じる接触に耐えられないのである。これが治療中に繰り返されると，分析家はそれを情動をコミュニケーションすることの失敗として経験する。その一方で，患者は自分が強い情動をコミュニケーションしているのに，感情的な反応をなにも戻してもらっていないと感じているのである。分析家は，無感覚で空虚な何か，それとも「他に気を取られ」て自己満足しているという患者からのコミュニケーションを受け取る。この基本的な認識や分析家とのコミュニケーションの失敗は，最初，患者は修復できないし壊滅的であると感じ

る。私はそれは患者の早期の経験にあったに違いないと仮定する。すべての企ては失敗する運命にあると感じ，そして失敗は，患者と分析家，双方の目前に迫っているのである。

　これらの患者は「自分がない」と感じている一方で，実際には彼らは他者の中で存在している。私の患者は，彼らの自己をまるごと私の中へと投影し，そういう形で私は，彼らについて学び始めることができた。彼らは私を，「死人」，「脳死状態」，「脳損傷」と呼んだ。彼らは私が，私自身の中でひどく分裂している誰かで，私の心は私の情動に触れていないと話した。私は他種由来の何者かで，人間としては認められない，「宇宙人の姿」をし，孤立して，私は他者との相互交流すべてに感情がなくて機械的であった。私は精神病的で良心のかけらもなく，そして私は心が空っぽであり，自分で考えることができず，私の患者を理解することなく，関心をいだくこともなく，精神分析的理論を気取ってしゃべる何者かであった。同じく重要なのは，私の性質の誤りである。私は誤った形態であり，それは不快な鋭角的な形態であった。キャサリンは，私が彼女の胃の中で吐き気をおこさせ，私を吐き出したかったと話した。私の文化は誤っていて，私の理論的信念も誤ったものであった。このすべてが，それを耐え難いものにする暴力と原初的憎しみを伴い私に押し込められたのであった。

　私はそれが，キャサリンとザーラにはどのように感じられていたのかを，経験させられたのだ，と気づいた。そしてまた，重要な人物は本当には自分たちを受け入れないであろうし，自分たちに耐えられないだろうし，我慢できないだろうし，さらには殺したいとさえ思うであろう，という彼らの懸念にも気づき始めていた。ザーラは母親が彼女を妊娠した時に，妊娠を否認しようとして自らを飢餓状態に陥れたと本当に信じていた。キャサリンは，彼女の母親はもう少しで流産するところであったと考えていた（2人の母親ともに，実際に1度は流産していた）。私への発作的で暴力的な攻撃の合間に，時に私は，おそらくそれを私が望んでいるとの誤解から，生命のない「赤ん坊」を治療するように求められていると感じた。おそらく私の患者は，死んだ赤ん坊を母親に戻そうと無意識に願っていたのであろう。

　しだいに，深刻な内的分裂に対する自覚が，2人の患者に生じた。それはまさに自己の中心にある，外傷を受けて新陳代謝されない断裂の経験にも似ているように思えた。私は，バリントが『基底欠損』(Balint, 1968)[訳注2]で記述した，一連の患者との類似性に衝撃を受け，そして私が想定したのは，スチュワートが示唆しているように，バリントの患者は分析にボーダーラインの精神病

的転移を引き起こし，加えてさまざまな程度で自閉的になるか，治療中に自閉的「ポケット」(Tustin, 1981, 1986; S. Klein 本書第8章) を偶然見つけたのではないか，ということであった。ザーラは，突然口を開ける架橋できないほどの深淵を述べていた。面接室の床は地球表層のプレートとなり，彼女は，私が断層線を覆うためにそこにラグを敷いただけだ，と信じていた。それはまるで，裂け目の内的経験が外的世界に映し出されているようであった。私たちの間にある空間は，無限に深い穴であることがよくあったので，彼女は，私がその深淵を越えて彼女と接触したいと願っていることを信じられなかった。もし彼女が自分でそのリスクを負うならば，死の割れ目へと落下して破滅するかもしれない。それならば接触を望まない方がましである。

　　ザーラの不安が極限に至り，私と接触したいという願望を経験し始めた時，彼女はパニックになってセッションに現れると，その何がしかを取り除こうと腕をばたつかせて吹き飛ばしながら面接室に入ってきた。こもったトーンの固い音を聞くために，私の机の表面を叩いて，「外にとんでもなく大きな穴が」と喘ぎながら言った。「昨日はそこになかったのに。」（私は，道路工事か何かの前を通りかかったことを話しているに違いない，と気づいた。）「あの植え込みを抜いたのね。だから庭に巨大な裂け目があるのよ。おかげでそこには何もないじゃないの。あら！　あの本はどこにいったの？　本棚が空いているじゃない。」今や全く半狂乱となって，私を見ようとした。そしてそうするうちに，彼女の目を通して私を取り入れる衝撃を減らす方法として，私をスキャンしながら頭を左右に揺すった。彼女を恐怖に陥れているのが何なのか，私は把握できずにいたので，彼女は何度も繰り返し同じことを言い始め，いっそう不安になった。ようやく私は理解できた。「死んだセキセイインコ，死んだセキセイインコ，死んだセキセイインコ。なんでスーツの上に死んだセキセイインコなんか着けているの？」私の上着の折り襟に止まっている，楕円形のプラスチック製の亀甲様ブローチを，彼女は死んだ鳥として見ていたことに合点がいった。セッションとセッションとの間の裂け目にあるゆえに，私たちのうちどちらか1人は，安全に割れ目を越えてもう1人と接触できるかは当てにできないと恐れ，，生命との接触を求めて私を見つめたが死の穴を見つけただけであったと

---

訳注2）バリントは心の3つの領域を提唱した。創造の領域，基底欠損の領域，エディプス・コンプレックスの領域である。基底欠損の領域の特徴は以下である。(1) 患者には，彼の深い内部にコンプレックスや葛藤ではない欠陥（断層）があり，そしてこの欠陥は修正されなければならないという主観的感覚，(2) この欠陥は，発達の重要な時期に，患者が必要としていたものを誰かが与え損なったという考え，(3) このことに関して元に戻してほしい，もしくは外傷を繰り返さないでほしいと分析家へ必死に切望する。

第14章 架け橋を見つけること　285

いうことがほぼ確実なこと，私が私たちの接触を根絶してしまい，彼女を流産して，彼女が大きく口をあけた深淵へと消えるにまかせたという信念，こうしたことすべてが一度に私の心の中で結びついた。

　私は自己のまとまり感の欠如について記述していますが，私の患者にはさまざまなアイデンティティがあった。私の患者たちは，ある水準では専門家で，類まれな知性，勤勉，変わったユーモアのセンス，高潔で知られていた。ザーラやキャサリンのような人たちの，細部に留意する能力や集中力が意味しているのは，彼らは条件が整っていると，ある職種，特によりアカデミックなものでは成功するということである。けれど，より深いレベルでは「よそ者」としての，より苦痛なアイデンティティがある。テンプル・グランディン（Temple Grandin）との出会いを，オリバー・サックスは記述しているが，彼はこのよそ者感を『火星の人類学者』(Sacks, 1995)<sup>訳注3)</sup>というタイトルに捉えている。この感覚は部分的には，自分が認識されていないという感じや，他の人たちと身体的にフィットするという感じがないことにあるのではないかと，私は思う。私の患者に他の人たちと同じような身体にし，そっくりになりたいという渇望があったのは確かである。しかし作業が進行するにつれて，よそ者としてのアイデンティティは消退していくようで，私が私たち2人の世界の間の架橋を見つけた時には，ザーラは「普通」である感覚を述べることができるまでに到ったのであった。
　よそ者としてのアイデンティティの一因と思われる，その他の特徴は，脳の原始的部分に棲んでいるという感覚である。どんなに洗練された思考であっても，教え込まれ，接ぎ木され，偽りで信頼できない何かのように感じている。感覚世界の原始的経験こそが「真実」であり，一方で自己の利益と他者の利益が交錯しつつ交流する人間の世界は「偽りだらけ」の世界である。身体に感じることこそが本当なのである。私の患者の素材には，損傷を受けた赤ん坊のおびただしいイメージがあった。たとえば前頭部がなく産まれた赤ん坊で，その額は狭く，後部に傾いているものである。そして人類の原始的な姿のイメージ

---

訳注3）脳神経外科医オリヴァー・サックスの著作。ウタ・ハリスにテンプル・グランディンを紹介されたサックスが，本人と面会した時にグランディン自身が単純で力強く普遍的な感情なら理解できるが，複雑な感情やだましあいはお手上げで，そう言う時の自分は火星の人類学者のような気がすると述べている。彼女はさまざまな状況で人がどのような行動をするかのビデオ・ライブラリーを作り上げてきたと言う。

もあった。ザーラとキャサリンは2人ともに，人よりも動物とより関わっていた。キャサリンは進化の異なる分枝からの子孫であると確信していた。まだ初期の頃，ザーラの分析は闘争－逃避反応だけが支配していると，よく感じたものであった。彼女が最初に持ち込んだ夢は，棚の上に置き去りにされ，大きく目を見開いて死んで行くホムンクルス[訳注4]についてであった。その時に彼女が感じていたのは，彼女は受胎にさえ至っていなかった，ということであると思う。すでに述べたように，2人の患者の母親はともに，何度か流産していた。おそらく無意識に受胎そのものが，最初の破壊的接触として感じられていた。

　始めの頃，ザーラが「自己欠如（selflessness）」という分散した状態でいる時に，自分自身をホログラムとして述べていた，この深刻な疎外感が示唆しているのは，私への持続的な攻撃についての，別な観点である。ザーラは「本当の」反応を惹起するために，そして，そのようにして本当の自分自身を感じるために，私を憤慨させて攻撃せざるをえないと感じたのかもしれない。もし彼女が私を混乱させるのに失敗したら，私への暴力的な「漫画化」攻撃という躁的飛行で逃げたものであった。つまり，どのようにして私の足をとって持ち上げ，私をリズミカルに，バン，バン，バンと壁にぶつけ，彼女の頭の回りで私を回転させ，それから私を宇宙空間へと放り出して追い払ったかを，嬉々として話したのである。私に与えられた任務は，彼女が「ばたりと寝込む」と経験した，もう1つの状態に突入する前に，これらすべての興奮をコンテインする方法を見つけることになった。キャサリンとザーラの2人ともが，2つの極限状態の間を揺れ動くという問題を私に説明し，そして示してみせたのであった。つまり1つは過剰－反応，過剰－行動，そして「無線機のすべてのダイヤルを最高まで回し切っている人のように」あまりに集中し過ぎる「過熱」，そしてもう一方はばたりと寝込み，人を寄せ付けず，永遠に眠った状態である。

### 殻，覆い，退避

　自閉的殻について，とりわけフランセス・タスティン（Tustin, 1972, 1981, 1986, 1990）によって，多くのことが書かれてきた。私の患者を見ていて何よりも気づいたことは，彼らが使っていた「殻」の二重機能であった。その殻は精神病質的，前慈悲的［pre-ruth］（Winnicott）[訳注5]な暴力を**内側**に閉じ込め，

---

訳注4）錬金術師が作る人造人間を指す。損傷を受けた赤ん坊のイメージからも，脳外科医ペンフィールドによる，ヒトの大脳皮質を電気刺激し，運動野や体性感覚野と体部位をまとめた像に似ているものと思われる。

かつまた他者の破滅や侵入を**外側**に締め出すのに役立っていた。同じように殻は，接触を避けるとともに，伝達媒介を選ぶことで，コミュニケーションして接触するためのものであった。光，雑音，臭いのような外的刺激の侵入を制御し，次にそれと同じ刺激を受けながら，それを遊び心でさらなる侵入への障壁に変えるためのものであった。

　たとえば面接室をいつもとちがって眩しく照らす厄介な光は，まずは嫌われ，私がそのままにしておくことも嫌がられたが，やがて，彼女は自分の顔に降り注ぐ光の道筋を戯れながら制御するために，素早く円を描くように頭をまわし，そうやって創られた患者のための喜ばしい宗教儀式的な光のショーとなった。殻は，ユーモアと連想に充ちた，素早くばたついたりコツコツと音を立てたりする世界の生気を保護しているが，その使い方を通じて，逆説的に死のような無感覚を生み出している。患者は，殻を使わなければ，接触が致命的になり死んだような状態になりかねないので，殻をそのままにしておくことが，絶対に必要であると感じるのである。そうしているうちに，接触と現実の生活の可能性が失われるのである。障壁としてあらゆるものが使われ，たとえば自閉的な硬い対象（Tustin, 1981）があり，マニキュアの瓶，じゃらじゃらした鍵の束，色のついたガラスの瓶，光沢のあるペン，ゴミ箱，いずれにせよ手元にあるものであれば何でもよく，そしてキラキラと光り輝くほど良いのである。光を引きつけると同時に旋律を奏でる何か，ちょうど異なる周波数で快く響く鍵の束が，透明なキーリングの上で光を反射し屈折させ，そして万華鏡効果で素敵な模様を表わすように，それは何と純粋な喜びなのであろう！　ここに障壁の重要な特徴がある。防御的で保護的殻として作り出されたのに，純然たる喜びを伴う退避となるのである。私たちの通常の世界は，そのようなマルチメディア的経験にとても敵わない。

　柔らかい方に関しては，自分の形を押し付けることができて，自分の顔に合わせてかたどられる枕は，柔らかなパッド入りの上着や大きな柔らかな玩具が

---

訳注5）ウィニコットによると乳児は母親との関係において，ある種の無慈悲（ruthless）を示す。これはそうする権利を与えられているといったように，母親の感情を考慮せずに母親から注目や栄養を得ることである。そのような乳児の無慈悲は，憎しみではなく，それには傷つけようとの意図はほとんどない。そのような子どもの無慈悲な愛に母親が耐えると，子どもの中に思いやりの能力を与える。無慈悲な自己（ruthless self）は，自分自身のヴィジョンに従ったものを創造する目的のために，秩序を破壊する創造的な芸術家において，作動していることがある。「一人の赤ん坊というものはいない」という母親と赤ん坊が融合した時期で，幼児の絶対的な依存の時期，無慈悲な愛を知ることができない期間に生じており，前慈悲や前思いやりと呼んだ。

そうであるように，受容してくれて心地良く感じられるのである。
　感覚にさほど基づいていない「殻」も，無論存在する。ゴンベロフとゴンベロフ（第10章）は，言語の絶縁包装としての使い方を記述している。私の患者は言語をさまざまに使ったが，大抵はコミュニケーションすることと隠すことの二重の目的であった。ほとんどのセッションのペースはめまぐるしいものであった。多量の詳細が競いあって，２つ３つのさらなる描写で中断され，中途半端で終わった。時にはあたかも，前回会った時からの数日間の，人との出会いや相互交流，読んだ新聞，受けた講義のすべてについて，私は完璧に説明されているかのようであった。これはすべて５分間ほどでやり遂げられ，「これは全部追い払っているだけなので，気にしないで」といった調子であった。しかし，私が気にすることは常に役立った。不安の内容とレベルにはいつも重要なコミュニケーションがあり，そしてもし私がそのことについて話すすべを見つけられれば，患者は接触へと促されて，儀式的に列挙することから救出されうるのである。時にこのようなことは，私たちが接触したり，しなくなったりするうちに，１回のセッションで何度か生じたのであった。別の時には，落胆して背を向けて遮断した場所から患者を連れ戻す必要があった。そのような状態では彼女は「死んだ状態におかれ」，全くの孤立無援を感じていた。ザーラの分析では，正にこのことがどのように感じられたかを私に伝えた時こそが，重要な瞬間であった。

　　私たちが，カプセル化された，断裂という外傷に立ち戻ったあとすぐに，彼女は私が共感しないことを何度もなじった。私には何かが完全に失われている，つまり「欠けているもの（missing link）」[訳注6]があることに，今や彼女は絶対的確信があった。ここで事態がひどく悪化してしまったのは，私が全く共感しなかったからで，そして彼女は傷を負った。私は彼女の気分を害し，さらに悪化させてしまったのであった。私が話したことすべては防衛的で，単なる自己保身であった。今や彼女はそれをすべて自分でやらなければならなくなり，彼女の赤ん坊の自己が死なないようにしなければならなかった。それから，私に告げたのは，彼女は専門家の忠告を受け，セッションのいくつかを全録音したものを，話し合うために上級分析家へ持って行ったということであった。その分析家は，私が全く接触していないかのように見える，と話したそうである。彼女は私がどれほど彼女を傷つけたのかを，何度

---

訳注6）本書第1章でもとり上げられているロナルド・ブリトンのエディプスの三角でも missing link という言葉が使われているが，生物の進化において，存在が推定されていながら未発見の仮想の動物，特に類人猿とヒトを繋ぐ動物という意味もある。

も繰り返し言った。私はさまざまな感情を味わったのだが，とりわけ感じたのは，あたかも彼女が私の中へ短剣を突き刺したような，ほとんど身体的性質をもった強烈な痛みであった。あたかも私の専門家としての基盤が，脆くも崩れて行くように，私の中で何かが崩壊し始めていると感じた。それは，私は捨て去られてしまい，究極の破局に対して無防備であるかのようであった。彼女の赤ん坊の自己が死に瀕していることを語った時に，私はザーラが何を言おうとしていたのかが腑に落ちた。その後に続いた沈黙の中で，私は，仕損なったことで重苦しい気持ちで衝撃と動揺を感じていた。ザーラは，顔を覆い隠すために頭からかぶった毛布の下で，狼狽してカサカサ，パタパタと音を立て始めたのであった。私の沈黙が，彼女を不安にさせたのは明らかであった。私は考えていることを伝えた。もし私が口を開けば，私の言葉と声は彼女に突き刺さる短刀のように耐え難いと感じるかもしれないし，しかもその一方で私が沈黙していると，それは危険で悪しきものであると感じている，と。彼女は音を立てず，そして非常に警戒して横になっていた。私は気を奮い立たせて，続けた。彼女の頭の周りの暖かな空気中のサラサラとした音は，彼女を破滅さるように感じられる私から彼女を唯一保護してくれるものであると思われる，と。しばしの沈黙の後で，「それはいいわ，少なくとも解ろうとしているのね。私がお話したことを取り入れて努力したのね」と言ったのであった。

リズムと音楽は，もう１つの障壁－退避－殻のコミュニケーションを形成できる。つまり，何がしかの暴力を伴わずに，時に接触できたのであった。背を向けた状態で，ザーラは私の机をよく叩いた。彼女が，たぶん私の空間の内部で自給自足しているつもりになって，なんとか生き続けていて，「生き長らえている」だけならば，穏やかなゆっくりと歌うような<ruby>リズム<rt>アンダンテ</rt></ruby>が存在していたのものであった。それは気分を落ち着かせるものの，もの悲しく，人生に近づく危険を冒さないように何かを存続させているように感じられた。別の日には，タッピングはさほど規則的でなくなったものであった。セッションを休んだ後で，ザーラは，私のところへ来るまでに経めぐってきたすべての苦境を列挙し始めた。その後に，手足を失ってしまったり，死んでしまったり，取り返しがつかないほど離れ離れになってしまった人の話が続いた。彼女は次々とそれらの話をしながら，１つひとつの話を自身の身体の内に経験しているようであった。面接室に裂け目への恐怖が持ち込まれた。机を打つ音ははっきりと聴き取れ，重くゆっくりした葬送行進曲のリズムであった。ダン，ダン，ダダン，ダン，ダダン，ダダン，ダダン[訳注7]。「廃品」業者が鐘を鳴らしながら，外の道を通り過ぎて行った。「不用品（dead）があればお持ちください」そう彼女は

叫んだ。

### 分 離

　こうしたすべてが暗示しているように，分離という発達段階はまだ達成されていない。そのかわりに分離は，突然の衝撃的な裂け目（Tustin, 1972）のように感じられる。葬送行進曲が打ち鳴らされた先の例は，これを少なからず例証していると思う。

　休日や週末の中断は，いつも辛いものであった。治療の初期には，自分が自身の養育者であるという防衛（Winnicott, 1960）が引き受けられていたのだが，しばらくするとこれはもううまくいかなくなった。2人の患者は共に，一時的に体調を崩したり，自傷したりしたことを報告した。感情が身体部分と等価にされているときに，それらを象徴化できないということに問題があるのである。1つの例が参考になるかもしれない。

> ザーラの不安は，休日の中断を目前にした金曜日に，面接室に入ってきた時に察知できた。私の「おはようございます（Good morning）」に反応して，「ひどい朝（Bad morning）」と返答した。私を見ることなく，お気に入りのガラスの小瓶を，私に近い側の耳のなかへと押しつけたままにしていた。「折れた腕と潰れた指！　ウーッ！」震えながら続けて言うには，「破損（break），破砕，折れた骨がいたるところに見えるし，彼も体調が好ましくは見えなかった。彼にはそれはショックなんだわ。そして私にはわからなかった。あなたの顔からそれは読み取れなかった。あなたはいつも冷静沈着。休みによる中断（break）が深刻なのをわかってない。今はゲリー（愛すべき愛情溢れる彼女の家族のメンバー）の腕が折れたのを考えているのよ」「折れた腕－骨折，破損，破壊，ゲリーは夜にドライブするの。あなたのご主人はどうしてたの？　自動車事故，衝突？　そんなこと考えるのは耐え難いですし，あなたは事故が起きたとは私に言わなかった」（震えて，半ば狂ったように取り乱して）「あなたはそんなに嘆いてはいないのだから，あなたは彼を世話しても良さそうなものよ。多分彼は働けないはず。どうなの。」

ザーラは私の夫が出かける際に，腕を三角巾で吊って指には包帯をしていたのを見ていた。私は，彼女が知らなかった私の世界，私の現実について，突然何かを見ることになったショックについて話した。つまり，休みによる中断をど

---

訳注7）ショパンの葬送行進曲の出だしと思われる。

うにもできないことでパニックになることについて，そして彼女が中断を，自分にではなく，彼女や私が愛している人々に生じた身体的な骨折として経験したこと，についてであった。私は，彼女はそのショックを何とかすべきだったのにできなかったという恐れと，私や誰かが破損から彼女を守れることができるという希望が彼女にはなかったことに，焦点を当てた。私が軽率で，私が彼女を危険に陥れ，そして彼女が世界を危険に陥れたことに気づかないのではないかと彼女は心配していたと，話した。分析の初期には，「中断」についてずっと話すことはできないでいた。と言うのも，分離は何であれ，愛着とともに否認されていたからであった。けれどもこの時点で，私の話しかけは彼女を落ち着かせ，彼女は自分を悩ませていたのはまさしく「その中断」であるかもしれないと思うと言って反応したのだが，それは明らかに私たちの連続性の中断を意味していた。

　休日の日取りについての話し合いはいつも厄介であった。私がそのことについて話そうとするどんな兆候にも患者は警戒的になった。衝撃的な経験になると予想されるものを，少なくとも制御していると感じることが，彼らには極めて重要であったようだった。私がそのことを取り上げようとしている日を，キャサリンは，正確に感じ取ることを習得していた。そして「休日の日取りを知らせてくれるには，おそらく良いタイミングじゃないの」と，わざとらしく無関心を装って言いながら，入室した。基底にある恐怖は明らかなままであった。ザーラにとって，中断の形は重要であった。それは金曜日に終わり，月曜日に始まる，正確にまるまる1週間でなければならなかった。他の形では，私の無責任さや無頓着さは人の生命を危険にさらすと，暴言を炸裂させた。そんなにも許し難いのは，私が分離を儀式的に行いそこねたことだと考えるしかなかった。私が本当は分離していて，そして彼女が定めていない時でも離れることができると知って，彼女は自分自身やまわりの人を守れないという恐ろしい経験を免れないと感じていたようであった。

　分離の文脈で，キャサリンとザーラの2人とも，1つの行動から次の行動へと移るのに難儀を経験していたのは興味深い。時間に気づくことは，喪失と分離に気づくことを意味してもいたようであった。彼らはある活動に「はまり込んで」しまうと，他の活動に変わるのがほとんど不可能だと感じていた。このことは時間や計画を守るのを，困難にさせていた。キャサリンは私との夜間の予約に来るために，仕事中の秘書に，自分に職場を出るように伝えてくれるようお願いしていたと話したのである。と言うのも，仕事に没頭してしまうと，

何時間も遅れてしまうかもしれなかったからであった。

## 治療過程

　毎日分析のセッションはより深いところで治療する格好の状況を提供しているので，この節のほとんどの例をザーラの分析から引用した。けれども，これから検討する治療の各段階は，キャサリンの心理療法療法にも認められた。
　「偽りの自己」(Winnicott, 1960) が破綻した後に，治療では2つの段階があると私は考えている。しかし，これら2つの段階は必ずしも1つの後にもう1つが続くわけではなく，よく隣接したり重複したりしている。おおよそ第1段階が第2段階へと移行したことに，だんだんと気づくようになる。私は，これらの段階を，「接触コンテインメント」段階と「発達推進」段階と考えている。

### 接触コンテインメント段階

　患者と分析家にとって最初のハードルは，双方を抹殺しない接触をして，それを維持する方法を確立することであるのが，私が患者の主観的経験を記述したものから，明らになるであろう。それに加えて，退避は患者の生き残りに必須なばかりでなく，しばしば心地良く，楽しく，分析家が提供しなければならないものよりも遥かに優れていると感じられてもいて，これこそが大問題なのである！　接触は酷く苦痛に感じられるので，暴力的で原初的な憎しみが解き放たれることがある。キャサリンは自分の感情を「原始的な残忍性」として説明して，自分がライオンになり，私を口に咥え，肉片から血をしたたり落としながら，唸り声をあげて私をズタズタに喰いちぎるイメージを報告した。分析家として破壊されることなく，一見終わりのない攻撃に分析家は耐えられなければならない。患者が攻撃性を，闘争－逃避の機制に支配され自我を介して和らげられておらず，それは制御不能な脳の原始的部分に由来していると感じていることを理解できたとき，私は，破滅の恐怖や存在をかけた私への攻撃の必要性を理解して，それを和らげるよう，彼らと共に努力することができたのであった。ザーラは，後の分析で，歓喜と落胆を混ぜこぜにして，私に注意を促すこともできた。「ああ！　あいつらまたもめている！　今あなたを細切りにして，ミートローフに変えているの。むごいこと！」
　来る日も来る日も，私が任されていたことすべては，私についての患者の経験や患者の世界を日々歳々とにかく味わうことである，と認識した時に，私は

救われもした。もし私が攻撃されたと感じるなら，そのように彼らは感じているに違いないのでは？　私は攻撃が，彼らが圧倒する経験から生き残る手段であり，そしてそれを私に伝達する手段でもあるのがわかった。

　この点に照らしてみると，自閉症を愛着の失敗，心で感じることの失敗，「自閉的無思考（mindlessness）」状態（Meltzer, 1979）でもあるとするメルツァーの記述は，普通の人間の性質が欠除していることを強調している記述なのだが，私のザーラやキャサリンとの経験には適合しないと思うのである。むしろ愛着は桁外れに大きく，あまりに強烈で圧倒的であり，あまりに独占欲が強くて患者には耐え難いほどであり，あまりに貪欲かつ口唇期的で扱い難く，あまりに残忍で生き残り難いものであった。同じく，共感の失敗とか，人間の感情を感じることの失敗とよく言われていることは，その逆のように私には思える。まるで自分自身の体内にあるように他者の感情を経験することは，あまりに強烈で圧倒的なので，そのような経験は，患者が緩和したり，コンテインすることが不可能な感情で襲撃されないように，排泄されるか解離されなければならない。だから私は，「無思考状態」とは「心（mind）の過充足」，あるいはより正確には「心身（mind-body）の過充足」であろうと思う。

　この思考の転換は重要であり，それは，それによって分析家に，接触したい願望を捉えたり，セッションの特定の時期に回復期間を求めて退避を必要としていることを認識したり，言語と行動が単に障壁としてではなくコミュニケーションとして使用されているのを実感するために，心構えをさせるからである。分析家にこのような心の状態がなければ，コミュニケーションは単なる破壊的攻撃として経験されたり理解されたりしかねない。たとえば，ザーラは何カ月も，私に弾丸を浴びせる場面を「漫画化した」。彼女は，弾丸の衝撃によってどれほど私の身体が飛び跳ね，そして銃撃の合間にどのようにして動かなくなったのかを，詳しく述べた。ある日，はじめて，映画『地獄の黙示録』を最後まで観ようと3回試みてできなかったことが，私自身の考えに浮かんだ。私は観るのを諦めて席を立たなければならなかったたびに，暴力，音楽，乱射，容赦ないむごたらしさで吐き気やめまいを感じたのだった。一方，ザーラは煩わしいが愉快な活動に没頭しているようであった。「なんてこと！」「もう1回やってやる！　あんたに弾丸を浴びせてやる。あんたのジャンパーは血みどろの穴だらけよ」等と言ったのだった。感情は暴力を「漫画」へと転ずることで，解離されていた。しだいに私たちは，この活動のさまざまな側面を理解できるようになった。弾丸を浴びせる行動は，彼女が私を見つめることの危険性と，

彼女自身を粉々に砕いて私の中へ散乱させることの危険性を伝えていたのであった。それは同時に，私と，つまり私の本当の内部と接触したいという願望と，同じくそうすることの危険性を表現していた。私は最後までそれを見ることに耐えられたであろうか？　私自身の個人的な記憶と感情を呼び起こしつつ，ザーラは非－言語的コミュニケーションで何とか私に辿り着いたのだったが，それは非常に大きな前進であった。いつも私はこのような攻撃で凍てつき，そして当惑したままであった。弾丸との「接触」で，私の生命のない身体が再生してくるというイメージには，コミュニケーションの面もあったのだった。私たちの接触は，私たち双方を生き返らせたが，それは瞬間的な死とも密接に関係していた。暴力的な接触の一瞬と一瞬の間では，彼女や漫画の中の私は死んだ状態に戻っていたのであった。

　こういった患者と作業する精神分析家のために，別の重要な「頭の切り替え」がある。サンドラー（Sandler）は，分析家が理論と理論の断片の蓄積を，前－意識的な心に保持し，そしてその周辺で患者の素材を構造化することを記していた（Sandler, 1989）。私たちがそれらの理論を呼び起こすのは，経験や観察の意味付けに手助けが必要だからである。ザーラとの作業を開始した頃は，私の前－意識の蓄積には，彼女との作業を特徴づける，ローラーコースターのような強烈な身体的かつ情緒的経験を理解するために手助けをしてくれる理論も，説明でさえも欠如していた。防衛の観点で考えるのは，私たちの接触の生々しい無防備な性質を否認するように思う。私たちは2人共に「防衛」を切望していたが，どこにも見つけられなかったと思うのである。背を向けて手をバタつかせたり机を叩いたりする退避は，彼女にとって，圧倒してくる経験からのなんらかの救済と保護を求められる唯一の場所であった。解離と具象性は精神病的と思えるが，それでもなお，何か知的分野で難しい仕事に就いている人には洗練された心もあるのである。

　私は，オリバー・サックスの『火星の文化人類学者』（Sacks, 1995）を読んだ時に，私の患者とサックスが挙げた例（テンプル・グランディン）の経験に類似性を確認できた。神経生理学的観点を加えて理論武装することで，患者のコミュニケーションは事実であって空想ではないと，より心おきなく「信じる」ことができるようになった。彼女が「脳損傷」や「脳死」状態を語った時に，私は，彼女が自分の心にしてしまった何かをめぐる無意識の空想について，私に語っていると思い込んでいた。実際には，彼女は自分自身の脳に損傷があると経験していて，そして事実そうだと語っていたのであった（一歩間違えれ

ばそうだったのかもしれないのだが)。この私の中での切り替えは,私からより理解されて分かってもらえたと彼女が感じるのに役立ったに違いない。分析の初期段階で私のコミュニケーションが微妙に間違っていて,幾度彼女の中へ侵入する異物のように感じられたことがあったか,推察するしかない[原注2]。

　非言語的コミュニケーションを認識することは必須である。手をバタつかせ机をトントン叩くのは,そうみえるほどには儀式的なものでは決してない。それぞれがパニックの異なるリズムと異なる性質を表現するのである。この時点では,乳児観察から得られた技量が,最も役立つ。攻撃され拒絶され無視される中で,思考し続けられるとは限らない。もし状況が許されるならば時には声に出し,時には黙って自分に問いかけたりして,観察に集中し,観察したことについて考えることは,過程を前進させ,患者が分析的過程を彼女自身の儀式に変えようとする衝動に対抗するのである。

　このように分離した心を保持しながら,同時に患者の世界に参加する必要がある。チェッチ(第5章)は,より大きな分離へのステップとして,自閉症スペクトラムの幼い少女マリエラの異質な世界に,分析家がどのように加わるのかを見事に記述している。音楽的リズムに耳を傾けることや,ベルのリズムに対して私がブザーのリズムで反応すること等の,先に挙げた例はこれを行うための試みであった。けれども時に,この共感にあらがう力も働くものである。患者自身の,侵入されたり介入されたりすることへの嫌悪と対をなし,それを反映する,強力な逆転移も生じることがあった。たとえば,キャサリンは「出て行って。私に近づいたら命はないわ」と言って,身震いして接触を払いのけた。相応する逆転移は,「いや!　私は分離していて,あなたのこういった狂気の世界の一部じゃない」といったものである。私はこの逆転移を,分離という外傷的裂け目の一部として,そして愛着と早期のコンテインメントにおける発達段階である前‐言語的コミュニケーションの失敗として,ようやく理解できたのであった。分析家への圧力は,患者と縁を切る,つまり堕胎するというものであった。瞬間ごとに患者の経験に留まることが,彼がよりコンテインされたと感じるのに役立ったようであった。

### 発達推進段階

　ほどよいコンテインメントがあると,内的に突き動かされた発達への圧力が動き始めるようである。おそらくその圧力は,これらの患者の粘り強さと勇気に負うところがあるが,おそらく私たちすべてに共通しているのである。いっ

たん私たちが，その時点での十分な治療関係を確立できたならば，患者は失敗していた発達段階を埋め合わせようと取り掛かるのである。

ザーラでは，この段階は休み明けに始まった。取り乱した，排出するような動作で片側の手と腕をバタバタさせながら，彼女は私を目にとめることもなく入室し，不安気に見回した。カウチへ行くかわりに，私の机の横の床に座ったのであった。全く動かず，ほとんど目の届かないところに隠れていた。私は死んだ真似をする子どもを考えた。当然彼女は，私が反感を持つだろうと恐れていた。実際にそれは自由な行動のように感じられ，今や彼女は自分自身でいることができることを示唆していた。私は，彼女の恐怖に立ち会い，そしてそれを違った方法で彼女と話すことを許されているのだった。彼女の勇気と真実を追求する決意は，私たちの協力者であった。彼女は，自分が異なる種であるという彼女の気持ちを理解しようとすることへ，そして自分が達成したことがないと感じていた発達段階の探究へ，と私たちを導いたのであった。接触への恐れは明白であって，セッションのたびに前もって勇気を奮い起こさなければならなかった。私が彼女の役に立たなかった場合に備えて，彼女は，自分の注意を引き付けておけるように読み物や画用紙やパズルの本をよく買っていた。彼女は私に相反するメッセージを伝えていた。つまり一方では「消え失せろ」，もう一方では接触できるようになりたいという必死の思いで，私たちがしくじると彼女は死んでしまうとの恐れである。

彼女はたまに私を挑発し続けたが，これがどれほど彼女にリアリティを感じさせる興奮を作り出すことを意図していたのかを，彼女は次第に認識していった。これは彼女のジレンマであった。つまりその種の接触はほんのつかの間の征服感を提供したが，その後には絶望が続くのであった。暴力的でなく接触するのは，より困難であった。

描画が役に立つようになった。描画を見れば彼女がどのように考えているのかがありありと分かると伝えた時に，彼女は，私が知ることができることに興奮し，私が侵入するためにその知識を使うかもしれないと疑った。けれどもすぐに，言葉で伝えられないことを表現する方法として，彼女は描画を使ったのであった。

描画が示していたのは，彼女の内部のさまざまな種類の鋼鉄の覆いや，厚く綿入れされた宇宙服や，不浸透性の保護的殻であった。彼女は鋼鉄の箱の中の小さな点のようなものであり，安全ではあるが酸欠で瀕死の状態であったのかもしれない。鋼鉄の箱は，あっという間に棺にもなりえたのであった。彼女は，

次第に自分自身と私とを，常にレンガの壁やより安全でより強固な何かによって分離して，描写し始めた。その後，壁や格子のなかに跳ね橋が現れ，それは必要に応じて開閉できるのであった。彼女が開放時間を制御できているかぎり，授乳や「酸素」の必要性が検討されうるということのようであった。私たちは，これを，適切な内的クッションやフィルターが欠如している場合に外的世界からの突風を調整し加減する具体的な装置の必要性として，考えるに至った。

　ザーラは，時に描画はほどほどにして，手元にある物で実験した。彼女はゴミ箱や自分の書類カバンを私に対する障壁として彼女の前に置き，私が彼女を見られるように，彼女は恐る恐る少し机から離れた。そして目を向けることができると感じた日には，私を視界にとらえることができた。時には，重い金庫のドアの取っ手を摑んで引っ張るような動作が，わずかな隙間を私のために開けようとしているのを知らせてくれた。でも閉められるかを確認するために，すぐにもう一度閉める恐れもあった。私が彼女は私を入れたがっていると同時に，私の侵入性を制御する必要があったことを理解していると言うと，すぐに彼女は同意した。

　私を見つめようとすることは重要であると，彼女は確信していたのだが，実にそれは難儀なことであった。彼女は，生気のない目を覗き込むことへの恐怖のために覗きこむことができず，発達に重要な部分が欠けてしまったと感じており，それで勇気を振り絞ってやってみた。彼女はバタバタやトントンで不安をふり払いつつ，よく首を左右に振ったのだが，これは前に述べたスキャニングであった。何とか私を通りすがりにちらりと見ることはできたのだったが，それは同時に目を通して私を入れることの潜在的な破滅作用に対抗するために，筋肉の刺激や感覚を自分自身に与えることができればの話であった。彼女は面接室に着いた時に本当に不安であったら「生気のない目，死んだような目，死人の目」と，まるでこの呪文がその不安を寄せ付けないかのように唱えたものであった。私の外見や面接室や家屋のあらゆる変化は，彼女が落下するかもしれない無感覚で空虚な裂け目が，開く前触れであった。

　私を見たいとのザーラの願いは，続いた。彼女は「ログオンする」や「ドッキングする」や「プラグインする」といったさまざまな方法を探索した。私の机は，彼女が私と結びつく媒介であり，制御盤であった。分析の始めから，私の机はあらゆる物を隠し整理し区分けしておける無数の小さな引き出しで，彼女の心を捉えていた。私との何らかの関係を認めるかなり前，彼女は私の机と「長いお付き合い」があったと，冗談めかして言っていた。私が机のことを堅

固で揺るぎない私のより安全な表象であると，彼女に初めて話した時には，彼女には奇妙に思えたようであった（引用すると，「この机はあなたより年上で，あなたが死んだ後もここにあるでしょう」）。それでもこの考え方は，時を経て事実に即し，彼女の机への愛着についてのひとつの考え方として受け入れられるようになったようであった。時に自暴自棄な気分になった際には，彼女は机の間近に寄ってきて，黙って頭をのせたものであった。

　陸地にたどり着くための一つの方法は，彼女のレーダーで波長を調整し，私を彼女のスクリーン上に捉えて，私に付着するという，彼女が再演した視覚によるイメージを用いることによって，私に「ドッキング」か「ログオン」することであった。私がどのような表面を提供したように思えたかは，彼女の心次第であった。彼女が自分にひもが結び付けられ，しだいに陸地へと引き寄せられていくと想像するなら，私の表面はギザギザで人を寄せ付けない感じかもしれないし，上陸は荒海で船が岩場に乗り上げるくらいに危険なようであった。上手くフィットしているらしい安泰な日には，私の表面は，彼女には滑らかでより融通が利いて受容的に感じたかもしれない。私が滑らかに思える時には，別な危険があった。つまり，私がガラス質になってしまって，彼女が滑り落ちてしまうかもしれないということであった。

　彼女は私を見つめることができるようになり，それと同時に私に直接話しかけられるようになると，私の服装をチェックし，そして彼女自身がそれを着ているかのように身震いしたものである。首をこすりながら，私のセーターは彼女の皮膚にはチクチクしすぎるし，襟もかたすぎると言った。彼女自身の皮膚のない表面には，私の服は不快に感じたのであった。私の服の中に入り込むことは，再結合には不可欠な要素のようであった。それは侵入的な感じではなく，母親の口の中に指を入れて探索する時の赤ん坊のように，中へ入り込む試みなのではないかと思った。私は，彼女を排泄したいという過去の逆転移願望は経験しなかった。時にはとても愉快に感じた。

　分離は明らかにザーラを混乱させたが，今ではそれについてより多くを語ることができた。そして，初期の分析にあった反復される外傷的な断絶は，幾度も再来したが，こういったエピソードはより短期間であり，そして接触が完全に壊滅的に断たれることはなくなった。彼女はしばしば机／私に命綱で結ばれている経験を表現し，部屋から少し出ては入って，つまり違った展望から見回そうと果敢に試みたものであった。命綱がはずれ，漂い出るままにされるのではと恐れていた。2人とも，この破局にはなす術はなかっただろう。それは私

に，胎児の超音波観察についてのピオンテリ（Piontelli, 1992）の研究[訳注8]を，思い起こさせた。そして私は，危険を伴う組織の断裂や切迫流産がなかったかどうかを知るために，彼女の子宮内での生活のビデオを見ることができたらと思った。おそらく臍帯が一部はずれて，彼女の脳の一部への血液供給が一時的に不足したのであった。

　私たちの作業が進展するにつれて，ザーラは存在することを経験し始めた。おそらく存在する権利があるとの新たな心境は，より堅固な自我の出現と同時に生じた。けれども存在することを経験すると同時に，同僚や私によって即座に破壊されるだろうという確信が生じた。彼女が心の分裂を探索していると思える時期があった。彼女は両手利きなので，怖すぎる何かをコミュニケートしようと奮闘しているうちに言葉は支離滅裂で上手く使えないとなると，場合によっては持つ手を変えてみて，もう一方の手でそれを線描したり筆記したりできるかどうか試した。彼女は私に，もう一方の脳を使うことで，彼女を機能不全に陥れる圧倒的な情動に，どうにか少しは距離を置けることを説明した。このように右から左へと揺れ動くことはできたのだったが，その一方で彼女の自己全体を使って，行動と思考することを統合し，私を見つめながら感じて関係づけるという，柔軟性をいまだに欠いていた。分析初期の頃は，彼女は私を，私の思考と私の情動を統合できないと，経験していた。そして今は，彼女自身の中にそれがあると分かっていた。彼女はこの問題を，脳の左右半球間のコミュニケーションが欠如しているからと考えていた。

　私たちが調べている自我と自己感は，外傷によって消し去られたものなのか，あるいはそもそも自我の発達する能力が生まれつき「配線されて」いなかった（Alvares, 1999）のかどうかと，私たちは2人とも考えていた。私の患者は，配線が正しくなかったという説により魅力を感じていた。私は自分に答えが分かるとは思えない。思うに，ザーラが示した世界観は十分に強固な自我や自己感を伴わない（理由が何であれ），知性と独創性によって，創られたものであったということである。発達的に言えば，分析において，彼女は，身体自我（Freud, 1923）や脳から，コンテイニングや修正する力のある自我の発達を促

---

訳注8）アレッサンドラ・ピオンテリはイタリアの小児科医であり精神分析家。1970年代にすでにタヴィストックを引退したビックにスーパーヴィジョンを受けた。超音波スキャンの使用により妊娠中に子宮内の胎児に侵襲を与えず観察できるようになった。ピオンテリは超音波スキャンを使って子宮内の胎児11人（単生児と双生児）を観察し，彼らの誕生から4歳までの発達を家庭で観察した。出生前の子宮での経験は出生後の行動に染み込んでいた。胎児は単に育ちを待つ氏ではなく，遥かに個性的で独創的である。

進する内的表象を伴って，心（mind）や精神（psyche）へと変化しようとしていたようであった。

わずかながら，ザーラの自己感は成長した。自閉的特徴を認識して彼女は絶望したにもかかわらず，自分自身を私と共に知っていくことによって，アイデンティティの感覚の始まりを感じた。彼女は，消し去られる恐怖をさほど感じずに自分自身の観点を保っていられる職場状況を報告した。さらに彼女の明晰な知性や，人の気分や感情に対する鋭敏さは，それらの圧倒する性質をフィルターにかける方法が見つかりさえすれば，貴重な能力となりうることを確信し始めたのであった。彼女が呼ぶところの「アスペルガーらしく」いる時と，より「普通」である時とに気づくことができた。

私たちの作業は，観察鋭く判断する自我機能の発達を，後押しした。彼女は，前回私に話した時から起こったすべてのことで溢れんばかりになってセッションにやってきた。あらゆることがすべて報告され，しかもそれは驚異的なスピードであった。さまざまな不安が出現した。彼女が一通り報告してしまう前に，私が不安を取り上げたなら，私たちはなんとかそれらを理解したかもしれなかったのだが，彼女は自分の話やまだ話し終わっていない出来事のリストへと立ち返ってしまうのであった。私は，すべてのリストが終わるまで待って聞くことを身につけた。最初はそこでの私の役割を理解するのは難しいものであった。私が大それたことを提供しているという気はしなかった。それからすぐに，起きたことすべてを私の中に彼女が押し込んだなら，彼女はさほどそれによって圧倒されると感じずにいられ，そしてさらにそれを彼女自身の心の中に保持しておけることが明らかになった。生き生きした出会いをすべて忘れてしまうことを絶えず恐れながら生きるほどまで，彼女は圧倒してくるあらゆることをいつも彼女の心からこぼれ落ちるままにしてしまっていたことを，彼女は理解した。心を空にしてしまったら，つぎの関心の的でそれを充たすのであった。私を補助自我として使うことを含む新しいやり方は，私が圧倒してくる側面を始末していると彼女に思わせたので，彼女は，対処する必要があった事柄にすぐに対処できたのであった。それでも，彼女が私の中へと押し込んだもので，私が圧倒されて死んでしまったと思うと，彼女は突然パニックになることもあった。まるで，私には，彼女の使用に耐えられる私自身の生きた心があることを，彼女はいまだ信用できなかったようであった。私が考え，そして感じ続けることができるとわかると，彼女は安堵した。おそらくこれらの不安のせいで，彼女は私の心の移ろいに過敏であり，心が突然不通になったかどうかを確認する

ために，私の顔色を注意深くうかがっていた。自分が殺したとか破滅させたと彼女が経験した何かのかわりに，私を使う必要がある間は，私を生かしておくという厄介な仕事が彼女にはあるかのようであった。

## 結　び

　接触を達成することは，始めは耐え難く，後にはいろいろと豊かにしてくれたのだが，この治療における重要な突破口であった。これに伴い，いくつかの最も基本的な自我機能の発達が再開する可能性が生じた。
　けれど，特に耐え難いことは，基本的には改善しているにもかかわらず，自閉的特徴は消え去らないという事実である。本当の自我の損傷と思考の具象性は変化せず，感覚的経験は圧倒的なものであり続けるかもしれない。治療の終わりまでの重要な変化は，こうしたことが唯一の特徴ではくなったということであった。それらは，人としての患者の一部になり，患者は，自分が存在し，人間であり，愛されること，そして自分のパーソナリティのこういった自閉的側面は排除されないし，考えることもできる，と初めて感じるのである。

### 原　注

1) この論文の一つの版は，最初に『アスペルガー症候群の多面性』（ロウド＆クラウバウアー編）London, Karnac, 2004 に掲載された。
2) ジョン・スタイナー博士から，この患者は私を，子どもに自閉から脱却することを常に期待する，要求がましい両親対象として経験しているみたいであった，との啓発的な示唆をいただいたことに，感謝申し上げる。患者は，私が頭を切り替えたことを，転移では，その再演を除去したと経験したかもしれない。

### 文　献

Alvarez, A. (1999). Addressing the Deficit: Developmentally Informed Psychotherapy with Passive Undrawn Children. In: A. Alvarez & S. Reid (Eds.), *Autism and Personality*. London: Routledge.
Balint, M. (1968). *The Basic Fault: Therapeutic Aspects of Regression*. London, Tavistock. （中井久夫訳：治療論からみた退行．金剛出版，1978.）
Freud, S. (1923). The Ego and the Id. *SE 19*. （道籏泰三訳：自我とエス．フロイト全集 18. 岩波書店，2007.）
Meltzer, D., Bremner, J., Hoxter, S., Weddell, D. & Wittenberg, I. (1975). *Explorations in Autism: A Psycho-Analytical Study*. Strathtay: Clunie Press. （平井正三監訳：自閉症

世界の探求.金剛出版, 2014.)
Piontelli, M.E. (1992). *From Foetus to Child*. London: Routledge.
Rhode, M. & Klauber, T. (2004). *The Many Faces of Asperger's Syndrome*. London: Karnac.
Sacks, O. (1995). *An Anthrolpologist on Mars*. London: Picador. (吉田利子訳:火星の人類学者——脳神経科医と7人の奇妙な患者.早川書房, 2001.)
Sandler, J. (1983). Reflections on some Relations between Psychoanalytic Concepts and Psychoanalytic Practice. *Int. J. Psychoanal. 64*: 33-45.
Shuttleworth, J. (1999). The Suffering of Asperger Children and the Challenge they Present to Psychoanalytic Thinking. *Journal of Child Psychotherapy 25*: 239-265.
Stewart, H. (1996). *Michael Balint: Object Relations Pure and Applied*. London: Routledge.
Tustin, F. (1972). *Autism and Childhood Psychosis*. London: Hogarth. (齋藤久美子監訳:自閉症と小児神経症.創元社, 2005.)
Tustin, F. (1981). *Autistic States in Children*. London: Routledge & Kegan Paul.
Tustin, F. (1986). *Autistic Barriers in Neurotic Patients*. London: Karnac.
Tustin, F. (1990). *The Protective Shell in Children and Adults*. London: Karnac.
Winnicott, D.W. (1960). Ego Distortion in Terms of True and False Self. In: *The Maturational Processes and the Facilitating Environment*. London: Hogarth, 1965. (牛島定信訳:本当の,および偽りの自己という観点からみた自我の歪曲.情緒発達の精神分析理論.岩崎学術出版社, 1977.)

# 解題——子どもの自閉症への精神分析的アプローチ

平井　正三

　本書の前半は，自閉症を持つ子どもへの精神分析的アプローチに関する論文が収められているが，わが国ではまだまだこうしたアプローチは馴染みがないか，ある種の拒否反応を持つ読者が多いかもしれない。ここでは，わが国での自閉症への心理援助の歴史を振り返り，そして本書の背景をなす，英国のタヴィストック・クリニックでの子ども精神分析的心理療法の伝統と自閉症世界の精神分析的探究の歴史を簡単にご紹介し，読者の理解の一助としたい。

## 1，わが国の自閉症の子どもへの心理援助の歴史に関して

　自閉症を持つ子どもに対する援助法として，現在わが国で心理療法は専門家の間であまり推奨されていない。半世紀ほど前には，こうした子どもの問題は「情緒的」なものであると捉えられ，心理療法はそれを「治しうる」アプローチとして熱心に実践されていた。そして，いくつか「治癒」例のようなものが報告されたりもしていた。しかし，実際は，少なくとも大半の子どもは長年の心理療法にも関わらず自閉症の主要な「障害」がなくなるわけではないことに気づかれ，むしろ器質的な要因の色濃い発達上のハンディキャップである「発達障害」の一種と理解されるようになった。このような理解の変化に伴い，心理援助の力点は，子どもの行動面での改善を目指す，行動療法やTEACCH，そして応用行動分析などのアプローチに移っていった。

　しかしながらこうした子どもの行動面ばかりに注目し，子どもの心，そして子どもの持つ人間関係に注目しない援助の限界や弊害も明らかになってきているように思われる。そもそも子どもは，一人ひとりの心を大切にする大人との関係性を通じて情緒的に発達するということはさまざまな発達研究で明らかになってきており，子どもの情緒面や人間関係に注目せずして発達援助は困難であることは共通理解になりつつある。特に，ウィングのスペクトラム概念が広く受け入れられ，自閉症概念が拡大する中で，軽度の自閉症スペクトラム障害を持つ子どもが非常に多くみられることに気づかれていったことがこうした視

点の重要性を浮き彫りにしている。つまり，自閉症スペクトラム障害を持つ子どもの行動面だけに注目するのでは十分ではなく，他の非自閉的な子どもと同じく，彼らの心や人間関係をじっくりとみていくことが必要なのである。実際，こうした子どもは環境の影響に晒されやすく，混乱した物の見方や捉え方を持ちやすい。逆に，こうした子どもを育てる親にとって，子どもの振る舞いは不可解であったり，無用な誤解や戸惑いが起こりがちであったりする。こうしたことがあいまって，子どもが行動面での問題を引き起こす場合も多いし，そのような状態が恒常化していくとパーソナリティに大きな問題を持つ大人に成長してしまう。

　自閉症と関わる多くの専門家にとって，心理療法に対する批判の大半は，それが「情緒障害の原因は母親の愛情不足である」といった見方をとっているということに向けられているようである。現在の心理療法，特に本書で述べられているような精神分析の見方からすれば，完全に誤解に基づくこうした見方も，あながち単純化しすぎでもないといえる状況は過去にはあったように思われる。確かに長らくわが国の子どもへのプレイセラピーの歴史の中で，「子どもを受容し，共感と愛情を示すこと」が子どもの心理学的問題を解決すると見る見方が支配的であったかもしれず，その含みとしては「親の愛情不足，共感不足」という考えがあったのは否定できないだろう。振り返ってみれば，自閉症スペクトラム障害を持つ子どもと関わる，多くの臨床家たちのこうした反応や態度には，自閉症そのものが持つインパクトが大きかったかもしれない。自閉症は，人間の基本的な条件である，他者とのつながり，そして自己の存在基盤自体が脅かされているようにみえる状態であり，関わる大人たちに深刻なショックを与えうる。「母親の愛情不足」という非難はそうした衝撃の矛先を母親に向けるものであり，「受容と共感」はある種魔術的な解決に思えたのかもしれない。しかし，もちろん，何かに責任を押し付け，また現実を見ないで，目の前にいる子どもの日々の育ちを支えていけるわけもない。

　とはいえ，子どもの「認知特性」や行動面での変化だけに目を奪われ，一人ひとりの子どもの心，その子どもがどのような家族関係の中で育っているのか，そして学校や社会の中でどのような関係性を持っているのか，と言ったことに目を向けない援助というのも，子どもの日々の育ちの現実に目を向けない姿勢かもしれない。子どもの発達援助という場合，やはり実際の子どもの心や人間関係をじっくりと見ていくことに基づく必要があろう。そうした実践を築き上げてきたのが，本書で示された精神分析の取り組みの発信源である，英国のタ

解題——子どもの自閉症への精神分析的アプローチ　*305*

ヴィストック・クリニックである。本書の編者のケイト・バロウズをはじめ，タスティン，アルヴァレズ，ロウドなど第1部の論文の執筆者の多くは，タヴィストック・クリニックで子どもの精神分析的心理療法の訓練を受けている。

## 2．本書の背景
### 1）タヴィストック・クリニックと乳幼児観察訓練

　本書に集められた，子どもの自閉症への精神分析的アプローチは，英国のタヴィストック・クリニックを中心に展開したものであるが，本書に収録された論文に見られるように，現在はフランスやイタリア，南米諸国など世界中に拡がっていっている。その歴史的展開の概略については，本書の編者が序章に詳述しているので措いておくとして，ここではそれを若干補足しておきたい。

　タヴィストック・クリニックは，第二次世界大戦後，国営化された医療の一翼を担うことになり，児童家族部門が新設された。そこで中心的な役割を担ったのが，子どもの精神分析的心理療法であった。タヴィストック・クリニックは，拠点医療訓練研究機関として，治療実践だけでなく，全国（そして世界中）の子どものメンタルヘルスの一翼を担う子どもの心理療法士を育てる役割も担っていた。その訓練には，メラニー・クラインの弟子のエスター・ビックが当たった。彼女は，スーパービジョンや個人分析といった通常の分析訓練に加えて，乳幼児観察を必須の訓練として導入した。

　乳幼児観察訓練で訓練生は，生まれたばかりの赤ちゃんのいる家庭を週1回訪問し，1時間その赤ちゃんが母親やほかの家族と関わりながら育っていく様子を観察することを求められる。そして観察したことを観察終了後に記録に書き，その記録を5名くらいからなるセミナーに持っていき，セミナーではその1時間の観察についてどのようなことが起こっているか討議していく。この観察，記録，グループ討議という実践を通じて，子どもの心，子どもの持つ情緒的関係性についてじっくりと見，そして考えていく力を培っていく。

　このような観察訓練は，理論的な枠組ではなく，実際の子どもをよく見てそこから考えていくという臨床家としての基本的な姿勢を育むことになる。この子どもの精神分析的心理療法の訓練過程の初期の卒業生が，自閉症への精神分析的アプローチにおいて大きな影響力を持つ仕事をしたタスティンである。彼女の仕事の一端は，本書の第2章そして第9章でご覧いただくとして，それが根本的にはクライン派の理論や技法を出発点としているものの，それらに縛られない，柔軟な発想を展開させていることがわかる。彼女のそのような臨床思

考の展開の基盤になっているのは，子どもをじっくりと見て，そこから考えていくという乳幼児観察訓練であるといってよいかもしれない。と同時に，タスティンが個人分析を受けた分析家，そしてクライン派の精神分析を大変革した人物の仕事の影響も非常に大きいと思われる。それはウィルフレッド・ビオンである。

### 2）ビオンの「考えること」をめぐる仕事

わが国で行われてきた自閉症を持つ子どものプレイセラピー実践における大きなハンディキャップは，子どもをじっくりと見るという観察実践の伝統がなかっただけでなく，このような子どもが直面する問題を捉える理論的・概念的な枠組を持たなかったことも大きい。自閉症の問題は，コミュニケーションの問題であるとともに，認知の問題，つまり考えることをめぐる問題でもある。つまり，社会性とコミュニケーション，そして象徴化能力が自閉症スペクトラム障害を構成する基本要素である。こうした問題を捉えていく，理論的・概念的枠組みなしに，自閉症の子どもの発達援助はあり得ないと言ってもよいだろう。この点で，精神分析の流れで決定的な貢献をしたのがビオンの「考えること」をめぐる仕事である。彼は，統合失調症など，思考障害を持つ，重篤な大人の患者との精神分析治療を通じて，考えること，そして象徴的思考は，早期母子関係の非言語的なやり取りを基盤とすると考えるようになった。彼は，クラインの投影同一化概念を拡張し，早期の母子関係で，赤ん坊は自分では考えられない感情や考えを母親に「投げ入れる」（実際は泣き声などで喚起すること，つまり非言語的コミュにケーション）現象を指すのに用いた。母親は，このように赤ん坊から「投げ入れられた」感情を考え，感じ，それを赤ん坊が受け入れやすい形で返していくというやり取りをする。こうしたやり取りを通じて，赤ん坊は次第に自分でさまざまな感情を感じ考えていくことができるようになる。

コンテインメントと呼ばれる，このビオンの理論は，早期の母子のコミュニケーション（投影同一化＝非言語的コミュニケーション）と象徴思考とが生成論的につながっていることを示す画期的なものであったが，同様の認識は，現在乳幼児の発達研究でも共有されつつある。ビオンはこのように象徴化能力の生成過程を解明していったわけであるが，同時に象徴化されていない「思考」の存在にも目を向けていった。こうして非象徴的な心の領域の存在をビオンは指し示したのであるが，自閉症への精神分析的アプローチを通じてその領野を

具体的に開拓していったのが,彼の被分析者であるタスティンであったと言えよう。

### 3) 自閉症世界の精神分析的探求

自閉症世界の精神分析的探究は,こうしてタヴィストック・クリニックを中心に発展していったわけであるが,それはまずドナルド・メルツァーが子どもの精神分析的心理療法士のグループを率いた臨床研究によってなされていった。それは厳格な精神分析的観察研究に基づいたもので,その成果は『自閉症世界の探求』(Meltzer et al., 1975) という著作に結実していった。その著作の中では自閉症の中核には「分解 (dismantling)」と呼ばれる機制(そこには生物学的要因があるかもしれないと示唆されている)があると論じられる。分解は,通常は統合されている諸感覚モダリティをバラバラにしてしまう。そうすることで共感覚性は解体し,経験は,それぞれの感覚モダリティにばらばらになってしまい,考えることをそのものが崩壊している「無思考状態 (mindlessness)」が生じる。このような分解によって生じる無思考状態が頻繁に起こることで,子どもの情緒発達は歪曲もしくは停滞させられる。それは主に「生活世界」の次元性という視点で見ていける。自閉症スペクトラム障害を持つ子どもの心の世界は,主に1次元的であるか,2次元的である。1次元的世界はほぼ完全に無思考状態であるので,人との関係はないのに対して,2次元的な心の状態では,表層的な関係性を持つことができる。その際に,くっつくことが決定的に大切な「付着同一化 (adhesive identification)」が主要な関係モードである。

タスティンは,これらメルツァー・グループに当初は属していたようであるが,次第に距離をおき独自の道を歩んでいった。その成果が,『自閉症世界の探求』の3年前に出版された『自閉症と小児精神病』(Tustin, 1972) である。本書の第2章に収録された論文は,上掲書の根幹をなす第2章「精神病的抑うつ」と臨床記述がほぼ同じである。つまり,この第2章の論文で述べられている,ジョンという自閉症の男の子との精神分析的心理療法の経験が,タスティンがその後の自閉症論を展開する出発点なのである。と同時に彼女が生涯最後の論文 (Tustin, 1994) で自説を修正する際にも参照しているのがこのジョンの臨床素材であったことは真に特筆すべき点であろう。それほどにこの章で書かれた臨床経験からタスティンは多くのことを考えさせられた。というか,彼女の職業人生そのものを形作る経験であったと言えよう。

さて,この第2章をどう読むかは若干注意が必要であろう。このタスティン

の記述を読むと,「壊れたコマ」や鉛筆を通じた表現に象徴的意味を読み取っているように見えるかもしれない。つまり「素材の象徴的意味を読み取り解釈する」という伝統的な精神分析のやり方を踏襲しているようにみえるかもしれないが,そのような理解は誤解であると言ってもよいだろう。こうした子どもに対するタスティンの臨床姿勢は,「子どもに関心と注意を払い続ける,一人の独立した思考を持つ大人として子どもに対する」というものであったと言えるだろう。それは精神分析の用語で言えば,子どもに対して分離性を明確にし,考える対象として自分自身を子どもに提示し,そうした「自分と異なる,考える対象」と関わる経験を子どもに提供する,という姿勢である。このことは,初期の段階から,ジョンの要求に容易に応えない態度に端的に表現されているし,またセッション9のコメントに見られるように,こうした子どもが雰囲気を通じて治療者を考えなしの状態にすることへの警戒の言葉に現れている。こうした治療者の態度を中核とする精神分析的心理療法の枠組みを通じて,子どもは次第に自分の経験世界を治療者に伝えてくる。それが,タスティンがその自閉症理解の焦点とし続けた,自閉症を持つ子どもには「身体的分離性への気づきという外傷経験」があるというものであった。

本書の第1章でシンプソンが論じているように,こうした「自分でないもの」もしくは他者性はこうした子どもにとっては耐えられない脅威となりうるという理解は,メルツァーの理論を展開させた,付着一体性という概念とともに大変役立つ。私は,それを共存不能性の関係性という点で捉え,このような子どもたちが双方向的な関係性がいかに困難であるか理解することの重要性を論じたことがある(平井,2011)。

さて話を戻すと,こうした理解をもたらしたセッションは,むしろ心理療法の終盤にあたり,ジョンの自閉症の克服過程の原因になったというよりもむしろその結果に近いようにみえ,そうした変化の原動力は先に述べたタスティンの治療における態度や振る舞いであったとみることができる。実際,自閉症スペクトラム障害の子どもとの心理療法において,子どもの話す言葉や遊びに象徴的な意味を見出し,それを解釈するという治療スタンスはあまり役に立たないことが明らかになってきている。そのような理解を推し進めたのは,ビオンの「考えること」をめぐる理論に影響されていると思われる,タスティンの自閉対象 (autistic object) 概念である。彼女は,自閉症の子どもがしばしば持ち歩く硬いおもちゃなどの対象は,ウィニコットのいう移行対象と異なり,母性的養育対象という意味はなく,それに取って代わっていると論じている。つ

まり，それは「自分でないもの」を寄せ付けない，自分の一部と化した養育対象の一部と見ることができるのである。そこには，象徴的意味はなく，「自分でないもの」を寄せ付けず，他者性の脅威を抹消する「行為」としての側面しかないので，その象徴的意味を解釈するのは検討違いなのである。

こうした理解は，タヴィストック・クリニックの自閉症ワークショップを長年主宰して自閉症への心理療法アプローチを研究し，また自閉症チームを率いて治療実践に精力を注いだ，アルヴァレズにとって中心的なものとなっている。彼女は，精神分析理論だけでなく，早期の発達や母子相互交流に関するブルーナーやトレヴァーセンなど研究を参照する，「発達研究に裏打ちされた心理療法（developmentally-informed psychotherapy）」を標榜している（Alvarez, 1999）。こうした姿勢は，彼女とタヴィストックの自閉症ワークショップを共同主宰していたスーザン・リードとともに編集・執筆した『自閉症とパーソナリティ』（Alvarez & Reid, 1999）という著作に見られるように，現代のタヴィストックの自閉症に関する主要な考えを代表していると言ってよいだろう。

このように自閉症の子どもへの精神分析的アプローチは，「子どもの素材の象徴的意味を解釈する」という伝統的な枠組を踏襲していない。むしろ，子どものその時点での発達状況や心理状態を見極め，それに応じて必要な介入を行っていくというスタンスが重視されている。これは治療状況で，子どもと治療者との関係性を先の乳児観察の手法で観察してくことがこうした子どもの心理療法の基本であることを意味しており，私はそれを「対人相互作用フィールド・モデル」と名付けている（平井，2011）。このような立場から，先のアルヴァレズは，無気力なタイプの自閉症の子どもには「再生（reclamation）」技法と彼女が呼ぶ積極的な働きかけが重要になるかもしれない（Alvarez, 1992）と示唆している。私は，拡充技法と呼ぶ技法が自閉症の子どもとの心理療法において重要であることを見出した（平井，2011）。本書の第4章及び第5章は，それぞれ治療者が歌を歌うこと，そして攻撃的な遊びを導入することなどが有効であると論じているが，自閉症を持つ子どもへの精神分析的アプローチの上記のような動きの延長で捉えることができよう。さらに，ポール・バロウズが指摘しているように，何らかの心的外傷が子どもの自閉状態に大きく寄与している場合に，こうした心理療法アプローチが大きな成果を収めることがあることは重要な指摘と言えよう。

しかしながら，精神分析固有の関心は，子どもの心，子どもの主観的経験そのものにある。こうした子どもの困難の本質が間主観性世界への参入であるこ

とを認識すれば，子どもの主観的な経験の共感的理解こそ自閉症への精神分析的アプローチのもっとも重視すべき部分である。この点で，本書の第1部の最後のウゼルとロウドによる第6章と第7章は，このような子どもの主観的経験世界そのものに肉薄する試みとして，まさしく精神分析の最良の伝統を継承するものであると言えよう。ウゼルもロウドもタスティンにスーパービジョンを受けており，タスティンの考えに強く影響されたタスティニアンとも言うべき臨床家であるが，最近出版された『今日のフランセス・タスティン（Frances Tustin Today）』（Mitrani & Mitrani, 2015）に収録された論文に見られるように，タスティンによってインスパイアされ，自閉症を持つ子どもへの精神分析的アプローチを実践する臨床家は世界中に拡がっている。

　本書はこのように，タヴィストック・クリニックに始まり，現在世界中に広がっている，子どもの自閉症の精神分析臨床実践と研究を理解するうえで必須とも言える，重要な論文ばかりが収録されており，こうしたアプローチの現状を知るためには極めて重要なものとなっている。先に述べたように，現代の子どもの心理臨床の分野では，このような子どもたち，特に軽度の自閉症スペクトラム障害を持つ子どもはますます頻繁に臨床場面で遭遇するようになっている。その中で，認知面や行動面だけに注目するのではなく，一人ひとりの子どもの心と人間関係を丁寧に見ていくような援助が望まれているのではなかろうか。本書で示されているような，子どもとの治療関係をじっくりと観察し，子どものことを考え続ける姿勢，そしてこのような子どもの考えることやコミュニケーションすることの根本的な困難を捉える理論的枠組み，これらを携えた共感的理解の試みは，心理療法的アプローチを再生させ，このような子どもに対するより人間的で，そして役に立つ援助の興隆につながっていけばと思う。

　最後に，わが国において，タヴィストック・モデルの子どもの精神分析的心理療法の訓練は，NPO法人子どもの心理療法支援会（http://sacp.jp/）が行っていることを付言しておく。

## 文　献

Alvarez, A.（1992）：Live Company: Psychoanalytic Psychotherapy with Autistic, Borderline, Deprived and Abused Children. Routledge, London.（平井正三，千原雅代，中川純子訳：こころの再生を求めて．岩崎学術出版社．）

Alvarez, A.（1999）：Addressing the deficit: developmentally informed psychotherapy with

passive, 'undrawn' children. In Alvarez & Reid, S (1999) : Autism and Personality. Routledge. (倉光修監訳：自閉症とパーソナリティ．創元社，2006.)
Alvarez, A. & Reid, S. (1999) : Autism and Personality. Routledge. (倉光修監訳：自閉症とパーソナリティ．創元社，2006.)
平井正三 (2011)：精神分析的心理療法と象徴化——コンテインメントをめぐる臨床思考．岩崎学術出版社．
Meltzer, D., Bremner, J., Hoxter, S., Weddell, D. & Wittenberg, I. (1975) : Explorations in Autism: a Psycho-Analytical Study. Clunie Press. (平井正三監訳，賀来博光，西見奈子他訳：自閉症世界の探求——精神分析的研究より．金剛出版．)
Mitrani, J. L & Mitrani, T. (2015) : Frances Tustin Today. Routledge.
Trevarthan, C., Aitken, K., Papoudi, D., & Robarts, J. (1996) : Children with Autism: Diagnosis and Interventions to Meet Their Needs. Jessica Kingsley, London. (中野茂，伊藤良子，近藤清美監訳：自閉症の子どもたち．ミネルヴァ書房，2005.)
Tustin, F. (1972) : Autism and Childhood Psychosis. Karnac Books, London. (齋藤久美子監修，平井正三監訳：自閉症と小児精神病．創元社．)
Tustin, F. (1994) : The Perpetuation of an Error. Journal of Child Psychotherapy, 20, 3-23.

# 解題——成人の自閉的側面

世良 洋

**はじめに**

　本書の後半は成人の自閉的特徴を扱っている。成人の自閉的特徴について，社会的にも精神医学的にも精神分析的にも関心が広がってきてやや久しい。そして現在では過剰診断が懸念されるまでに至っている。診断にあたり従来の神経症，パーソナリティ障害，気分障害，精神病性障害，アルコール依存症さらには認知症にいたるまで，発達障害あるいは発達障害疑いを併記しなければならないこともある。カナーやアスペルガーはほぼ同時期に彼らが出会った子どもたちに E. ブロイラーの統合失調症（精神分裂病 schizophrenie）の基本症状である4つのAの一つである自閉という用語を借りたのは興味深い。というのも E. ブロイラーは自著『早発性痴呆又は精神分裂病群』の序言において，次のように記している。「早発性痴呆の全観念はクレペリンに由来する。個々の症状の抽出やグループ分けもまた……彼の病理学に追加した私の努力の主要部分は，フロイトの思想を早発性痴呆に適用したものにほかならない。私は，私が一々フロイトの名を引用しなかったとしても，いかに多くを彼に負うているかについては，各読者には説明の要もないほどお分かりのことと思っている」と。このように歴史が精神分析の自閉症への貢献を物語っている。日本の精神分析学界からは，衣笠が「重ね着症候群」という概念を提唱し，精神分析及び精神分析的アプローチの適応について問題提起している。そして第57回日本精神分析学会では「広汎性発達障害を抱えた人達へのアプローチ」をテーマにしたシンポジウムが開催されるまでに至った。そして福本は自身の著書のなかで，自閉的側面を新たな岩盤として問題提起し，発達障害的スキームと従来の精神分析的スキームを図と地としてとらえ，自らの治療的スタンスの変遷を語っている。E. ブロイラーがクレペリンの早発性痴呆からフロイトの助けを借りて精神分裂病へと新たな地平を拓いて行ったように，私たちも新たな展望を開けるのであろうか。

　ある分析学会の大会で衣笠先生から，木村敏によって翻訳された人間学的

解題——成人の自閉的側面　313

　現象学派のW. G. ブランケンブルグの『自然な自明性の喪失』に登場するアンネ・ラウこそが発達障害だと教えていただいた。『自然な自明性の喪失』は，私がまだ精神科医になりたての頃，統合失調症の基本障害とは何かを考える上で，必読書であった。それが，時代の変遷とともに，統合失調症から，下坂等の批判を経て，発達障害へと変貌していったのであった。ともすると英国，特に精神分析界では歴史的問題からドイツ語圏の文化への距離があり，こういった背景が日本人である衣笠先生を必要としていたのかもしれない。現象学的エポケーと転移・逆転移が，selbstverständlichkeitとD. ヒュームに代表される英国経験主義のnatural beliefが繋がったように思えた。精神医学的観点では衣笠の「重ね着」という表現には階層的な単一精神病観やアンリ・エイの基質力動論を彷彿させるものであり，脊椎である内的骨格の発達が十分ではないヒトというものが外的骨格を身に纏う姿を表現している。

　本書でも取り上げられているように精神分析においても成人の自閉的側面と思われるものを，自閉という用語を使わずに先達はさまざまな頂点から語ってきており，タスティン等もその関連に言及している。またタスティンの概念にも先達の概念を彷彿させるものがある。たとえば棘のついたブラックホールはクラインの歯の生えたヴァギナを，レイの広場恐怖と閉所恐怖のジレンマやJ. スタイナーの溶解か幽閉は，タスティンでは表面でしか経験できないために流れ出て一つであることになる。さらに，ビオンのパーソナリティの精神病的部分と非精神病的部分の区別，精神病的部分の被包化，連結への攻撃，病理的，自己愛的，防衛的組織体が自閉的側面に相当するのかもしれない。この解題では代表的な精神分析的概念の幾つかを辿ってみたい。そうすることに，成人のみならず子どもを含めた自閉的側面全般の理解へのヒントがあるのではないだろうか。

### 1）自己愛性障害

　まずは自己愛性障害について，アンリ・レイは，次のように述べている。神経症と精神病という二つの区分への分類を許さないある種のパーソナリティ障害があり，今日ではボーダーライン，自己愛性，シゾイドパーソナリティ構造として知られるが，それらさまざまな症候群が抱える共通した問題は，分析では通常の転移関係が形成されないために通常のようには機能しないことである。あるものは冷淡で超然とし，そしてまたあるものは付着し不満たらたらであり，転移性愛着は具象的である。そしていずれにせよ分析家は意味がないし，しか

も分離していないと経験される。彼らは，大人でも子どもでもなく，男でも女でもなく，同性愛でも異性愛でもない，どこでもない無人島というボーダーラインの住人である。このどこでもないという否定形での存在様式は，anti-lifeと言えるものであり life は生命のみならず，ロジャー・モネ・カイルのいう人生の事実 fact of life でもある。そして破壊的というよりもタスティンの言う自閉対象として世界を扱っているようで，否定することでエッジを感じているようでもある。そのためか彼らはあえて声高に公にむけて表明することも多い。この症候群は後に厚皮の自己愛と薄皮の自己愛へと発展し，タスティンの甲殻類とアメーバやカプセル化状態と混乱錯綜状態へと繋がるものであろう。また，マリア・ロウドは H. レイのケースにタスティンの指摘や自閉症児と同じ恐怖を認めており，さらには技法としてレイに倣って自閉症児への人名の音連合のようなしゃれを解釈として用いる有効性を論じている。

### 2）自己愛構造体，破壊的自己愛，混乱状態

H. ローゼンフェルトの貢献として，自己愛構造体，破壊的自己愛，混乱状態等があり，以下に要約する。

1．ローゼンフェルトによると自己愛性障害は，妄想分裂ポジションにおいて良いと悪いとの一次的スプリッティングの失敗に由来すると考えた。このリスクはビオンのコンテインメントやウイニコットのホールディングの欠如により増強される。

2．自己愛患者は万能的自己や，仲の良い友人や教祖として擬人化された万能的に創造された対象からなる空想を構築する。分析家はこの空想と結託しなければ，空想との関係への脅威として受け取られる。

3．万能的自己愛構造体には羨望的で破壊的な超-自我が隠されている。

4．絶筆『治療の行き詰まりと解釈』において，自己愛構造体とそれらの背後にある隠された致命的な力とを区別する必要性を認識した。彼はこの力を殺意とその理想化として現れると特徴付けた。そのなかで，分析家の計画殺人に強迫的に没頭するという形をとった分析を記述している。

5．リビドー的側面が優位な自己愛状態と自己愛の破壊的側面が優位なものを区別しなければならない。

まず H. ローゼンフェルトは知的自己愛者 intelligent narcissist なるものについて以下のように記している。彼らは分析家に言葉の上だけで賛同するために自分の知的洞察を使っているが，以前のセッションで分析されてしまったこと

を自分の言葉で要約することがよくある。こういった行動は接触や進展を妨げるばかりではなく，自己愛的対象関係の典型である。解釈を使うが，即座にそれから生命と意味を剝奪し，意味のない言葉だけが残される。そうなると言葉は患者自身の所有物と感じられ，患者はそれを理想化して，彼らに優越感を与える。別な方策は，分析家の解釈はまったく受け入れず，分析よりも優れているととらえる理論を常に発展させる。これは現代ではアスペルガー症候群に似た病態を記しているのではないだろうか。

　混乱状態は，正常な分裂が働かなくなってしまって良い対象と悪い対象との，そして自己の良い部分と悪い部分との混乱が生じるもので，これは患者には耐え難いものであると彼は言っている。もう一つは過剰な投影同一化の結果として生じるもので，自己に属するものと対象に属するものとの混乱がともなうもので，患者にはそれと経験されないが，観察している分析者には明らかである。この混乱状態はブロイラーの4Aの連合弛緩を説明する分析的機序と考えられるし，R. D. ヒンシェルウッドはクライン派用語辞典で自閉症に認められると記している。

　『治療の行き詰まりと解釈』は最後の業績であり，後にその治療の修正を巡り批判を浴びた。そして彼は出版を見ずに亡くなってしまった。その最終章の後知恵で次のように書き出している。「この30年間に彼の許にくる前に分析を受けたにもかかわらず，改善しないばかりか，かえって悪化した患者がいる」と。これは衣笠の警鐘とおなじようであり，続けて技法の修正を記している。要約すると，以下のようである。分析家は患者よりも分析家の要因により焦点付けすべきである。羨望をあまり手放しで解釈しないように，そして患者に気分を損ねたり罪悪感を抱かせたり辱めたりしないように注意すべきである。患者の個人史に注目し早期の外傷や剝奪状況をとりあげることで，分析においてこれを繰り返さないようにすることができる。分析家は理想化されることに耐えなければならないし，薄皮の自己愛と厚皮の自己愛患者とを，そして性愛的自己愛と破壊的自己愛とを鑑別するようにしなければならない。というのもそれぞれが特異で異なる治療的アプローチを必要とするからである。患者は精神障害のある親や身内から投影同一化されているかもしれないこと，そして分析家は自身が分析における問題の一因となっていることを認識できなければ，これと同じことをしてしまう危険があることを認識すべきである。そしてH. ローゼンフェルトは早期の外傷状況には胎生期の問題も考慮に入れており，浸透圧として伝わってくると記述している。ビオンはこの状況に関して，『ビオン，

ニューヨークとサンパウロにおいて』で詳述している。

### 3) 心的退避と病理構造体

　J. スタイナーの提唱する心的退避や病理構造体については，タスティンを始めとして多くの分析家から自閉的側面との類似性を指摘されている。なによりもスタイナーの著書『心的退避』で挙げているケース Mr. C は「かつて私は私であるのを知っていた」と訴え，自同律という自然な自明性の喪失という問題を語っていた。心的退避は分析家との意味ある接触が脅威として経験されるときに，患者の精神的緊張に平穏と防御を提供する。この一過性の引きこもりの必要性を認めるのは難しくはないが，常習的で，過度で，見境なくこの心的退避に頼る患者には深刻な技法上の問題が生じる。特にボーダーラインや精神病的な患者との分析において，ほぼ恒久的に退避に留まるかもしれない。そしてこれは発達や成長が生じる妨害となる。スタイナーは冷淡で優越を感じ，あざ笑うように却下する態度をしているシゾイドの患者を挙げている。彼らは分析家との偽りの接触に入って行く。心的退避は妄想－分裂ポジションや抑うつポジションの外部であり，この二つのポジションそれぞれあるいは両者を遂行することができない結果として生じる。心的退避は家，洞窟，要塞，無人島，あるいは相対的に安全な同じような領域として，患者の夢，記憶，日常に，出現する。あるいは，企業組織，全寮制学校，宗教の宗派，全体主義の政府，マフィアのようなギャングといった人間関係の形式を取る。つまり，メラニー・クラインによって記述された妄想－分裂ポジションや抑うつポジションに類似するが，それらとは異なるボーダーラインポジションを形成している対象関係や防衛そして空想の布置として考えるのが有益である。心的退避を患者が使用することの代価は孤立，不活発，引きこもりである。病理的退避の対象との関係は迫害的になるか理想化されるが，どちらにせよ患者はそれにしがみつく。この心的退避へのしがみつきは陰性治療反応の基礎を成す要素であり，必然的に分析自体が心的退避そのものへと変貌する。ここには母親の肛門から内部へと侵入することで創造されるメルツァーの「閉所」との類似性もある。環境要素は心的退避の形成の重要な役割を果たしており，暴力的で不穏な対象は内在化されるばかりでなく，その個人自身の暴力性の投影の受け皿となる。そして心的退避は妄想－分裂ポジションや抑うつポジションの基本的ポジションと同じくすべての患者つまりすべての人に認められると提案していることからも，自閉水準はすべての人に認められることになるであろう。

この心的退避に M. クラインはかつて躁的ポジションや強迫的ポジションという用語を当てようとしたが，彼女は自閉症ないし自閉的側面にある躁的防衛，躁的償い，強迫性を看破していたのではないだろうか。一見すると躁的ポジションと自閉症とは無関係のようだが，発達理論を不問にすると，成人の躁状態における空間を物で埋め尽くす状態や，躁的自閉等その関連性は随所に認められる。スタイナーはビオンのパーソナリティの精神病的部分と非精神病的部分の区別は，重篤な患者における防衛構造体と神経症者や正常者の防衛構造体を区別するのに役立つとしている。精神病的パーソナリティという言葉の響きから，どうしても統合失調症等に認める幻覚や妄想といった所謂陽性症状を思い浮かべてしまい，妄想−分裂的なものを連想しがちとなる。しかしビオンの精神病の一連の論文では，連結への攻撃，傲慢といった自閉的側面を語っているのではないだろうか。そして重要なのは，精神病的部分は非精神病的部分を侵襲していくということである。これは単なるポジションではなくパーソナリティ全体を蝕んで行き，メルツァーの言うように分解 dismantle してしまうのである。J. スタイナーはこの心的退避から現われ出てくることを，原初的な部分対象水準の患者は身体の痛みとの関連で身体的に経験し，そして精神的で身体的な解体として経験する，と記している。人間の感情が発達してくるに従って対象は人間の形式を呈してくるが，退避は全体対象関係を扱う手段として重要なままである。病理構造体の基盤は，原光景の三角形の布置における父親との同一化であり，それによって患者は父親の性質を奪い取り，大きさ，能力，優位性における大人の能力を獲得したという錯覚をつくり出す。このシナリオでは，母親は患者に好ましいパートナーとして扱われ，乗っ取られた父親は小さくて劣っていて，そして排除されていると捉えられている。

　スタイナーはこのような患者への技法の修飾が必要であり，従来の患者中心の解釈に対して，分析者中心の解釈を提案している。たとえば，あなたが私を怒っているのは週末に私は不在であなたの役に立たないからだと思う，といった患者中心の解釈は，高機能の患者は一般的に反応するし扱うことができる。しかし低機能の患者に関しては，手順を逆にして，私は週末にあなたといたくないと考えているとあなたは思っているのではないか，という解釈になる。分析家中心の解釈が必要な理由として，自我機能の脆弱な患者は過酷な超自我と脆弱な自我との関係における深刻なアンバランスがあり，転移は超自我転移を必ず含んでいるので，分析家によるいかなるコメントや解釈もおとしめる批判として誤解されることになる。このような患者は貧しい自我と養育し包含する

内的対象を欠いていることに苦しんでいる。その結果として、入ってくる刺激である解釈を扱うことができない。

この解釈への反応はR.ブリトンの悪意ある誤解や是認の要求へと繋がって行く。

### 4）エディプスの三角と悪意ある誤解

R.ブリトンの著書『今日のエディプス・コンプレックス』に掲載された論文「欠けている結合（The missing link）」はとても美しい論文で魅了するものである。The missing linkには欠けている結合という意味のほかに、ヒトと類人猿の間の仮想存在の生物という意味がある。つまり象徴機能等を含めたヒトに至るまでの進化の過程における何かを、獲得したものと失った何かを示唆していると考えられる。この欠けている結合とは、先ず、父、母、幼児を頂点とする逆三角形を想定すると、幼児と父、幼児と母、父と母との間の三つの結合があり、その三つの結合のうち一つの結合を欠いていることを言う。ある二つの頂点に結合があると、残りの頂点はその結合から排斥される。幼児からすると、この欠けている結合である父母間の関係を承認することで、幼児の精神世界は結合し、閉ざされた1つの世界が設定される。その世界は父母の二人とわかちあい、しかしそこには異なる対象関係が存在しうる。父と母をつなげる結合が認識されてエディプスの三角が囲われ、幼児の内的世界に境界を設定する。この境界が「三角空間（triangular space）」を創り出す。すなわちエディプス状況にある三人の人物と、それぞれのすべての関係によって境界づけられた空間である。そこでは1つの関係にありながら、第3者から見られ、同時に別な二人の関係の観察者でもあることが可能である。子どもの心で父母間の結合における愛と憎しみが受け入れられると、子どもの中に第3の対象関係の原型が生じる。子どもは目撃者であり、参与者ではない。第3者の立場（third position）が成立し、その立場から対象関係を観察することができるようになる。こうなると、まなざしを向けられることを思い描ける。このことにより、他者との関係にある自己を見つめ、そして自己自身の観点を保持する一方で別な観点を受け入れられ、自己でありながら自己を省みる能力が生じる。つまり三次元的な世界が成立する。この能力こそ、分析において治療者自身そして患者自身に期待されるものである。

この第三のポジションこそが患者に欠けていたものであり、分析家自身の分析家的自己に助言を求めようとすることが患者に感知されると、両親の性交に

相当する内的交渉の一形式として経験され、存在の脅威となる。分析家が有用で邪魔にならない考えるための空間を見つける唯一の方法は、自分自身のなかで自分の経験が展開するままにし、これを自分自身にはっきりさせ、その一方で患者の見解にかんする自分の理解を患者と話し合うというものである。分析家は、第三の対象である分析家自身の理論や同僚との繋がり、そしてこれまでの分析経験の名残といったものと通じることはあり得ないし、第三のポジションなどとうてい維持できない。客観性へのあらゆる動きは耐え難いものであり、分析家と患者は一本の線に沿って動き一点で出会うのである。脇への動きは無くなることになる。空間の感覚は距離を取るだけであり、分析空間は一次元的空間へと変貌する。

　次にブリトンは、ローゼンフェルトの厚皮のナルシシズムと薄皮のナルシシズムを継承して、著書『心と脳の間（Between Mind and Brain）』において更に展開させている。そこでは内的エディプスの三角における主観的自己と第三対象との関係から二つの異なる状態を示唆している。過度に主観的な場合には自己は第三の対象を避けて主観にしがみつく。過度に客観的な患者では第三の対象と同一化し主観性を放棄して客観性の形式を採用する。

### ①過度に客観的で自己愛的離脱の、厚皮の患者

　この場合には分析が始まるとすぐに問題は明らかになるし、患者を理解するのはさほど難しくない。しかし患者の精神空間を分かち合い、患者とコンタクトする手段がみつからず、分析家は分析のアウトサイダーとなる。患者は直面している問題や悩ませている不安を伝える才能に長けているので、抱えている問題をはっきりと意識化できる。一方で、その問題を分析家が深刻に取り過ぎると、患者は嘲笑することもまれではない。患者に、これまでのセッションで明らかにした回想を思い出させようとすると、患者は記憶力が悪くてその日のことも次の日にはすっかり忘れてしまうと、はぐらかす。つまり、分析家は、苦しんでいる患者のなかの子どもの存在を知っている唯一の人間であるのだが、患者は行方不明となっているのである。分析において、結婚と同じように、不在が同席という問題を解決している。そのためにこそ、そこからいなくなる場所が必要なのである。夫がいなくなるには妻が必要であり、欠席の患者になるには分析家が必要であり、セッションが欠席されるにはセッションが手配されていなければならない。まさに、そのために患者は分析を必要とするのである。

　行方不明の患者に関する情報源として分析家自身の逆転移を使用すること

で，患者の人生の周辺へと至る心的退避の問題に関する幾つかのアイデアを得ることができる。感受性と探求という分析的ポジションを維持しながら，いつもの有意性や存在感は達成できない。それで分析家は自分に割り当てられたコーチや友好的な批評家としての役割を引き受けて，患者のフィールドのなかへ自分を入れようという気になってしまう。分析家だけの心的領域に留まるための，つまり分析家自身でいるための逆転移での代償は，無意味さと孤独である。眺めるのは難しいことではないということは，患者の過去と現在の生活の経験であり，患者はいつも世界の周縁にいると感じている。端にいて，アウトサイダーとして，そこには適合しようとはしない人間として，患者は自分を輪郭づけている。この同一性の代価は排除である。包含されるためのパスポートは他者の前提と先入観である。即ち，他者の心へと入る代償は自身を誤解されるがままでいることである。屋内に場所を確保するための犠牲は他者の世界理解という限定された枠組みに入らざるをえないのである。患者が分析で分析家に就かせる場所は荒涼としている。こうした治療関係のなかでR.ブリトンが思い出したのは，ワーズワースの詩「失意と独立」であり，彼の親友コウルリッジの自殺によって絶望した時に蛭取り老人と出会った光景の名残であった。そしてR.ブリトンの印象は次のようなものである。患者は自分の分析から恩恵を受けていた，確かに患者は成長した。私たちの出会いは，ワーズワースが，屈強で希望を再生させた蛭取り老人に帰したのと同じような治療効果があったのかもしれない。つまり「老い果てた老人に確固たる心を読み取るわが身を」と。ブリトンは不毛性を超越する何かを見据える態度を語っているようである。

　R.ブリトンが示唆する治療者像をもう少し辿ってみるのは有益であろう。蛭取りとはおそらくは当時の瀉血療法に使われた蛭を採る仕事のようである。ワーズワースの妹ドロシーの日記によると，その老人は身体が曲がっており，上着を肩にかけ，エプロンをつけ帽子を被っていた。目は黒く長い鼻をしていた。老人はユダヤ人のようで，両親はスコットランド人であった。十人の子宝に恵まれたが，子どもは息子一人しか生き残らず，その息子は船乗りとなって何年も音信がなかった。最近は蛭がめったにいなく，その原因は乾燥のせいであった。蛭は早くは育たず，成長もゆっくりしていると，長年の経験から分かっていた。そしてワーズワースは失意と独立において，蛭取り老人を「あまりの老齢のため生きているのか死んでいるのか，眠っているのか分からず。……池から池へ，沼から沼へと彼はさまよい歩いた。こうして彼は正直な暮らしを続けてきた。……我慢強く，どこへでも行って捜します。……老人の言葉は

貧弱な胸から弱々しく漏れた。だが，一言一言が荘重なつながり方でつづき，……節度ある文句，人に義を行う信仰の人，スコットランドの厳粛な民の用いるような言葉だった」と綴っている。

### ②過度に主観的で自己愛的付着，薄皮の患者

このグループの患者の特徴は難しいということである。彼らは他者との人生は難しいと感じ，我慢がきかない感じ，分析を受けるのも難しいと感じ，そして特徴的なのは分析家も難しいと感じることである。この言い回しは，タスティンも混乱錯綜型の子どもの方がカプセル化された子どもより治療が難しいと言っているのと同じである。分析的方法，構造，その限界自体が患者には脅威なので，患者は分析設定には安定しないのではないかと分析家は感じる。そしてブリトンは暗にローゼンフェルトを批判して，ある分析家はこの行き詰まりを，患者には必要な条件としてとらえ，既存のものに代わる戦略を推進するために使ってしまった，と言っている。これは患者の信念に相当するものであり，大人になる変則的方法こそ本物であり，扱いやすい分析患者になる普通の子どもは不当な権力行使の犠牲者か協力者であるという信念と同じである。分析家が患者と共感的に作業し，そして主観的経験として役に立っていると査定している時には，分析家は，患者には現実では元来存在しない母親のようであろうとする。患者はこの働きに，そしてこの受容的な人物に信頼を置くが，患者は分析的同一性を失ってしまったと恐れる。もし分析家が自分を強く主張したり客観性を基盤にした解釈をすると，患者は迫害されたと感じマゾヒスティックに従ったり，もしくは爆発したりする。分析家の言ったことを退けたり，異質な要素をそこから削除する。患者は精神的撤退によって自分の心を自分の存在から消す必要を感じるし，ある患者は自分の心を取り除くために自分の身体を取り除くことが必要と感じ分析を中断する。こういった患者は何人かの分析家の元を去り，他の分析家と行き詰まりの状態にあることが多い。分析の頓挫や終わりのない分析というリスクがある。主観的現実と客観的現実は和合しないというだけではなく，相互に破壊的である。

客観性は視線と関連している。レッテルを貼られることへの恐れがあるのと同じく，見られることへの恐れがある。そのような問題のあるケースとして，ブリトンはスーパーヴァイズした7歳の女児のケースを挙げている。その子はただ単に治療者の面接室にいることで明らかに迫害されていると感じ，治療者が話そうとすると必ず叫んだ。ようやく明らかになったのは，治療者を目隠し

し猿ぐつわをして，治療者が見えずに聴こえずにもいたら，彼女は話すことができるということであった。このような状況は成人の場合では分析家に実存的不安を喚起する。というのも分析家の共感的な患者との同一化は，状況の客観的臨床見解や分析家自身の考えとは相容れないからである。そのため分析家は同僚と繋がりをもたせそして職業的同一性を与えている理論から切り離されると感じる。それはまた分析家に自分の一般経験や一般観念を使うことの難しさとして現れる。というのもこの使用は，患者との出会いという特異性や患者の心理の特殊性に介入するからである。主観性が客観性に対するのと同じように特殊性は一般性と不和である。エディプスの三角という図でいえば，分析家は患者の今現在の考えに沿って，それを強めることができているあいだは，理解ある母親的対象として同一化される。分析家が自分の一般経験や分析理論に由来する自分自身の考えを導入すると，患者の深奥の自己への侵入として，または主観的心的内容から患者を引きずり出して分析家自身の内容へと引きずり込む父親として同一化される。

　それで治療者と患者には，全く共感的で受動的で理解ある母親対象と，意味を押し付けようとする客観性が擬人化された攻撃的な父親像という空想で防衛的に組織化されたエディプス状況が有る。この組織化が維持されているあいだ，理解ある対象と理解することの壊滅に終わると信じられている誤解する対象との再統合は決して生じないとの保証を与える。この過度に主観的なモードでは，陽性転移はそのエネルギーを貫通によってではなく敷衍によって表現される。その強度は延長によって表現される。敷衍は対象を取り囲みそして覆うすべてのものに強調した意義を与える。分析家の物理的身体や拡張による分析の文脈上の詳細，セッションの些末なこと，部屋やその内容といったことに重要性が置かれる。患者は，請求書，紙のティシュー等，宗教的な遺品に似た機能をする分析の残片を収集するかもしれない。陰性転移は侵入する第三の対象と同等であるが，理解されたと感じることは一次対象のおかげと考える。陽性と陰性の両者の転移が作動する。一つは渇望されて追い求められるし，もう一方は怖れられ忌避される。求められる転移は表層的な被覆であり，認識論的モードは共感的，身体的表現は触れること，情動的性質は性愛的か美的である。最も怖れられるのは包み込む転移と貫通する転移が連結すること，つまり主観性と客観性が連結することである。

　この転移から，基本的な恐怖は悪意ある誤解であると思われる。これは自分自身についての自分の経験が消されてしまうくらいに根源的で強烈に誤解され

る経験であり，自己確立の意味付けが壊滅する可能性を伴っている。理解することへの渇望が誤解の怖れと結びついた場合には，分析において，賛同を執拗でなりふり構わず必要とし，不一致は消滅する。賛同の必要性と理解への期待値は反比例するといえる。

この特異な発達や外傷に反応しやすい人にはなんらかの気質があるのだろうか？　こういった人には，独立して存在する対象は彼らを破壊的に誤解しようとすると信じさせるなにかが資質にあるのだろうか？　母親のコンテインメントの失敗のリスクを増大させる乳児側の先天的要素があるのだろうか，そうだとしたら何であろうか？　他者の心が創造するものへのアレルギーである，ある種の心的アトピーと言うべきものがあるのであろう。

R.ブリトンは自己と非自己という身体生理学的免疫システムを「私でない」や「私のようではない」という精神的免疫システム，社会学的免疫システムへと拡大させ，精神的アレルギーや精神的自己免疫と言うべきものがあるのだろうかと問いかけている。そして最後に，我々は様々な既存の信念体系が統合するのを怖れるし，外的な精神的素材に出会うとその素材は必ず，異種または外来種の生物や植物を意図的に皆殺しにする（xenocidal）衝動が刺激される。そして分析は共有される心的空間を産出することで，これらの問題をあらわにし，結果的にその問題を探索する機会を与える，と結んでいる。そこには精神分析というものへの不退転の決意が現れている。

### 5）不平・不満

J.スタイナー，R.ブリトンに並ぶ，ロンドン・クライン派第3世代三傑の一人M.フェルドマンは不平・不満（grievance）という切り口から自閉的側面を見ているようである。そして，タスティンも不平不満について言及していることは知られている。不平不満はH.ローゼンフェルト，J.スタイナー等の病理構造体の中心的側面である。不平不満の特徴は訴え（complain）と異なり，不平不満が育ってゆくなかで何度も繰り返される反芻に由来する敵対的な倒錯的な満足によっている。

多くの著者が憤慨のテーマそして復讐に捕われていることを詳細に述べてきた。こういった状態は，不当な扱いからの自己愛的な退避や，恥や脆さに対して防衛するための万能的機序の配備として考えられる。自己愛的損傷を生じる裏切りの結果生じる許さない状態であり，恥辱が底流している。エディプス的敗北感，愛する人をライバルに奪われる喪失感により生じる復讐心には，この

喪失は復讐者には不当で堪え難く，破局的な自己愛の傷つきと感じる。自分の物語はさまざまな内的対象や外的対象によって認められ，意味があるように扱われという信念があり，これが個人的な意義に重要である。自己愛の傷つきはこの信念を混乱に陥れ，そして個人は自分にとっての意義を，内的な観客との関連において立て直さなおす奮闘をしなければならない。

　これら，自己愛的憤怒，復讐心，恨み，不平不満に関した慢性の感情を表す患者に共通するのは，不公平で，いわれのない，不当な，傷つき或いは喪失や剝奪感である。そして驚くほどしつこくて破壊的である。人生早期の深刻なエディプス的な失望，喪失，脅威が復活したものと捉えることもできる。これらの脅威は複雑な防衛構造体を形成することになるが，それには罪を負わず，何の責任感もなく，その代わりに正当性と復讐と懲罰の空想が支配する世界への撤退を伴っている。

　不平不満の患者には，分析的理解は決して適切ではないし，持続する緩和や変化をもたらすことは決してできないかのようである。剝奪され，そして自分には権利が与えられているはずの場所から排除されるという苦々しい憤りの虜になっている。虐げられたと感じている状況に患者が関与しているかどうかを分析家が調査すれば，脅かされたと感じ探索しようとの兆候が少しでも見られたら腹を立てる。というのもそこには問題はないと信じているからである。それどころか，彼らの対象は改めるべきであると何度も執拗に異議を唱えるのである。訴えや要求を繰り返せば乗り切って改めさせることができるとでも思っているかのようである。もし自分の力が分析家の考え方に影響を与えたり，変えたりするには限りがあると思うようになると，空想や現実において，個人や団体の第三者に訴えかける。患者は，この公平で理性的な第三者は自分の事件の正当性を見落とすことはないと，感じている。患者と一緒になって，強力で批判的な同盟を形成し，分析家に改めるように道徳的で専門家的な圧力をかけることになる。まさに，不平不満の特徴は道徳の問題が支配するのである。影響力があり反論できない真実を持っているという思いに支えられ，この強力な同盟は正当な立場を得るのである。

　患者そして時には分析家も，改めることが不平不満を解決する糸口になると信じているかのように振る舞うかもしれないが，疑念は常に付きまとっているようである。また，意識的にせよ無意識的にせよ，不平不満は本質的に人生早期の原初的な空想を基盤にして，欲求，興奮，サディズムという強烈な情動を帯びていることを患者は気づいているので，そのような解決はありえない。

不平不満には，分析家を彼自身の考え方や理解の仕方から引き離すことが含まれている。強烈で明白な「していただけたら」が伴っており，分析家を誘惑的に引き寄せる。そこらへんを分かっていただけたら，改めていただけたら，真っ当な立場に戻していただけたら，そうすればあなたも私が甘受できるはずの優しさや善意，そして感謝もあふれるのに。この説得や強制そして誘惑へのもっともな試みが失敗すると，底流にある剥奪，憤慨，迫害の気持ちが分析家自身へと集中する。憎しみと攻撃は，分析家／母親を誘惑し母親を患者から引き離す第三の対象へと向けられず，分析家／母親自身のなかに住みつく残酷に剥奪する対象へと向けられる。

　理想化された関係と敵対的な関係の両者に，分析家自身の展望や自分流の考え方を維持し，患者の蒼古的対象関係を繰り返し再演するように引きずり込まれない分析家の能力を，攻撃することが含まれている。この分析家の能力と働きこそが患者が嫌悪するものであり，患者に誘惑を試みさせ，分析家には再演を引き起こす。

　患者は必死になって分析家に取引（deal）を申し出る。もし分析家が自分の失敗を認めたり，責任を取ったりすれば，その後で患者もおなじようにする。この取引のメリットは，分析家にものわかりの良さを求めているかもしれないが，不平不満の根拠に関する空想を患者は修正したり放棄することなく患者と分析家に暫定協定を提供することである。

　分析家に生じる逆転移不安は，分析家は確かに患者のなんらかの損傷に責任があることを論議するなかで，分析家にこの取引に応じるようにさせるかもしれない。取引に表現されている，同情的でなだめる行動は不平不満の根拠を取り除くかもしれないという半ば妄想的な患者の信念を，分析家は分かち合うようになるかもしれない。

　分析家は，空想や現実において同盟し支持や保証を得る強力な人物像となることで，患者の反応を映すようにしばしば反応する。けれども，そのような人物像は，分析家は完璧ではないにせよ，法外で，厄介で，むちゃなのは，分析家ではなく患者であることを必ずや認識するのである。分析家がこの逆転移反応を自覚していると，分析家や分析家の作業へ対抗する空想された同盟の力の意識的ないし無意識的恐怖を認識しやすくなるかもしれない。この認識は，エディプスの三角における結合している他の二つの要素がもたらす脅威に関する患者の不安の性質へと分析家の注意を喚起するかもしれない。

　まず，M.フェルドマンはM.クラインの「転移の起源」から結合対象につい

ての一節を引用し，不平不満は，結合対象と赤ん坊という剝奪し迫害する布置という永続する存在と関連していることを提案している。これには分析家の外的対象との関係や，分析家自身の心の中にある創造的性交渉を維持し，そして分析家自身の考えや判断をもつ能力が含まれている。患者は，自分自身の嫉妬や羨望を投影する結果として，満足を求めそして与えられる権利があると感じている結合対象から，残酷でサディスティックな動機のために排除されていると感じている。不平不満の強烈さと執拗さは，患者がこのエディプスカップルの原初版に没頭している結果である。この興奮したサディスティックなカップルの一方もしくは両者との患者の同一化はそのような空想には満足と興奮が結びついていることを説明している。

分析家が患者の蒼古的対象関係を実現させる圧力から自分を解放でき，そして置かれている状況を別様に考えて理解できると，これは患者の憎しみと暴力を引き起こす。分析家として働こうとすると，患者を心的現実の苦痛で脅威の側面に対峙させることになるので，援助としてではなく慣れ親しんだ対象による攻撃として経験され，苦しみからの癒しを阻止する残酷で忌まわしい対象として経験される。

不平不満の患者は，賛同と再保証を補充するために「順序立てて自分の言い分を述べる」という事実は，患者は少なからず現実と接触しているし，自分の現実的な身の丈や役割，嫉妬の感情，破壊性，罪の苦しみという脅威の気づきを完全に消し去っていた訳ではないことを示唆している。

失望や外傷という不可避の経験が不平不満となり，喪失の現実や，結合対象との乳児期のエディプス境遇という苦悩を，半ば妄想的な対象関係の舞台装置を構築することで，否認するように働くのである。

主訴（complain）が実は不平不満であることは臨床でよくあることで，知らぬ間に M. フェルドマンの記述する蒼古的対象関係へと引きずり込まれるのは臨床では日常的に生じている。

そして，主訴を纏った不平不満は第三者を求めてそこにある興奮やサディスティックな側面から嬉々として訴訟へと発展することはよく見かける。訴訟という重圧に耐えうるであろうかとの懸念をよそに嬉々として訴訟に取りかかる。固い対象を感じている時こそが自己が存在しているようであり，それが終わると虚脱（hole type of depression）してしまう。そこに不平不満を見つけて押し留まろうとする。

## 6）W. R. ビオン──反転した母子相互関係モデル

　自閉症においては心の三次元的空間がないために投影機制が働かない。この点に関して，精神医学ではかねてから統合失調症に関してリュムケのプレコックス感という間主観的な感情診断がある。これは統合失調症者を前にして投影が機能しないことによるものと考えられる。分裂病患者の側にいると医師は自分と完全に異質なものに対していると感じる。感情移入が生まれない。私はひょっとすると患者のコミュニケーションを打開しようとする試みを認識していないのではなかろうか。何かしら自分のナルシシズムの鼻がくじかれた感じを抱く。相手はこちらが折角与えたがっている接触，人間味，理解等受け取ろうとしない。われわれはひょっとすると強引なのでは。われわれは欲求不満をおこし，傷つき，自分が低められ，一種劣等感を抱く。加えて思考障害がわれわれにいわば目つぶしを喰らわせる。こういうこと全部に一種の讃嘆の念が混ざる。

　ビオンは，投影同一化が機能しない状況に関して論文「傲慢について」で次のように記している。このことから明らかとなったのは，私が阻害的な力と同一化された際に，私が耐え難かったのは，患者のコミュニケーションの方法であったということであった。……私が阻害対象（obstructive object）と同一化された時の彼の私に対する感情から推定できたことは，阻害対象は彼に興味はあるが，彼のパーソナリティの諸部分の受け皿であることに耐え難く，従って彼の投影同一化する能力への，いろいろな愚かさを介して破壊的に切断する攻撃に耐え難かったということであった。それゆえに，私は患者と分析家の間のきわめて原初的な類いの結合への切断する攻撃から破局が生じると結論した。ある患者では投影同一化を正常に使うことを拒絶されると，重要な連結の崩壊を介して惨事が引き起こされる。この惨事には，投影同一化の使用を拒絶する原初的超自我という体制が本来備わっている。この惨事の手がかりは，好奇心，傲慢，愚かさへの広く分散した言及によって与えられる。

　つまり，阻害対象は外傷によって乳児の心のなかに作られた内的対象を意味している。乳児は情動経験（処理されていない$\beta$-要素）をコンテイナーとしての母親のなかへと投影する。コンテインできない母親は，これらの$\beta$-要素を乳児へと再投影し返して，そこでそれらの要素は混ぜ合わされる。そのため乳児は憎むべき残酷で，そして（乳児はこういった情動があってはならないと言うのはおろか，そう言った情動を母親と分かち合ってはならないと）道徳的に批判がましい母親を取り入れる。その結果自分自身の反応性の憎しみをこの

新しく構築された対象のなかへと投影して混合した対象を形成する。この混合した対象は乳児のより正常なパーソナリティと，そうでなければ求められた対象のより受容的な部分との間にあるコミュニーションする連結を攻撃する。この阻害対象は心的退避の操作原理と考えられるし，阻害対象はその固さで傷口を埋めることで H. ローゼンフェルトのいう心的出血の流出を止めているようである。

　ビオンは後にこの内的対象である阻害対象を超－自我と呼び，その突出した特徴を「欠如性（withoutness）」と言っている。それは外面を欠く内的対象である。それは身体を欠く消化管である。それは精神分析で理解されている超自我の特徴がほとんどない超自我である。すなわち「超」自我である。それは道徳性優位な羨望にみちた主張であるが，まったく道徳的ではない。要約すると，それはすべての良さの羨望にみちた剥ぎ取りとの結果であり，それ自体は二つのパーソナリティの間に最初から存在し，－ K における剥ぎ取りの過程を継続するよう運命づけられている。－♀と－♂に至るまで続く剥ぎ取りの過程は，今度は無用にまで変質する空虚な優位性－劣位性しか表さなくなる。ビオンはここで見下し見下されるそして恥と屈辱という視線の問題を提示しているようでもある。自閉症の理解には不全な自我故の自我破壊的超自我の概念が重要と考えられる。

### 終わりに

　最後に M. クラインは自閉症のディックを治療する上での技法の修正を次のように言及している。

　私は，ディックの症例では，普段用いる技法を修正して用いた事実を強調したい。普通，私は，いろいろな表現のなかに何かが表出されていることに当人が気づくまでは，その材料を解釈しないことにしていた。しかしながら，この症例では，それを表現する能力はまったくと言っていいほど欠けていたので，私の一般的知識に基づいて，ディックの行動に認められる比較的漠然とした表象の解釈を行わざるを得なかった。

　こういった過程が自閉症的側面の治療には不可避なのかもしれない。

　成人の部の 14 章における治療の進展は，私たちの現実的な身の丈にあった治療の進展なのではないだろうか。ここでもう一度，蛭取り老人の姿を確認しておきたい。そして松木が不毛論で展開している，不毛，不毛感，死んでいる分析家等の不毛（barren）を手がかりに治療関係を省みて，更には私たち自身に

ビオンの言うところの faith を確認する必要があるのであろう。

**参考文献**

Rey, H.（1994）: Universals of psychoanalysis in the treatment of psychotic and borderline state. Free Association Books, London.
Rhode, M.（1995）: Links between Henri Rey's Thinking and Psychoanalytic Work with Autistic Children. Psychoanalytic Psychotherapy 9: 149-155.
Rosenfeld, H.（1984）: Psychotic States A Psychoanalytical Approach. Maresfield.
Rosenfeld, H.（1987）: Impasse and Interpretation. Tavistock Publications.
Steiner, J.（1993）: Psychic Retreats. Routledge.（衣笠隆幸監訳：こころの退避．岩崎学術出版社．）
Britton, R.（1989）: The Oedipus Complex Today Clinical Implication. Karnac Books.
Britton, R.（2015）: Between Mind and Brain. Karnac Books.
Feldman, M.（2009）: Doubt, Conviction and the Analytic Process. Routledge.
Bion, W. R.（1984）: Second Thoughts: Selected Papers on Psycho-Analysis. Maresfield.
Bion, W. R.（1984）: Learning from Experience. Maresfield.（松木邦裕監訳：再考．金剛出版．）
中井久夫（1984）：中井久夫著作集1巻 精神医学の経験 分裂病．岩崎学術出版社．
Klein, M.（1985）Love Guilt and Reparation and Other Works 1921-1945. The Hogarth Press.（自我の発達における象徴形成の重要性．メラニー・クライン著作集1．誠信書房．）
Tustin, F.（2003）: Autistic States in Children, Revised Edition. Brunner-Routoledge.
Tustin, F.（1994）: Autistic Barriers in Neurotic Patients. Karnac Books.
Tustin, F.（1992）: The Protective Shell in Children and Adult. Karnac Books.
Bleuler, E.（飯田真，下坂幸三訳：早発性痴呆または精神分裂病群．医学書院，1974．）
福本修（2013）：現代クライン派精神分析の臨床．金剛出版．
衣笠隆幸（2004）：境界性パーソナリティ障害と発達障害：「重ね着症候群」について――治療的アプローチの違い．精神科治療学 19.
松木邦裕（2016）：こころに出会う――臨床精神分析 その学びと学び方．創元社．

# あとがき

　自閉症とその近縁領域の問題は，長年，子どもの臨床家の間では大きな関心ごとであったが，ここ最近，自閉症スペクトラムという形でその概念が拡大されるなかで成人の心理臨床や精神科臨床においても大変注目されているのは周知の通りである。本書にも示されているように，このように子どもの臨床から派生した概念を成人の臨床に拡大して適用する流れは，実は精神分析において早くから，フランセス・タスティンやシドニー・クラインたちの業績に見られたものである。
　臨床家が「この人は自閉症スペクトラムを持つ」と言う場合に，それが「特性」として語られる以上に，それを持つそれぞれの人がどのような経験をしているのか，共感的に深く理解しようという努力が放棄されることが多いように思われる。本書に収められた各論文は，それぞれの執筆者たちが，自閉症スペクトラムを持つ子どもや大人の経験世界に深い関心を寄せ，それを我が事のように理解しようとしていることを読者に伝えている。こうした臨床家の試みは，「人間の家族」（第7章）の一員に加わること，「安全のリズム」（第9章）を実感していくこと，すなわち間主観性の世界への参入を手助けするのである。そういう意味で，本書は，自閉症スペクトラムを持つ子どもや大人の心理臨床や精神科臨床に携わる人，このような人の心に関心を持つ人に是非読んでいただきたい本である。
　他方，精神分析臨床の流れにおいて，自閉症スペクトラムを持つ子どもや大人は，精神分析や精神分析的心理療法の対象ではないと考える人も多い。本書の執筆者たちは，多大な困難を伴うものの，こうした子どもや大人への精神分析的アプローチは実りが多いことを示しているとともに，そのために必要な理論上，技法上の拡大を提示している。子どもの臨床においても，大人の臨床においても，なんらかの形で自閉症スペクトラムやその近縁領域の問題を持つケースがますます多くなっているように思われる現代の状況で，こうしたクライアントや患者に精神分析がなしえることに関して本書の論文群は示唆に富んだ提案に満ちている。
　本書はこのように，自閉症スペクトラムを持つ子どもや大人の心をもっと深

く理解したい臨床家すべてに，とりわけ精神分析をこのような子どもや大人に役立てたいと考える精神分析臨床家にとって必読の論文が集められた本と言えるであろう。

　本書は，その出版直後に北海道の小樽で開業されている世良洋先生から翻訳出版のご提案をいただいたのだが，主に私の怠慢でその実現まで相当の年月がかかってしまった。世良先生は小樽や札幌などで活躍されている心理臨床家を集めた精神分析の勉強会を長年主宰されており，私も時折参加させていただいている。その中で，臨床家として，自閉症スペクトラムへの精神分析的アプローチという関心を共有させていただくようになった。世良先生のこの分野への深い関心と博識は本書の解題や多くの（第1部を含む）訳注に見られる通りである。

　翻訳作業は，序章，そして第1章を除く第1部の「子どもの自閉症」の各章は私が，そして第2部の「大人の自閉的特徴」の各章と第1章を世良先生が監訳・訳を担当した。私の担当の章のうち，第2章は松本拓磨，第4章は由井理亜子，第5章と第7章は木下直紀，第6章は松本拓真が翻訳し，私が適宜修正した。訳稿は監訳者二人が全体を相互にチェックした。

　また本書の訳文作成にあたっては，編集者の長谷川純氏に多くの誤りを指摘していただき読みやすい文章にするのに大いに助けになったことを付言したい。長谷川氏の辛抱強いサポートなしに本書は日の目を見なかったことは確かであり，この場を借りて深謝の意を表したい。

　本書が，わが国の心理臨床や精神科臨床において，自閉症スペクトラムを持つ子どもや大人の経験世界に深い関心を持ち，彼らと心を通わせていこうと試みる臨床家，すなわち「人間の家族」に加わる手助けをする臨床家が増えていく一助となることを願う。

2016年8月　監訳者を代表して

平井　正三

# 索引

## あ行

アーグ Haag, G.　9, 10
アイコンタクト　151
アイデンティティ　260, 282, 285, 300
赤ちゃん部屋の幽霊　168, 262, 275
赤ん坊たちの巣窟　11, 275
　——空想　123
アスペルガー Asperger, H.　3, 4, 27
アスペルガー症候群　3, 22, 27, 28, 279, 300
遊び
　——心　111
　——の作業　111
　——療法　99
アリアドネ　189〜196, 199〜201, 203, 204
アルヴァレズ Alvarez, A.　11
α機能　77
アンジュー Anzieu, D.　91, 125
安全基盤　25
安全のリズム　13, 189, 192〜195, 200, 201, 204, 234
言いようのない恐怖　207
行き詰まり　213
移行現象　228
移行対象　139
依託性うつ病　216
一次的間主観性　72
一次的自己愛　209〜211
一次的同一化　151, 192, 207
一次的乳幼児的分離不安　183
一次的背景対象　192
一者心理学　66
一体感　247, 255
偽りの自己　176, 238, 279, 292
イネス・スミス Innes-Smith　208, 243
陰性治療反応　213
ウィニコット Winnicott, D.W.　6, 58, 59, 100, 151, 158, 161, 176, 189, 238, 239, 287

ウィリアムス Williams, G.　266
ウィング Wing, L.　1, 4, 28, 99
薄皮　34
ウゼル Houzel, D.　11, 35, 43, 109, 146
エイトケン Aitken, K.J.　78, 100
エディプス・コンプレックス
　——の出現　123
　——の理論　71
　原始的なヴァージョンの——　157
エディプス・スペース　124
エディプス三角形　34, 123
エディプス的
　——競合　77
　——構造　145
　——な感情　125
　——な競合心　131
　——布置　167
覆い　286, 289, 296
オグデン Ogden, T.　3, 14, 234, 244

## か行

外傷的な状況に対する反応としての自閉症状　83
外傷的な早期の経験　112
解体　185, 211
外的骨格　279
外皮　226
解離　196, 294
解離性障害　114
解離的反応　113
抱える環境　40, 230
関わりによる修復　115
学習障害　190, 201
欠けているもの　288
過剰思考状態　15
過食症　266
『火星の文化人類学者』　294
硬い対象　246, 287
硬さ　16, 196, 212

カップル　215, 244, 272, 273
　エディプス的——　35
　両親——　11, 178
ガディーニ Gaddini, E.　151, 154, 214
カナー Kanner, L.　1, 5, 22〜27, 31, 32, 212
カプセル化　176, 177, 180, 186, 187, 245, 246, 249, 251, 280, 288
　——された自閉的領域　3
　——タイプの自閉症の子ども　50
殻　185, 226, 262, 274, 286〜289
　硬い——　180, 262
感覚印象　225, 226, 263
感覚過敏性　224
感覚・官能
　——上の喪失の経験　51
　——性　9
　——的経験　53
感覚形態　248
感覚装置　185
感覚対象　208
感覚的経験　11, 16, 199
感覚−優位　197, 228, 241, 244
　——妄想　245
環境的要因　12
環境としての母　192
癇癪　197, 198
間主観的性質　31
感じられた形態　225
緘黙　186, 187
記憶　199, 201, 265
器質性の自閉症　62
器質的な脆弱性　12
擬人化　168
基底欠損　283
逆転移　10
　——自閉症　213
客観的事物性　225
驚異的な記憶　26
境界例　206, 208
凝集した核　207
共生的愛情対象　61
共生的な（からまった）タイプの自閉症の子ども　51
競争意識　275

鏡像段階　132
協働作業　79
共同注視　31, 100
強迫的　27, 28, 177, 195, 198, 230, 233, 237
　——反復性　26
　——同一性への——欲求　24
共有された機能　67
極端男性脳理論　23
拒食症　266, 269, 275
居留地　246
グールド Gould, J.　1, 99
口　178, 193, 204, 226, 231, 232, 247, 281, 282, 285, 289, 292
クライン Klein, M,　5, 6, 8, 68, 99, 116, 117, 123, 124, 130, 131, 133, 134, 136, 151, 161, 184, 189, 210, 211, 226, 239
グランディン，テンプル　294
グロットスタイン Grotstein, J.　137, 192, 243
ゲイ Gay, P.　125, 126
ゲーンズバウアー Gaensbauer　117
結節性硬化症　29
原光景
　よい——　146
原始的競合　132
原始的な抑うつ　38
原叙述的指差し　8, 69
原初の単一性　209
原初的な心的コンテイナーの両性性　138
原初的な同胞葛藤　129
幻滅　43
原−話者　78
甲殻類　178
高機能自閉症　279
攻撃者への同一化　111
攻撃性　11
高度制限　144
広汎性発達障害　22
抗−分析的　212
甲羅　265
　保護的——　274
刻印づけ　207
互恵性　24, 25, 27, 151, 193, 194, 203
心の理論　30, 31, 34, 67

子どものパーソナリティ特徴　71
コミュニケーション　26, 28, 66, 186, 262, 282, 288, 294, 295, 299
　　情緒的──　67
　　対人──　68
　　乳児の──　71
孤立性
　　自閉的──　23, 24
コンテイナー　59, 183, 185, 186, 252, 266
　　──－コンテインドの関係　123
コンテイニング　299
コンテイン　186, 187, 246, 251, 266, 282, 295
コンテインメント　63, 260, 295
　　赤ん坊の苦痛の──　77
　　情緒的──　77
ゴンベロフ Gomberoff, M.　3, 14, 244, 288

## さ行

再生　78
再接近期　95
錯覚　63
サックス Sacks, O.　270, 285, 294
3者関係的社会的能力　70
三者心理学　66
サンドラー Sandler, J.　151, 154, 155, 192, 294
シーガル Segal, H.　123, 137, 198, 245
自我機能　300
自己　207, 282, 285, 288, 299
　　──欠如　286
　　──の被囊　178
自己愛　208～210, 212～214, 252
　　──的退却　16
　　──的転移　214
　　──的な両親融合体　162
　　──的防衛　213
　　胚細胞の──　210
自己感　31, 150, 233, 279, 282, 299, 300
自己-感覚
　　──性　208
　　──対象　207～209
　　──段階　207, 208, 211
自傷　290

視線　25
　　──凝視　68
自然主義的観察方法　71
自体愛　210
実行機能　31
　　──不全仮説　30
嫉妬　181, 182, 249, 268, 275
自発的情動　25
自分　197, 203, 219, 282
自分-でない　33, 34, 196～198, 203, 219
自閉　27, 208
　　──状態　245, 246
自閉感覚形態　8
自閉感覚対象　8
自閉形態　8, 202, 225～230, 244, 252
自閉症　22～33, 176, 177, 187, 189, 195, 199, 201～203, 214, 240, 243, 252, 264, 274, 275
　　──的機能状態　12, 14
　　──の子どもたちのサブグループ　101
自閉症児　31, 34, 35, 239, 243, 245, 264
自閉症スペクトラム　2, 22, 28, 295
自閉性心的外傷後発達障害　101
自閉対象　8, 198, 200～202, 206～208, 211～214, 219～221, 226, 227, 230, 244, 248, 252
自閉的　176, 182, 185, 196, 199～201, 204, 207, 213, 239, 244, 258, 262, 263, 284
　　──アマルガム　206
　　──カプセル化　251
　　──殻　255
　　──関係性　207
　　──恐怖　269
　　──甲羅　220
　　──精神病　206
　　──装置　203
　　──退避　260, 263, 270, 272, 273, 279
　　──段階　210
　　──転移　212, 213, 214
　　──特徴　17, 35, 262, 264, 265, 279, 300, 301
　　──反応　57
　　──病理　244
　　──病理的対象　207

──防衛　　2, 213, 224, 257, 262
　　──ポケット　　284
　　──繭　　213
　　──無思考　　293
　　──妄想　　255
自閉－様形態　　246
自閉－隣接
　　──経験　　228
　　──形式　　237〜239
　　──不安　　233, 234
　　──ポジション　　14, 224, 225, 234, 238, 241, 244
　　──モード　　225, 228, 233, 235, 236, 240, 241
社会化　　28
社会的　　29〜31
　　──な関わり　　31
　　──発達　　31
主観的　　31
ショア　Schore, A.　　68, 114, 115, 119, 155
常識　　63
象徴形成　　6
象徴等価物　　45, 198, 245
情緒的　　30, 31
　　──関与　　68
　　──接触　　24, 31, 178, 187, 249, 281
　　──要因　　12
「情緒的接触の自閉的障害」　　22
心因性自閉症　　53
神経症　　176, 186, 189, 206, 208, 214, 243, 244, 245
新語造作　　26
心身症　　178, 252
身体感覚　　210, 262, 281
身体自我　　299
身体的接触　　281
身体的統合　　153
身体的分離性　　33, 43, 201, 208, 243, 254
身体的連続性　　191, 194, 254
心的アトピー　　34
心的外傷　　11, 113
心的スペース　　123
進入禁止防衛システム　　266
侵入コンプレックス　　131

審美的　　217, 220
シンプソン　Simpson, D.　　1, 4, 12
心理化されない経験　　15
水銀　　29
スターン　Stern, D.　　1, 78, 98, 152
スタイナー　Steiner, J.　　16, 160, 208, 301
生気輪郭　　152
脆弱性X症候群　　29
正常な一次的自閉状態　　2
精神病　　186
精神病質的　　286
精神病的　　176, 185, 231, 283, 294
　　──孤島　　176
　　──抑うつ　　58
精神分析　　31〜33, 190, 243, 263, 269, 279, 280, 283
　　──的設定　　10
生得的形式　　252
生来な形　　55
生来の要因　　12
世代間伝達　　12
摂取　　68
摂取同一化　　154, 185, 210
接触　　298
接触コンテインメント　　292
摂食障害　　266
前－愛着経験　　115
前概念作用　　58, 67
前－言語的コミュニケーション　　295
潜在的空間　　228
潜在的な記憶　　119
前慈悲的　　286
前－象徴的　　228, 241
前帯状皮質　　115
セントラル・コヒーレンス　　30, 31
全般性学習障害　　29
早期乳幼児自閉症　　22
相互的な理想化の関係　　14
想像上の双子　　164
創造的　　196, 275
　　──能力　　200
躁病　　186

## た行

第3の対象　184
第3の立場　34
対象性　225
対象内部の影　260
対象の内的対象の影　260
大地の母　192
退避　286, 287, 289, 292
タイラー Tyler, A.　256, 257
代理皮膚　236, 239, 252
他者　30, 31, 34, 147, 229, 283
タスティン Tustin, F.　1〜11, 13, 14, 33, 34, 42, 49, 51, 59, 84, 86, 114, 118, 124, 131, 135〜139, 143, 147, 156〜158, 167, 206〜212, 225, 234, 243〜246, 248, 252, 254, 255, 258, 262, 263, 265, 267, 275, 286
脱心理化　96
誕生の断裂　203
チェッチ Cecchi ,V.　10, 11, 295
乳首　184, 185, 193, 247
父親語　11
チック　202
乳房　178, 179, 184, 185, 193, 204
　　——の創造性　178
つながることへの攻撃　258
転移自閉症　212, 213
てんかん　29
同一化　179, 183, 260, 261, 268, 272
投影同一化　68, 185, 208, 210, 211, 227, 239, 246
統合　30
統合失調症　22, 238, 240
闘争－逃避　292
島皮質　115
同胞葛藤
　　——空想　129
独占欲　9
トレヴァーセン Trevarthen, C.　2, 78, 100

## な行

内在化　68, 238
内臓感覚　275
内的対象　66, 270
流れ出て一体になること　137, 209
二次的間主観性　72
二者心理学　66
乳児観察　4, 9, 295
乳児期反芻症候群　229
乳児的恐怖　45
人称代名詞の反転　26
認知　31
認知心理学　30
粘着核 glischrocaric　211
能動的な技法　13
囊胞性膨張　185
能力
　　2者関係的——　70
ノエミ Noemi, C.　14

## は行

パーソナリティのなかにある非精神病的部分　67
排斥感　178, 267
迫害　177, 262, 263
　　——恐怖　187
母親語　11
母親的コンテイナー　124
母親の没頭　204
バリント Balint, M.　283, 284
バロウズ Barrows, K.　3, 77, 168
バロウズ Barrows, P.　11
バロン・コーエン Baron-Cohen, S.　99
反響言語　26, 156, 238
反芻　229, 231, 232
　　——症　229, 232
　　強迫的な——　233
反－生命　202
万能感　77
ピアジェ Piaget, J.　55
ビオン Bion, W.　7, 55, 56, 58, 59, 67, 77, 123, 138, 164, 176, 185, 189, 208
非－言語的コミュニケーション　294, 295
非自己　33, 34
非自閉症部分　71
非象徵的　228
非－身体　34
非精神病的　176

悲嘆　38
ビック Bick, E.　4, 10, 179, 209, 211, 236, 299
非定型自閉症　28
美的　204
被嚢化　185
皮膚　240, 246, 251, 255, 298
非-分化　210
表出的な身体的ジェスチャー　68
表象モデル　66
病理的自己愛的組織化　16
病理的自閉状態　224, 225, 228, 229, 238, 241
病理的同一化　260
プアルアン Pualuan, L.　213
フォナギー Fonagy, P.　119
父性的要素　11
2人であること　244
縁取り　226, 237
付着する　211
付着的一体性　59
付着的関係　263
付着的機制　160
付着同一化　179, 185, 209, 236
不平　212
不満　245
フライバーグ Fraiberg, S.　168, 261
ブラックホール　49, 202, 219, 220, 256
　　口の中の——　49
ブリトン Britton, R.　34, 123, 137, 170, 269, 288
フロイト Freud, A.　111
フロイト Freud, S.　16, 33, 86, 90, 96, 111, 124〜131, 151, 154, 184, 209, 210, 258, 260, 266
雰囲気で影響を与える子ども　43
分解　9
分析家　198
憤怒　25
分離　185, 186, 191, 194, 207, 209, 211, 220, 254, 255, 261, 262, 280, 290, 291, 295, 298
　　——性の気づき　59
ベッテルハイム Bettelheim, B.　32
ペニス　179, 180, 184, 226, 252

辺縁構造　115
扁桃体　115
防衛的組織化　16
崩壊性精神病　28
防護用殻　243
包嚢　212, 243
包嚢化された自閉症領域　13
包容する　7
ボーダーライン　240
保護の殻　257, 287, 296
母性的対象　130
　　——との分離性　137
母性的要素　11
ボタン　61
　　完璧な——　62
　　超-特別な——　61
ホブソン Hobson, R.P.　31, 154, 170
ボルトン Bolton, P.　99
ポルメア Polmear, C.　3, 4, 15

## ま行

マーラー Mahler, M.　38, 61, 95, 136, 207, 209, 210
マイエロ Maiello, S.　114
麻疹ワクチン　29
『魔笛』　195
繭　219
三つ組の障害　1, 66
ミトラーニ Mitrani, J.　3, 15
ミラーニューロン　155
無時間性　232
無思考状態　1, 7, 293
無慈悲さ　6
夢想　59, 204
無-対象段階　209, 210
無対象的　210, 211
無表情の実験　139
メルツァー Meltzer, D.　9, 16, 96, 184, 209, 211, 236, 293
メンタライジング（心理化）　30, 244, 246, 252
妄想-分裂ポジション　233, 244, 257, 258
妄想-分裂モード　226, 233
物自体　245

模倣　　31, 151, 199, 211, 214, 229, 236, 239, 240, 279
　　――的共鳴　　155
　　延滞――　　169
　　協働的な――　　153
　　早期の――　　152
　　即時の――　　169
　　発達的――　　161

## や行

優しい拘束衣　　255
柔らかさ　　16, 196, 247, 249, 287
遊戯技法　　99
有能感　　77
有病率　　23
幽霊　　260〜263, 268〜276
夢　　177, 178, 181, 183〜185, 190, 195, 230, 236, 261, 265, 271, 274
良いマザーリング　　209
溶解　　243, 245
抑うつポジション　　233, 244, 257
抑うつモード　　226, 233
欲求不満　　181, 184, 254, 267

鎧　　226

## ら行

ラカン Lacan, J.　　131, 132, 133
落下　　235, 241, 245, 247〜249, 254, 257, 284, 297
　　空間への――　　234
リード Reid, S.　　2, 101, 113, 118
リズム　　193, 195, 196, 203
リバーマン Liberman, D.　　212
冷蔵庫マザー　　32
レケバリエ Lechevalier, B.　　12
レット症候群　　28
連続性　　191, 197, 201, 202, 235, 253, 291
ロウド Rhode, M.　　11, 35, 301
ローゼンフェルト Rosenfeld, R.　　16, 34, 176, 208, 243, 252
ロドリゲ Rodrigué, E　　125, 127, 212

## アルファベット

CHAT（幼児自閉症チェックリスト）　　27

**監訳者略歴**

平井正三（ひらい　しょうぞう）
1994年　京都大学教育学部博士課程 研究指導認定退学
1997年　英国タビストック・クリニック児童・青年心理療法コース修了
　　　　帰国後，佛教大学臨床心理学研究センター嘱託臨床心理士，京都光華女子大学助教授などを経て，現在，御池心理療法センター（http://www.oike-center.jp/）にて開業の傍ら，NPO法人子どもの心理療法支援会（http://sacp.jp/）の理事長を務める。2011年より大阪経済大学大学院人間科学研究科客員教授に就任。
著　書　『子どもの精神分析的心理療法の経験』（金剛出版），『精神分析的心理療法と象徴化』（岩崎学術出版社），『精神分析の学びと深まり』（岩崎学術出版社）
訳　書　〔共訳〕アンダーソン編『クラインとビオンの臨床講義』（岩崎学術出版社），ヒンシェルウッド著『クリニカル・クライン』（誠信書房），ビオン著『精神分析の方法Ⅱ』（法政大学出版局），アルヴァレズ著『こころの再生を求めて』（岩崎学術出版社），メルツァー著『夢生活』（金剛出版）
　　　　〔監訳〕ブロンスタイン編『現代クライン派入門』（岩崎学術出版社），タスティン著『自閉症と小児精神病』（創元社），ボストンとスザー編『被虐待児の精神分析的心理療法』（金剛出版），ウィッテンバーグ著『臨床現場に生かすクライン派精神分析』，ウィッテンバーグ他著『学校現場に生かす精神分析』，ヨーエル著『学校現場に生かす精神分析〈実践編〉』，バートラム著『特別なニーズを持つ子どもを理解する』，ボズウェル他著『子どもを理解する〈0～1歳〉』，ミラー他著『子どもを理解する〈2～3歳〉』（以上 岩崎学術出版社），ホーン＆ラニャード編『児童青年心理療法ハンドブック』（創元社）

序章，第1部（第1章を除く）監訳担当


世良　洋（せら　ひろし）
1978年　札幌医科大学卒業
1981年　同助手
1985〜1987年　ロンドン大学精神医学研究所，モーズレイ病院留学
1987年　釧路赤十字病院精神科部長を経て世良心療内科クリニック院長。日本精神分析学会認定精神療法医。日本精神神経学会専門医
著　書　〔分担執筆〕松木邦裕・福井敏編『パーソナリティ障害の精神分析的アプローチ』（金剛出版）
訳　書　〔分担訳〕スピリウス編『メラニー・クライン トゥディ』①②③（岩崎学術出版社），メルツァー著『クライン派の発展』（金剛出版）

第1章，第2部第8章〜第14章担当

**訳者略歴**
木下直紀（きのした　なおき）
京都大学大学院教育学研究科博士後期課程満期退学
聖マリアンナ医科大学病院精神療法・ストレスケアセンター
第5章及び第7章担当

松本拓真（まつもと　たくま）
大阪大学人間科学研究科博士後期課程を単位取得後退学。博士（人間科学）
「子どもの精神分析的心理療法士」（子どもの心理療法支援会認定）資格
NPO法人子どもの心理療法支援会研修担当理事
第6章及び謝辞と執筆者紹介担当

松本拓磨（まつもと　たくま）
京都大学大学院教育学研究科博士後期課程満期退学
三重県教育委員会事務局　研修企画・支援課
第2章担当

由井理亜子（ゆい　りあこ）
大阪大学人間科学研究科博士後期課程を単位取得後退学
NPO法人子どもの心理療法支援会理事
第4章担当

自閉症スペクトラムの臨床
―大人と子どもへの精神分析的アプローチ―
ISBN978-4-7533-1108-8

監訳者
平井 正三
世良 洋

2016年10月21日 第1刷発行

印刷 広研印刷(株) / 製本 (株)若林製本

発行所 (株)岩崎学術出版社 〒101-0052 東京都千代田区神田小川町2-6-12
発行者 杉田 啓三
電話 03(5577)6817 FAX 03(5577)6837
©2016 岩崎学術出版社
乱丁・落丁本はおとりかえいたします 検印省略

### 子どもを理解する〈0〜1歳〉
ボズウェル／ジョーンズ著　平井正三・武藤誠監訳
タビストック 子どもの心と発達シリーズ　　　　　　本体2200円

### 子どもを理解する〈2〜3歳〉
ミラー／エマニュエル著　平井正三・武藤誠監訳
タビストック 子どもの心と発達シリーズ　　　　　　本体2200円

### 特別なニーズを持つ子どもを理解する
バートラム著　平井正三・武藤誠監訳
タビストック 子どもの心と発達シリーズ　　　　　　本体1700円

### 学校現場に生かす精神分析【実践編】──学ぶことの関係性
ヨーエル著　平井正三監訳
精神分析的思考を生かすための具体的な手がかりを示す　　本体2500円

### 学校現場に生かす精神分析──学ぶことと教えることの情緒的体験
ウィッテンバーグ他著　平井正三・鈴木誠・鵜飼奈津子監訳
「理解できない」子どもの問題の理解を試みる　　　　本体2800円

### 母子臨床の精神力動──精神分析・発達心理学から子育て支援へ
ラファエル-レフ編　木部則雄監訳
母子関係を理解し支援につなげるための珠玉の論文集　　本体6600円

### こどものこころのアセスメント──乳幼児から思春期の精神分析アプローチ
ラスティン／カグリアータ著　木部則雄監訳
こどもの心的世界や家族関係を力動的視点から理解する　　本体3700円

### 精神分析の学びと深まり──内省と観察が支える心理臨床
平井正三著
日々の臨床を支える精神分析の「実質」とは　　　　　本体3100円

### こどもの精神分析Ⅱ──クライン派による現代のこどもへのアプローチ
木部則雄著
前作から6年，こどもの心的世界の探索の深まり　　　本体3800円

この本体価格に消費税が加算されます。定価は変わることがあります。